음식 태교

뱃속에서부터 똑똑한 아이로 키우는
음식 태교

초판 1쇄 발행 2007년 4월 20일
초판 10쇄 발행 2012년 6월 29일

지은이 이미자, 송재진, 황유선
펴낸이 김선식

기획편집3분사 이선아, 정지영, 박고운, 전소현
마케팅본부 이주화, 원종필, 백미숙, 이예림
홍보팀 서선행
온라인팀 김선준, 박혜원, 전아름
콘텐츠저작권팀 이정순, 김미영
디자인연구소 최부돈, 박효영, 조혜상, 김태수, 손은숙, 이명애
경영관리본부 김성자, 송현주, 김민아, 윤이경, 권송이, 한선미
외부스태프 기획진행 임경아, 사진 튜브 스튜디오, 본문디자인 박애영

펴낸곳 다산북스
주소 서울시 마포구 서교동
전화 02-702-1724(편집)　02-6217-1726(마케팅)
팩스 02-703-2219
이메일 dasanbooks@hanmail.net
홈페이지 www.dasanbooks.com
출판등록 2005년 12월 23일 제313-2005-00277호.

필름 출력 엔터
종이 월드페이퍼(주)
인쇄·제본 주식회사 현문

ISBN 978-89-92555-10-4 (13590)

- 책값은 표지 뒤쪽에 있습니다.
- 파본은 본사나 구입하신 서점에서 교환해드립니다.
- 이 책은 저작권법에 의하여 보호를 받는 저작물이므로 무단 전재와 복제를 금합니다.

음식 태교

뱃속에서부터 똑똑한 아이로 키우는

이미자·송재진·황유선 공저

팝콘북스

| CONTENS |

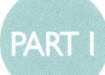 PART 1 엄마가 먹는 음식은 아기의 모든 것

똑똑한 아기 원하면 식생활부터 바꾸세요 012
뇌세포의 70%는 뱃속에서 만들어진대요 015
아기의 두뇌발달에 힘을 실어주는 식품들 017
임신 기간별 중요 영양소는 따로 있어요 021
임산부가 지켜야 할 식탁의 법칙 025
음식에 따라 아기의 EQ도 달라져요 029
궁중 태교의 시작과 끝은 바로 음식 031
아무리 사소한 약이라도 전문가 처방으로 035
음식이 나을까, 영양제가 나을까? 038
임신 중, 이 음식만은 절대 안 돼요! 040

PART 2 엄마와 아기의 행복한 280일 음식태교

0~4주 :: 1개월 임신 가능성을 염두에 두고 046
준비된 임신이 태교의 출발점

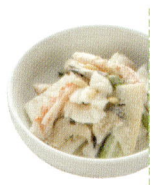
엄마, 지금 저는요_ 벌써 엄마에게 영양분을 받고 있어요
아가, 지금 엄마는_ 미안, 엄마는 아직 잘 모르겠어요
우리 아가, 뭘 먹을까_ 아직 불안정한 아기에게 힘을 주는 음식
추천 메뉴_ 임신 초기에 영양을 보충해주는 음식 10선
육수 만들기 / 잣소스 해물무침 / 피망잡채 / 닭고기호박찌개 / 팥칼국수 /
우엉풋고추잡채 / 채소비빔밥 / 김치고등어조림 / 메밀국수 / 굴생채

5~8주 :: 2개월 고단백 음식으로 장기 생성 도와야 061
아기의 급격한 발달 고려해 양분 섭취 높여야

엄마, 지금 저는요_ 뇌 세포가 만들어지고 있어요
아가, 지금 엄마는_ 임신의 징후가 하나둘 나타나고 있어요

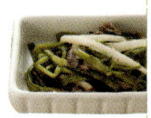
우리 아가, 뭘 먹을까_ 충분한 수분 섭취로 입덧 극복
추천 메뉴_ 입덧을 완화해주는 음식 7가지
매실소스샐러드 / 버섯파프리카볶음 / 월남쌈 / 미나리초무침 /
즉석김밥 / 팬케이크 / 흑임자경단

9~12주 :: 3개월 태반을 통해 아기에게 양분 공급   072
임신 초기 중 가장 어려운 한 달

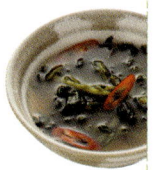
엄마, 지금 저는요_ 두뇌 발달이 더욱 활발해지고 있어요
아가, 지금 엄마는_ 배가 조금 빵빵해진 것 같아요
우리 아가, 뭘 먹을까_ DHA가 풍부한 등푸른생선
추천 메뉴_ 임산부용 김치 5가지
여름 동치미 / 오이김치 / 열무물김치 / 양배추깻잎김치 / 콩나물김치

13~16주 :: 4개월 이제는 가려가며 먹어야 할 때   083
적응기로 접어들었으니 생활을 정상화

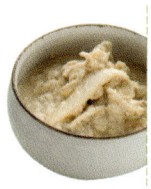
엄마, 지금 저는요_ 이젠 제법 애기 티가 나는 걸요!
아가, 지금 엄마는_ 슬슬 체중이 불어나기 시작했어요
우리 아가, 뭘 먹을까_ 태반 건강 다지며 아기 두뇌발달 돕는다
추천 메뉴_ 아기 두뇌발달을 촉진하는 음식 7가지
고등어조림 / 알찌개 / 단호박구이 / 버섯스파게티 / 쇠고기완자전 /
콩비지찌개 / 병어구이

17~20주 :: 5개월 철분 보강해 조혈작용 도와야   094
철분 보강해주며 본격적인 태교에 돌입

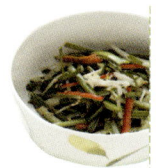
엄마, 지금 저는요_ 빛도, 소리도 다 느낄 수 있어요
아가, 지금 엄마는_ 전형적인 임산부 체형으로 변했어요
우리 아가, 뭘 먹을까_ 비만 경계하며 양질의 음식을 조금씩
추천 메뉴_ 철분이 많이 함유된 음식 5가지
부추생채 / 중국부추잡채 / 시금치국 / 들깻잎나물 / 미니그라탱

21~24주 :: 6개월 아기의 뇌세포가 완성되는 시기   105
엄마의 감정과 기분, 아기도 함께 느낀다

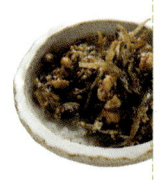
엄마, 지금 저는요_ 벌써 살이 토실토실 올랐어요
아가, 지금 엄마는_ 몸이 불어나며 숨이 가빠요
우리 아가, 뭘 먹을까_ 철분 섭취로 혈액 생성 도와야
추천 메뉴_ 아기 두뇌발달을 촉진하는 음식 10가지
녹두전 / 멸치호두조림 / 크램차우더 수프 / 밀라노식 돈가스 / 돼지고기찜과 파절이 /
쇠고기 샤브샤브 / 연어구이 / 메로구이 / 곰탕 / 삼치구이

25~28주 :: 7개월 뇌기능이 더욱 섬세해지는 시기 118
맑은 산소를 듬뿍 전해주세요

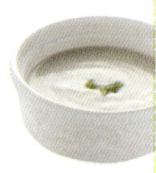

엄마, 지금 저는요_ 제 의지대로 움직일 수 있어요
아마, 지금 엄마는_ 여러 가지 임신 트러블이 나타나요
우리 아가, 뭘 먹을까_ 선한 채소와 구근식품 중심으로
추천 메뉴_ 아기 두뇌발달을 촉진하는 음식 7가지
낙지해물전골 / 고구마돼지고기조림 / 버섯크림수프 / 해물냄비우동 / 감자브로콜리캐서롤 / 대구그라탱 / 감자부침

29~32주 :: 8개월 뇌가 커지며 신경계가 활발해져 130
엄마의 건강을 지켜주는 영양섭취와 휴식

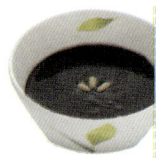

엄마, 지금 저는요_ 뇌가 부쩍부쩍 자라고 있어요
아마, 지금 엄마는_ 초유가 만들어지기 시작했어요
우리 아가, 뭘 먹을까_ 체력과 근력 키워 출산 대비해야
추천 메뉴_ 임산부를 위한 영양죽 6가지
새우홍합죽 / 흑임자죽 / 팥녹두죽 / 북어죽 / 장국죽 / 굴죽

33~36주 :: 9개월 여러 번에 걸쳐 조금씩 나눠 먹기 140
출산이 임박하면서 불안감이 가중되는 시기

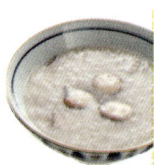

엄마, 지금 저는요_ 호르몬 분비가 왕성해서 부쩍 자랐어요
아마, 지금 엄마는_ 입덧이 다시 시작된 것처럼 울렁거려
우리 아가, 뭘 먹을까_ 엄마와 아기의 뼈 건강을 한번에
추천 메뉴_ 임산부를 위한 영양죽 6가지
게살콩나물죽 / 콩죽 / 애호박죽 / 아욱죽 / 준치죽 / 문어죽

37~40주 :: 10개월 아기의 면역력 향상을 위해 150
새로운 세상을 맞이하는 아기

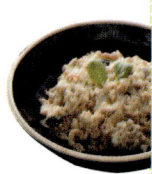

엄마, 지금 저는요_ 엄마를 만날 날만 기다리고 있어요
아마, 지금 엄마는_ 언제라도 출산이 시작될 수 있는 상황이에요
우리 아가, 뭘 먹을까_ 섬유소가 풍부한 음식
추천 메뉴_ 체력 보강을 위한 손쉬운 영양밥 14가지
잡채밥 / 쑥밥 / 콩비지밥 / 게살밥 / 영양돌솥밥 / 알밥 / 회덮밥 / 새우콩소스덮밥 / 마파두부덮밥 / 돼지고기김치볶음밥 / 닭고기덮밥 / 애호박새우덮밥 / 라이스그라탱 / 가지찜덮밥

PART 3 자연을 담은 한방차로 다스리는 임신증후군

입덧 때문에 도통 먹을 수가 없어요 168
체한 것 같고 소화가 안 돼요 170
잠을 못 자고 하루 종일 머리가 아파요 173
화장실에 너무 자주 가요 176
변비에 치질까지 생긴 것 같아요 178
냉대하가 갑자기 심해졌어요 180
빈혈인가요? 자꾸 어지러워요 182
피부가 건조하고 가려워요 184
손발과 종아리가 너무 붓고 아파요 187
살이 너무 찌는 것 같아 걱정이에요 190
기분이 우울하고 만사가 귀찮아요 192

PART 4 섬세한 보살핌이 필요한 맞춤형 음식태교

워킹맘이 주의해야 할 영양관리의 사각지대 196
워킹맘을 위한 외식 메뉴 선정 노하우 199
바쁜 아침 직접 만드는 스피드 건강식 8 202
30대 임산부가 특별히 챙겨야 할 영양소 208
30대 임산부를 위한 맞춤형 영양식 4 210
유산 경험 있는 엄마를 위한 영양관리 214
유산 경험 있는 엄마를 위한 특별식 5 217
임신 중 비만 관리에 관한 어드바이스 221
임신 중 비만 관리를 위한 특별식 4 223

책속 부록
엄마 걱정은 Down! 아기 지능은 Up! 하루 한 번 채소 먹기 프로젝트

프롤로그

늘 언젠가는 좋은 요리책을 만들고 싶다는 욕심과 희망은 있었지만 선뜻 용기를 내지 못했습니다. 그런데 딸아이를 시집보내고, 손자를 기다리는 할머니 마음이 되고 보니, 뱃속의 아기에게 가장 큰 영향을 미칠 수 있는 먹을거리에 대해 하나 둘 정리해야겠다는 생각이 들었습니다. 그렇게 '음식태교'라는 주제가 제게 주신 큰 선물이라는 마음으로 시작하게 되었고, 드디어 이렇게 한 권의 책으로 마무리 짓게 되었습니다.

큰 딸아이는 어릴 적부터 엄마 옆에서 밀가루 반죽을 장난감삼아 놀곤 하더니 눈썰미가 예사롭지 않아서 곧잘 엄마의 부엌살림을 돕고 메모까지 해가면서 요리를 배웠습니다. 그래서 엄마처럼 요리 쪽 일을 하면 좋을 것 같다고 혼자 생각하곤 했는데, 가정의학 전공의가 되어 한 남자의 아내가 되었습니다. 이제 결혼한 지 1년 정도 지난 새내기 주부지만 한의사인 남편에게 영양가 있고 맛있는 음식을 해준다는 칭찬을 듣고 있다고 하니 요리 쪽에 재능이 있는 듯합니다.

그러다 문득 딸아이와 같은 요즘 젊은 사람들은 바쁜 생활로 인해 제대로 준비하지 못한 채 임신을 하고 아이를 낳는 건 아닌가 하는 생각이 들었습니다. 임신에 관한 정보나 지식이 부족하다기보다는 시간에 쫓기다 보니까 제대로 된 생활이나 식습관을 가질 기회가 적은 것이지요. 사실 임신을 해서 몸이 무거워지면 제대로 된 음식을 만들어 먹기 어려워집니다. 간편하게 해결하려다 보니 외식이 잦아지고, 간편한 인스턴트식품을 섭취하는 경우가 많아지는 거지요. 사실 태교라고 하면 보통 음악을 듣거나 동화를 읽는 모습을 상상하곤 합니다. 그러나 먹는 건

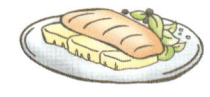

소홀히 하면서 태교를 한다는 것 자체가 어불성설이 아닐까 합니다. 가장 중요하지만 정작 그것을 '태교'라고 생각하지 못하는 게 '음식태교'인 셈이지요.

　이 책은 많은 재료를 준비해 거창하게 한 상 차려 먹자는 내용이 아닙니다. 한 가지 재료를 먹더라도 아기에게 어떤 영양분이 제공되는지 바로 알고, 이로 인해 아이가 어떤 성장을 하는지 알아두자는 것이지요. 즉, 간단한 재료, 쉬운 조리법으로도 영양가 있는 음식을 직접 만들 수 있고, 이를 통해 건강하고 똑똑한 아기를 뱃속에서부터 키우자는 것입니다.

　이 책을 쓰면서 이론적인 바탕은 가정의학 전공의인 큰 딸아이가 도움을 주고, 한의사인 사위가 한의학적인 이론을 보태주어 더 없이 행복한 마음으로 집필을 할 수 있었습니다. 이 책이 젊은 예비 엄마들에게 조금이나마 도움이 되었으면 하는 작은 소망을 가지며, 책을 쓰는 동안 크고 작은 도움을 주신 모든 분들께 감사의 마음을 전합니다. 한식의 우수성을 가르쳐주신 姑강인희 교수님, 한국의 맛 연구회의 조후종 회장님, 이말순 선생님, 이춘자 선생님과 모든 회원분들, 그리고 낡은 컴퓨터로 집필하는 것이 안타깝다며 새 컴퓨터를 선물해준 남편과 사랑하는 딸과 아들 모두에게 감사와 사랑의 마음을 전합니다.

이미자

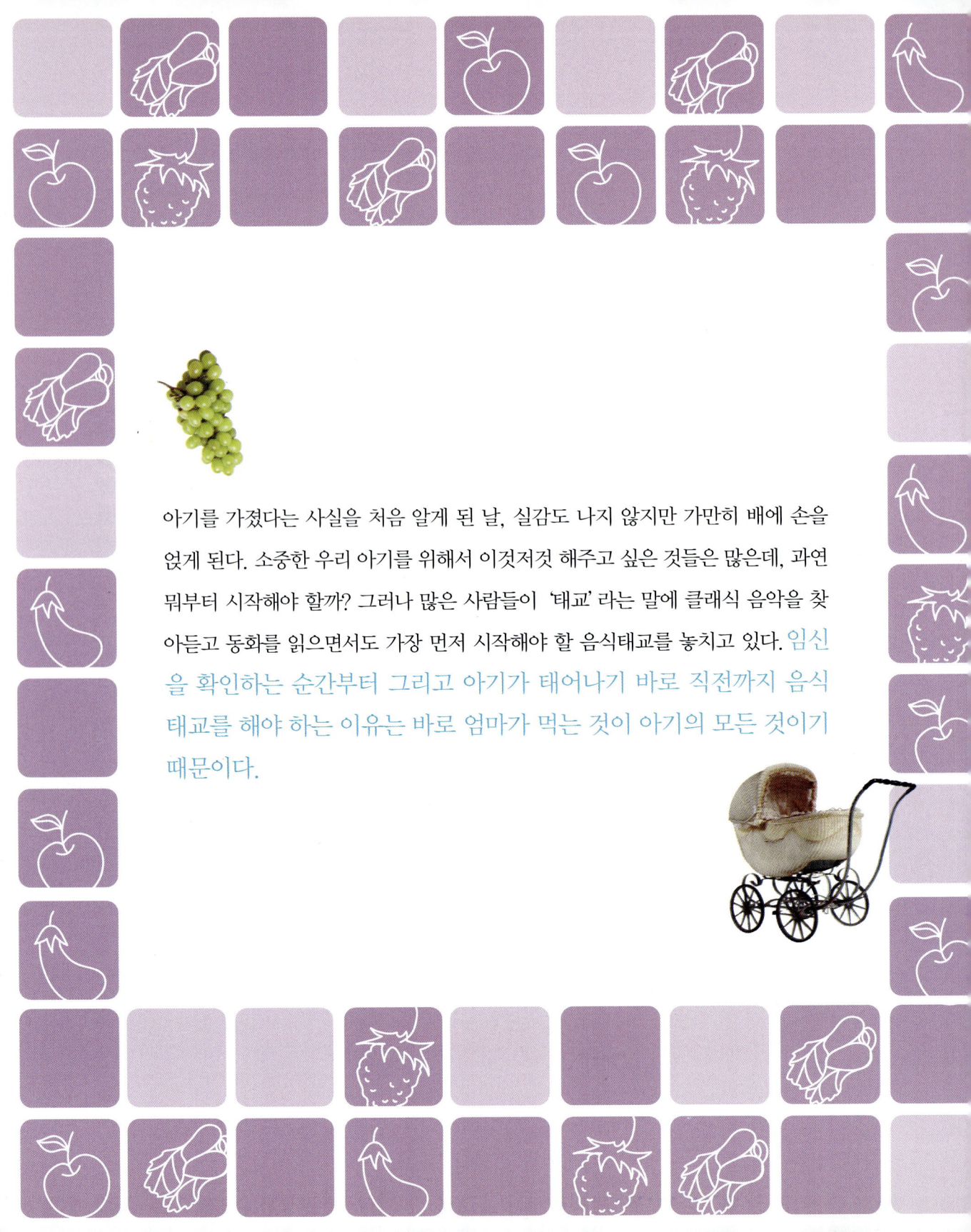

아기를 가졌다는 사실을 처음 알게 된 날, 실감도 나지 않지만 가만히 배에 손을 얹게 된다. 소중한 우리 아기를 위해서 이것저것 해주고 싶은 것들은 많은데, 과연 뭐부터 시작해야 할까? 그러나 많은 사람들이 '태교' 라는 말에 클래식 음악을 찾아듣고 동화를 읽으면서도 가장 먼저 시작해야 할 음식태교를 놓치고 있다. 임신을 확인하는 순간부터 그리고 아기가 태어나기 바로 직전까지 음식태교를 해야 하는 이유는 바로 엄마가 먹는 것이 아기의 모든 것이기 때문이다.

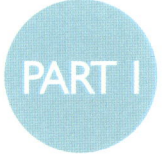

PART 1

엄마가 먹는 음식은 아기의 모든 것

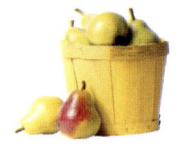

똑똑한 아기 원하면 식생활부터 바꾸세요

아기에게 있어 엄마의 몸은 생존의 터전인 동시에 10개월을 함께 해야 하는 생활환경이다. 아기를 기다리는 엄마는 자신의 몸을 아기가 건강하게 성장할 수 있는 풍요로운 환경으로 가꾸어 놓아야 한다. 특히 뱃속에서부터 야무지고 똑똑한 아기로 키우고 싶다면 자신의 영양과 건강부터 각별하게 신경을 써야 한다. 엄마와 아기는 280일이라는 긴 시간 동안 한 몸이 되어 지내게 되는데, 이때 아기는 엄마가 제공하는 모든 것을 여과 없이 받아들이게 된다. 엄마 입장에서는 자신이 섭취한 모든 양분을 아기와 나누어 가질 준비를 해야 하는 것이다. 가장 좋은 것은 임신 계획 단계에서, 늦어도 임신을 인지한 바로 그 순간부터 식생활 습관을 완전히 바꾸는 것이다. 입이 원하는 것보다는 몸이 원하는 것을 향해, 내가 원하는 것보다는 아기에게 필요한 것을 향해 이제부터 하나씩 바꿔보도록 하자.

편식은 노! 균형 잡힌 영양 섭취가 최우선

음식의 기본은 바로 균형 잡힌 영양이다. 아무리 좋은 음식이라 해도 편중된 식습관은 영양의 불균형을 초래하게 된다. 아기에게 풍요로운 환경을 제공하고 싶다면 양질의 식품을 선택해 다채로운 식단을 구성해야 한다. 외식이 잦은 직장인들 중에는 비만과 영양 실조를 동시에 보이는 이들도 적지 않다고 한다. 어떤 음식이건 골고루 섭취하기 위해 노력하는 자세가 중요하다.

저염·저열량·고단백 식단으로 현대병 방어

염분이 높은 식품의 유해성은 이미 널리 알려져 있다. 가임기 여성이나 임산부뿐만 아니라 대한민국 성인남녀 누구라도, 심지어는 어린이들조차 염분의 폐해에서 벗어나기 어려운 것이 오늘의 현실이다. 특히 임산부는 염분과 열량 섭취가 과다하면 각종 임신성 질병에 노출될 위험이 높아지기 때문에 주의가 필요하다. 음식을 조리할 때는 언제나 건강을 위해 '영양은 높게, 소금과 칼로리는 가급적 적게'라는 생각을 갖고 있어야 한다.

독소 위협 없는 자연산 식품으로 식탁 채워야

최근 몇 년 사이에 현대인의 마음을 사로잡은 가장 큰 식품 트렌드는 바로 '유기농'이다. 농약이나 식품첨가물의 유해성이 부각되면서 신선하고 깨끗한 자연식품을 찾는 사람들이 많아지고 있는데, 실제로 이런 자연산 식품들은 각종 영양소는 물론, 신선한 산소를 듬뿍 함유하고 있어 엄마와 아기의 몸을 건강하게 지켜준다. 다른 가족들도 마찬가지지만 임산부는 특히 우리 땅에서 맑은 물과 햇빛을 머금고 자란 식품으로 식탁을 채우는 것이 좋다.

Tip 출산예정일은 어떻게 계산해야 하나요?

마지막 월경 시작일에 280일을 더하면 출산예정일이 나오는데, 이를 월별로 나누려면 복잡하다. 이때는 예정월과 예정일을 나누어 계산하면 쉽다. 마지막 월경일이 1월에서 3월 사이라면 여기에 9를 더하고, 4월에서 12월 사이라면 3을 빼야 예정월이 나온다. 예정일은 마지막 월경이 시작된 날에 7을 더하면 된다. 예를 들어 마지막 월경일이 9월 1일이었다면 '9-3=6', '1+7=8'을 해서 예정일은 6월 8일이 된다.

뇌세포의 70%는 뱃속에서 만들어진대요

"스승의 10년 교육보다 엄마 뱃속에서의 10개월이 더 중요하다." 태교의 중요성을 표현한 수많은 명언 중에 이보다 더 멋진 문장은 없을 것 같다. 실제로 사람의 지능은 엄마의 뱃속에서 거의 완성된다. 아기의 뇌는 24주부터 28주 사이에 급격히 발달하는데, 20주까지는 평평하던 뇌의 표면이 24주부터 급격히 발육되기 시작해 주름이 생기게 된다. 날마다 5천만~6천만 개의 뇌세포가 만들어지면서 조직이 팽창하다 보니 주름살이 생기게 되는 것이다.

성인의 뇌세포는 평균 150억 개 정도 되는데, 이중 100억 개 정도가 이미 엄마의 자궁 안에서 만들어진다고 한다. 엄마 뱃속에서 이미 70퍼센트의 뇌세포가 형성되며, 출생 이후 2년 안에 90퍼센트까지 완성된다. 임신 중인 엄마의 영양과 역할이 아기의 지능에 얼마나 큰 영향을 미치는지는 두 번 설명할 필요도 없을 성싶다.

아이를 예쁘고 똑똑하게 키우려면 임신 중에 풍부한 영양 섭취와 심신의 안정에 관심을 기울여야 한다. 집을 지을 때 가장 중요한 터 닦기를 소홀히 한다면 제 아무리 멋들어진 건물을 올린다 해도 사상누각에 불과할 것임을 명심하자.

간단하게 예를 들자면, 아기의 골격이 이루어지는 시기에는 칼슘을 집중적으로 섭취해야 하고, 태반이 형성되는 시기에는 철분을, 뇌가 한창 발육될 때는 양질의 단백질을 공급해야 한다. 균형 잡힌 영양 공급을 통해 아기의 신체 발육을 지원해주면 건강과 성장 촉진은 물론, 지능까지 좋아지는 것이다. 임신 중인 엄마는 내가 먹는 것은 뱃속의 아기도 함께 먹는다는 생각으로 음식을 조절해야 한다. 엄마가 어떤 음식을 어떤 방법으로 먹느냐에 따라 아기의 건강과 지능이 달라지기 때문이다.

> **Tip 임신 진단 시약은 언제부터 사용할 수 있나요?**
>
> 임신 자가 테스트를 할 수 있는 임신 진단 시약은 소변의 임신호르몬(융모성선자극호르몬, Human Chorionic Gonadotropin hormone; HCG)의 검출 여부를 확인해 임신을 진단하는 방법이다. 임신 진단이 가능한 시기는 수정 후 7~9일이 지난 뒤부터다. 빠르면 월경 예정일 4~5일 전에도 진단이 가능하지만, 개인에 따라 HCG의 양이 적으면 결과에 오류가 있을 수 있으므로 보다 정확한 결과를 위해 월경 예정일이 지난 다음에 검사하는 것이 좋다. 월경 예정일 전에 검사할 때는 HCG의 농도가 가장 짙은 아침 첫 소변으로 검사하는 것이 좋다.

아기의 두뇌발달에 힘을 실어주는 식품들

아기의 두뇌 발달에 가장 직접적인 영향을 미치는 것은 단백질이다. 그 외에 필수지방산이 함유된 DHA, 산소, 엽산, 칼슘과 철분 등이 균형 있게 공급되어야 건강하면서도 똑똑한 아기가 태어난다.

두뇌 발달을 좌우하는 영양소는 단백질

뱃속의 아기는 매일 75mg 정도의 단백질을 필요로 한다. 단백질은 식물성 단백질과 동물성 단백질을 고루 섭취해주는 것이 좋은데, 식품으로 얘기하자면, 날마다 육류 80g, 생선 50g, 달걀 한 개, 두부 반 모 정도를 섭취해야 한다. 단백질을 이루는 각종 아미노산과 비타민 B가 잘 어우러질 때 두뇌발달이 가장 왕성하게 이루어진다.

뇌를 구성하는 지방의 10%는 DHA

머리를 좋게 만들어주는 성분으로 관심을 모으고 있는 DHA는 필수지방산이다. 뇌를 구성하고 있는 지방에 10% 정도가 함유되어 있고, 혈중 중성지방과 콜레스테롤 수치를 낮추는 것으로도 알려져 있어 성인에게도 아주 중요하다. 그러나 체내에서 만들어지지 않아 반드시 음식을 통해서 섭취해야 하는데, 참치, 정어리, 고등어 같은 등 푸른 생선에 많이 함유되어 있다.

절대 가볍게 여길 수 없는 신선한 산소

뇌가 왕성하게 세포분열을 할 때 신선한 산소가 충분히 공급되어야 우수한 지능조직이 만들어진다. 뇌성마비, 정신박약아 등이 산소 결핍 때문에 나타나는 병이라는 점을 감안하면 두뇌발달에 산소가 얼마나 중요한 역할을 하는지 알 수 있을 것이다. 산소 결핍은 기름진 음식을 지나치게 많이 섭취할 경우에 발생한다. 지방질이 제대로 연소되지 못해서 산소가 적재적소에 활용되는 것을 방해하는 것이다. 몸이 무겁고 귀찮더라도 신선한 공기를 마시며 적절한 운동을 해서 아기에게 산소를 공급해야 한다.

기형아를 예방해주는 비타민 M, 엽산

엽산은 임산부의 건강을 키주고 기형아를 예방하는 유용한 영양소다. 엽산이 풍부하게 함유되어 있는 식품으로는 시금치, 돼지고기, 브로콜리, 아스파라거스, 바나나, 동물의 간 등을 들 수 있다. 임산부는 하루에 0.4mg 정도의 엽산을 필요로 하는데, 식품으로 치면 시금치 간 것 100ml, 고구마 중간 크기 1개, 오렌지 1개 정도 분량이다. 상추, 쑥갓, 콩팥 등에도 많이 들어있다. 철분제와 함께 처방된 영양제로 복용하는 것도 괜찮다.

골격과 혈액을 만드는 데 필요한 칼슘과 철분

임신 중에 결핍되면 가장 치명적인 영양소가 바로 철분과 칼슘이다. 철분과 칼슘은 음식을 통해서 보충해야 하지만 흡수율이 아주 낮기 때문에 항상 관심을 가져야 한다. 칼슘은 아기의 골격을 형성하고 철분은 혈액을 구성하므로 칼슘과 철분이 결핍되면 아기가 정상적으로 발육할 수 없다.

아기의 두뇌발달에 꼭 필요한 태교음식

성분	역할	음식
단백질	신경 및 근육 형성	육류, 어패류, 두부, 콩
DHA	뇌신경과 두뇌 발달 지원	어패류
불포화 지방산	미세혈관 강화, 혈액의 흐름과 산소 공급 활성화	견과류, 콩, 식물성 기름, 어류
비타민 E	두뇌 혈관과 세포 형성에 관여	견과류, 연어알, 현미, 콩, 식물성 기름, 녹황색 채소
레시틴	뇌신경 성장 필수 성분	콩, 생선알
타우린	뇌세포 형성에 관여	어패류
엽산	세포 분열 필수 성분	녹황색 채소, 팥, 콩

철분은 산소를 운반하는 헤모글로빈의 중요한 원료이며 뇌세포나 성장발달의 중요한 영양소다. 칼슘은 신경조직 형성에 관여하며 정서적인 안정에 중요한 역할을 하는 것으로 알려져 있다. 뱅어포, 멸치, 우유, 참깨, 녹황색 채소, 달걀, 간, 정어리, 조개, 장어 등을 먹으면 섭취할 수 있다.

> **Tip 착상 즈음에 술을 많이 마셨는데 괜찮을까요?**
>
> 알코올은 임신에 치명적인 영향을 미친다. 임신을 준비하고 있다면 일찌감치 술을 끊어야 한다. 임신을 자각하지 못하는 초기에는 종종 음주나 흡연을 하기 쉬운데, 뱃속의 아기에게는 아주 위험한 일이다. 하지만 착상 시기까지는 아기가 모체로부터 직접적으로 받아들이는 양분이 극히 적기 때문에 큰 영향을 미치지 않을 수 있다. 만약을 위해 검사는 하는 것이 좋고, 일단 착상이 정상적으로 이루어진 것이 확인되면 해독 효과가 높은 북어국이나 미역국 등을 많이 먹으며 건강관리를 시작하도록 한다.

임신 기간별 중요 영양소는 따로 있어요

임신을 하면 엄마의 건강이 더욱 중요해진다. 아기에게 필요한 영양소가 엄마를 통해 공급되기 때문에 임신 기간 내내 양질의 식품을 골고루 섭취해야 한다. 여기에 더해 한 가지 꼭 알아야 할 것은 아기의 분화 발달 과정에 따라 특별히 더 신경을 써야 할 중요한 영양소가 따로 있다는 것이다. 또 임신 기간이 경과함에 따라 엄마의 몸 상태도 급격하게 변하기 때문에 엄마와 아기의 신체발달과 변화를 고려해 탄력적으로 음식을 섭취해주어야 한다.

임신 초기, 입덧을 이기는 게 급선무

임신 초기에 음식 섭취와 관련해서 겪게 되는 가장 큰 문제는 바로 입덧이다. 이때만 해도 아기가 워낙 작기 때문에 필요로 하는 에너지도 적어 엄마가 별도의 추가 양분을 섭취하지 않아도 큰 문제는 없다. 입덧 때문에 잘 먹지 못해도 아기에게 직접적으로 영향을 미치지 않으므로 걱정할 필요가 없다는 얘기다. 다만 엄마의 건강에 적신호가 켜질 수 있으므로 임신 전 영양관리에 만전을 기해야 한다.

이 시기에는 먹고 싶은 것을 조금씩 먹으며 속을 달래야 한다. 입덧이 심할 때는 차고 신 음식이 좋으며 구토가 심할 때는 물을 충분히 마셔 탈수증이 생기지 않도록 해야 한다. 입덧이 잦아들면 단백질과 칼슘의 섭취를 늘려나가야 하는데, 양질의 단백질은 쇠고기, 돼지고기, 간, 달걀, 우유, 치즈, 생선 등에 함이 함유되어 있으며, 식물성 단백질로는 콩이 가장 좋은 공급원이다. 아기의 뼈와 이가 이 시기에 기초를 마련하게 되므로 칼슘을 충분하게 섭취해야 한다.

임신 중기, 비만 주의하며 철분 공급

입덧이 가라앉으면 갑자기 식욕이 왕성해진다. 또 입덧 기간 동안 잘 먹지 못해 쇠약해진 기력을 보충하려는 본능적인 욕구 때문에 뭘 먹어도 입맛이 당기게 된다. 이때 자칫하면 임신성 비만으로 이어질 수 있으므로 조심하는 것이 좋다. 아기를 위해서나 엄마를 위해서나 칼로리가 낮으면서 질적으로 우수한 음식들을 골라야 한다.

임신 중기에 접어들면 아기가 엄마를 통해 철분을 흡수해서 자신의 혈액을 만들기 시작하므로 철분을 충분하게 공급해주는 것이 중요하다. 철분은 혈액 속의 적혈구를 만드는 데 없어서는 안 될 중요한 영양소로, 철분이 부족하면 엄마는 빈혈을 일으키고 임신중독증으로 발전하기도 한다.

또 자궁이 커지면서 장을 압박하면 배변에 장애가 생기게 되는데, 호르몬의 영향으로 음식물이 위에 머무는 시간이 길어져 변비를 가중시킨다. 이때는 섬유질이 많이 함유된 셀러리, 양상추, 우엉, 연근, 고구마, 감자, 해조류, 표고버섯 등을 많이 섭취해야 한다. 아침에 차가운 물이나 우유를 마시는 것도 장운동을 촉진해 변비를 해소하는 데 효과가 있다.

임신 후기, 균형 있는 식사로 두뇌발달 지원

이때는 아기의 두뇌 형성이 마무리되는 시기이므로 두뇌발달에 도움이 되는 영양소를 충분히 공급해야 한다. 단백질과 비타민, 아미노산과 비타민 B·C·E 등이 한데 어울려 두뇌발달에 박차를 가하게 된다. 메뉴를 구성할 때는 항상 이들 영양소가 균형을 이루고 있는지 점검하는 습관을 들여야 한다.

또한 이 시기에는 배가 급격히 불러오며 몸이 무거워짐에 따라 여러 가지 임신 징후들이 나타나는데, 임신중독증으로 진전되지 않도록 각별히 주의를 기울여야 한다. 임신중독증을 예방하기 위해서는 수분과 염분의 섭취를 줄이는 게 우선이다. 특히 소금의 나트륨 성분은 몸속에 수분을 고이게 해 부종, 단백뇨, 고혈압 등을 일으키는데, 이런 증상들이 지속되면 임신중독증으로 발전해 매우 위험한 상황을 야기할 수 있다. 이 시기에는 위가 압박을 받아 소화가 잘 안 되므로 음식을 조금씩 여러 번 나누어 먹는 것이 좋다.

> **Tip** 화장지에 묻어날 정도로 소량의 출혈이 있는데, 괜찮을까요?
>
> 임신 초기, 특히 12주 이내에는 유산의 확률이 매우 높으므로 신체의 변화에 주의를 기울이고 관찰해야 한다. 출혈은 유산의 가장 대표적인 증상이지만, 종종 수정란이 자궁 내벽에 착상될 때 착상혈이라고 부르는 정상적인 출혈이 비칠 수도 있다. 그러나 혼자서 판단하기 어려운 경우가 많기 때문에 전문의와 상담하고 초음파 등을 통해 검진해 보는 것이 좋다.

임산부가 지켜야 할 식탁의 법칙

음식이라고 해서 모두 몸에 좋은 것은 아니다. 특히 임신 중인 엄마는 더욱 신중하게 식품을 고르고 음식을 조리해야 한다. 자칫 음식이 아니라 독을 먹는 결과를 야기할 수도 있기 때문이다. 모든 음식은 양보다 질을 생각해서 선택해야 하며 평소 식습관을 점검해 하루 동안 섭취해야 할 영양 권장량을 고려하며 먹어야 한다.

미국의 한 임신부 영양 전문 기관에서 발표한 '임신 중 8가지 식사 원칙'을 참고하여 자신의 평소 식습관을 점검해보면 도움을 받을 수 있을 것이다.

한 입의 음식이라도 신중하게 선택한다

초콜릿이나 과자, 케이크, 라면 등을 무심결에 먹어서는 안 된다. 이렇게 칼로리만 높고 영양성분이 적은 음식들은 아무리 적은 양이라도 임신부와 아기에게 결정적인 영향을 미칠 수 있기 때문이다. '딱 한 번만, 딱 한 입만'이 반복되다 보면 아기에게 양질의 영양분을 공급할 기회가 그만큼 줄어들 수 있음에 유의해야 한다.

음식의 양보다 질을 중시한다

임신부가 섭취하는 칼로리는 양보다 질이 중요하다. 어떤 재료로 만들었으며, 어떤 조리법으로 만들었는지 꼼꼼하게 따져보고 먹어야 한다. 도넛이나 프라이드치킨처럼 기름기가 많은 튀김 음식, 백설탕이나 밀가루가 많이 들어간 과자와 빵, 청량음료, 패스트푸드 등은 일단 금하는 것을 원칙으로 한다.

엄마가 굶으면 아기도 굶는다

아기는 태반을 통해 필요한 영양분을 공급 받으며 성장해간다. 그런데 엄마의 몸에는 아기를 위한 양분 저장소가 없어서 아기는 엄마가 섭취하는 음식에서 그때그때 필요한 영양분을 공급받게 된다. 때문에 엄마가 식사를 거르면 아기도 함께 굶는 결과가 되는 셈이다. 아무리 입맛이 없더라도 아기를 위해 먹는다는 생각으로 규칙적인 식사습관을 만들어가야 한다.

한 가지 식품으로 최대의 효과를 노린다

좋은 것은 전부 아기에게 주고 싶지만, 엄마가 하루 세 끼에 먹을 수 있는 음식은 극히 제한적이다. 이때 중요한 포인트는 같은 영양가라도 칼로리가 적은 음식을 선택하는 것이다. 칼로리는 높으면서 칼슘은 부족한 아이스크림이나 크림치즈보다는 칼슘의 함량이 높은 탈지우유나 요구르트를 먹는 것이 좋고, 똑같은 단백질이라도 칼로리가 높은 땅콩버터보다는 참치를 먹는 것이 좋다.

정제된 곡류는 피한다

탄수화물은 추수할 때 영양이 가장 풍부하지만 가공 과정에서 영양소가 많이 손실된다. 곡류는 특히 가공 과정에서 영양소의 대부분이 파괴되어 버린다. 하얗게 도정된 쌀이나 밀, 호밀, 수분이 제거된 인스턴트식품이나 통조림 대신 정백되지 않은 현미와 잡곡이 좋다.

설탕 섭취는 가급적 줄인다

아기의 성장을 저해하는 데 설탕만큼 무서운 것이 없다. 설탕은 임신 중 체내의 주요 영양소를 고갈시키며 당뇨병이나 심장질환, 우울증 등의 원인이 되기도 한다. 단 것이 먹고 싶을 때는 비타민 C와 각종 미네랄을 함유하고 있는 과일을 먹는 것이 좋다. 요리를 할 때도 과일을 이용해서 단맛을 내도록 한다.

신선한 농산물을 선택한다

신선한 농산물은 임산부들에게 가장 좋은 영양 공급원이 된다. 최근에는 각종 식품첨가제와 방부제를 뒤집어쓴 수입농산물이 극성을 부리고 있어 시장을 볼 때 각별한 주의가 필요하다. 가능하면 유기농 제품이나 믿을 수 있는 사람이 직접 재배한 농산물을 구해서 먹도록 한다.

화학조미료 섭취를 피한다

화학조미료는 글루탐산모노나트륨을 주성분으로 하고 있다. 글루탐산모노나트륨은 흔히 MSG라고 부르는 것으로, 그 자체로는 아무런 맛이 없지만 음식에 첨가하면 음식이 가진 본래의 맛을 좋게 하고 감칠맛이 돌게 하는 효능이 있어 사용하다 보면 습관적으로 찾게 된다. 하지만 화학조미료를 많이 섭취하게 되면 구토나 미각 혼란 등의 증상이 나타나게 되며, 태아의 두뇌발달을 저해하는 것으로 알려져 있다. 집에서는 아예 조미료를 치워버리면 되지만, 외식을 할 때는 조미료나 염분 등을 마음대로 조절할 수 없으므로 식당이나 메뉴 선정에 각별히 주의를 기울여야 한다.

음식에 따라 아기의 EQ도 달라져요

임신 중 영양 섭취는 아기의 두뇌발달뿐만 아니라 아기의 EQ(Emotional Quotient), 즉 감성지수 발달에도 영향을 미친다. 현대 사회는 지능지수(IQ) 못지않게 개성과 창의성이 중요시되고 있으며, 따뜻하고 행복한 마음을 누리고, 함께 나누며 사는 것의 가치가 점점 부각되고 있다. 나아가 아기의 정서적 안정은 폭넓은 상상력과 사고력의 기반이 되며 지적인 능력의 기초가 된다. 태아기에 EQ를 발달시키는 것이 이후 두뇌발달로 연결되는 셈이다.

아기의 EQ가 발달하기 위해서는 엄마의 풍부한 정서를 전달받으며 성장해야 한다. 뱃속 아기의 정서는 엄마의 정서에 의해 결정되기 때문이다. 엄마가 행복하면 아기도 행복감을 느끼게 되는데, 엄마가 기분이 좋으면 체내에서 엔도르핀이라는 호르몬이 분비되어 탯줄을 통해 아이에게 전달된다. 이 호르몬은 아이의 뇌에 자극을 주어 뇌의 발달과 성장을 촉진하며 아기의 정서를 안정감 있게 성장시킨다.

엄마가 행복감을 느끼려면 규칙적인 식사로 규칙적인 생활 리듬을 만드는 일이 선행되어야 한다. 엄마가 규칙적으로 생활하지 않으면 아기의 생활 리듬도 덩달아 깨져버리며, 엄마가 최상의 컨디션을 유지하며 건강하고 즐겁게 생활할 때 아기도 편안함을 느낀다. 엄마가 일찍 일어나 활동하고 균형 있는 세끼 식사를 한다면 이 습관이 그대로 아기에게 전달되어 아기도 이런 식습관과 생활 주기를 전달받게 된다.

> **Tip 뱃속 아기는 아빠 목소리를 좋아한다**
>
> 뱃속의 아기는 여자보다 남자의 목소리를 더 잘 감지한다고 한다. 당연히 아기와 가장 가까이 있는 아빠의 역할이 중요해진다. 아기와 엄마를 건강하고 행복하게 돌보려는 아빠의 노력은 아기에게도 전달된다. 아빠들은 늘 엄마의 심리적 안정이 아기의 건강과 발육에 직접적인 영향을 미친다는 사실을 되새기며 주위 환경 조성에 신경을 써야 한다. 실내 흡연을 금하는 것은 물론, 소화에 부담이 없고 영양이 풍부한 음식을 골고루 섭취할 수 있도록 배려해야 한다.

궁중 태교의 시작과 끝은 바로 음식

태교 하면 궁중 태교만한 것이 없다. 평소의 행실과 섭생에도 남다른 규율을 중시하던 왕실에서 왕손의 탄생을 앞두고 했던 태교를 엿보고 활용해보자. 왕실의 태교에서 가장 중요하게 여겨진 것은 바로 음식이다. 왕비가 수태를 하면 전국 각지에서 온갖 귀한 재료가 진상되었고, 진상된 재료는 재차 선별 과정을 통해 아기와 산모에게 유익한 음식으로 만들어졌다.

수태한 왕비가 먹었던 음식에는 아기의 성장과 두뇌 발달을 도와주는 콩, 해조류, 죽순, 석이버섯, 흰살생선, 조개, 새우, 싱싱한 채소 등의 재료가 많이 사용되었다고 한다. 여기에 임산부의 기를 보해주는 재료를 더하고 각각의 식품들이 갖고 있는 음양의 특성이 조화를 이루게 조리해 최고의 보양식을 탄생시킨 것이다.

태아의 두뇌 발달을 도와주는 죽순

죽순은 가장 대표적인 태교음식으로, 해삼이나 전복과 함께 조리해 임신 중인 왕비에게 올렸다. 그중에서도 죽순과 송이버섯, 박속, 상추, 왕새우 속살 말린 것에 후추를 뿌린 뒤 참기름에 볶은 음식이 대표적이다.

임산부의 소화기능을 돕는 돌굴무밥

인삼 못지않은 효능을 간직하고 있다는 가을무를 채 썰어 무쇠 솥에 깔고 밥을 짓는데, 밥물이 넘치고 난 뒤 돌굴을 밥 위에 얹어 뜸을 들인 다음 골고루 섞어 퍼낸다. 그 위에 참기름, 실파 등 갖은 양념장으로 간을 맞춘다. 돌굴무밥은 임신한 왕비에게 가을과 겨울철 영양식으로 제공되었다.

뇌에 양분을 공급해주는 송편

송편을 찔 때 사이사이에 까는 솔잎에는 알파 피넨이라는 성분이 함유되어 있다. 이것은 신진대사를 촉진시키고 혈액순환을 원활하게 하며 뇌에 양분을 보내고 노폐물을 배출하는 기능을 한다. 임산부는 솔잎 향기를 맡는 것만으로도 심신의 피로가 풀리고 머리가 맑아진다. 나아가 솔잎 성분이 송편에 배어들어 뱃속 아기의 뇌를 더욱 건강하게 해준다. 또 깨나 콩 등을 송편 소로 사용하게 되는

데, 이 역시 영양식으로 엄마와 아기 모두에게 좋은 권장식품이다.

아기 머리를 총명하게 하는 물엿과 식혜

맥아당에는 두뇌를 총명하게 만든다는 레시틴이 풍부하게 함유되어 있다. 궁중에서는 물엿으로 콩강정, 검정깨강정 등을 만들어 수태한 왕비의 간식으로 제공했다. 또한 하루 세끼 식사시간 사이에 식혜를 마시고 물엿을 먹게 했다고 한다.

장사처럼 건강한 아기 만드는 석이단자

석이버섯은 설악산과 오대산 등 강원도 북쪽지역의 청정자연 속에서 자라는 천혜의 보양식품이다. 석이버섯으로 만든 석이단자는 궁중 연회에서 빠지지 않고 오르는 음식이며 왕비의 태교음식으로도 자주 이용되었다. 임산부가 석이버섯을 먹으면 장사아기를 출산한다는 얘기가 전해오고 있다.

기를 북돋는 순무 씨 죽

순무는 오장을 이롭게 하고 몸이 가벼워지며 기를 늘리는 식품이다. 순무 씨를 삶아 말리기를 세 번 반복한 뒤 이를 가루 내어 쌀과 함께 죽을 쑤어 먹으면 지친 임신부의 기운을 북돋워주는 보양식이 된다.

기를 불어넣는 잉어 붕어 황토구이

잉어와 붕어는 수태한 왕비와 태아에게 기를 불어넣는 음식으로 사랑받은 메뉴다. 잉어와 붕어의 내장을 제거하고 전복과 석이버섯, 해삼, 잣가루를 양념과 함께 볶아 뱃속에 넣고 배를 실로 동여맨다. 이렇게 준비된 잉어와 붕어를 한지로 두 번 겹쳐 싼 뒤에 엄선된 약황토를 발라 굽는다.

봄보리 가루로 만든 최고의 간식, 유밀과

황토의 강한 기운을 흡수한 봄보리를 가루 내어 약수를 넣어 모양을 빚는다. 여기에 목청이나 석청 같은 천연 꿀을 발라 꿀이 보리 반죽에 스며들면 참기름을 바른 다음 솥에 앉혀 쪄낸다. 유밀과는 수태한 왕비들에게 제공되던 최고의 간식이다.

수태한 왕비만의 특별식, 9증9포 찹쌀선식

찹쌀을 삶아서 멍석에 펴서 말리고 이것이 굳으면 맑은 샘물을 부어 다시 삶기를 아홉 번 반복하여 말린 찹쌀을 '9증9포 찹쌀'이라고 한다. 이는 수태한 왕비만 먹을 수 있는 귀한 음식이었다. 이것을 선식의 재료로 사용했는데, 보리나 좁쌀 등도 이런 방법으로 재료를 손질했다고 한다.

아무리 사소한 약이라도 전문가 처방으로

임신 중에는 아무래도 약을 먹는 일이 조심스럽다. 수많은 임상실험을 거쳤다고 해도 약성이 임산부와 태아에게 어떤 영향을 미칠지 알 수 없기 때문이다. '밥이 보약'이라는 말도 있듯이, 감기, 두통, 설사, 변비, 소화불량 같은 가벼운 증상은 가급적 음식과 생활습관으로 조절하는 것이 현명하다. 특히 한의학적으로 처방을 받은 음식들은 음식인 동시에 약으로 활용될 수 있기 때문에 약 복용이 자유롭지 않은 임산부들은 큰 도움을 받을 수 있다.

임신 중에는 아무리 사소한 약이라도 전문의의 처방 없이 먹어서는 안 된다. 특히 임신 4~6주 사이에는 태아의 중추신경과 심장 등 주요기관이 형성되고 12주 즈음까지 미세한 분화, 발달이 이루어지기 때문에 긴장을 늦추어서는 안 된다. 임신 사실을 확인한 뒤

> **Tip 기형 유발에 직접적인 영향을 미치는 약물들**
>
> ● **피부질환 치료제** 심혈관계질환과 중추신경계의 기형, 귀의 발육부진, 언청이를 유발하는 것으로 알려져 있다.
>
> ● **호르몬제** 테스토스테론이나 다나졸은 여자아이의 생식기를 남성화하고 남자아이의 생식기를 비정상적으로 만들 수 있다.
>
> ● **항생제** 테트라사이클린, 독시사이클린 등의 항생제는 D등급으로 선천성 청각 결함을 유발한다.
>
> ● **항응고제** 와파린이란 혈전응고제는 코 성형 부전과 뼈의 말단이상을 초래한다.
>
> ● **항경련제** 간질치료제인 항경련제를 복용하면 성장지연, 얼굴기형 등이 나타난다.
>
> ● **항암제** 무뇌증 등 심각한 기형을 유발한다.
>
> ● **항고혈압제** 신장기형, 무뇨증, 태아사망 등의 위험이 있다.
>
> ● **갑상선치료제** 태아에게 갑상선 기능 저하와 기형을 유발한다.

에야 함부로 약을 먹을 사람은 없겠지만, 초기에는 자각증상이 없어 임신 사실을 모른 채 실수를 범할 수 있으므로 가임여성들은 언제나 조심해야 한다.

약물의 위험도에 따른 5가지 분류

약품이 임신에 미치는 영향은 정도에 따라 5등급으로 분류된다. 미국 식약청인 FDA에서 정한 기준에 따르면, A, B, C, D와 X등급으로 나뉘는데, X등급의 약품은 아기에게 직접적인 유해성을 나타내는 매우 위험한 약물을 가리키는 것이다. 이 경우 정상적인 임신 유지가 어렵다고 할 수 있다. 그중에서도 아기에게 가장 해로운 약은 항암제, 부신피질호르몬제, 간질발작 치료제인 페니토닌, 이뇨제, 통풍치료제, 혈압강하제 등이 있고 항생제류, 신경안정제, 항우울증제 등은 태아 기형을 일으킨다.

A등급에는 일반적인 비타민제가 해당되며, B등급에는 임신 중 사용해도 괜찮은 페니실린, 인슐린, 타이레놀 등이 해당된다. C, D 등급에는 아직 적절한 자료가 없어 불충분하지만 아기에 영향을 미칠 가능성이 높은 약물들이 분류된다. 임신 중에는 비타민제라 하더라도 반드시 전문가와 상의한 뒤에 복용해야 하는데, 지용성 비타민인 비타민 A와 비타민 D도 필요 이상으로 섭취하면 체내에 축적되어 태아의 뼈 조직에 이상이 생길 수 있다.

임신 중 한약을 복용할 때 주의할 점

한약은 천연약재들로 이루어져 있다 보니 위험도가 낮게 느껴지는 경향이 있다. 하지만 한의학에서 사용하는 약재들 역시 강한 약성이 있기 때문에 잘못 사용하면 아기의 건강에 해를 끼치거나 유산을 유발할 수 있으므로 각별한 주의가 필요하다. 임신 중 한약 복용은 원칙적으로 아기의 기관과 조직이 형성된 3개월 이후에 해야 한다.

임신 중 금해야 할 약재들

❶ **약재 고유의 독성이 강한 약** 태아에게 유해한 작용을 하거나 유산을 일으킬 수 있다. 반모, 무청, 오두, 마전자, 섬수 등

❷ **설사를 시키거나 이뇨시키는 힘이 강한 약** 골반강 내에 충혈을 일으켜 유산으로 이어질 수 있다. 파두, 대극, 대황, 감수, 원화 등

❸ **어혈을 풀어주는 약** 혈액순환을 촉진해 자궁수축을 강화함으로써 유산을 유발할 수 있다. 우슬, 수질, 맹충, 삼릉, 아출 등

❹ **맵거나 향이 강하여 약성이 활달한 약** 맵고 뜨거운 성질을 가진 약재도 자궁을 자극해 유산을 불러일으킬 수 있다. 부자, 육계, 사향 등

음식이 나을까, 영양제가 나을까?

아기를 갖게 되면 두 사람 몫의 영양을 섭취해야 한다는 생각 때문에 걱정을 많이 하게 된다. 평소 소식을 하거나 마른 사람들은 특히 뭔가 특별한 조치를 취해야 하는 게 아닐까 걱정하게 되는데, 규칙적인 식사를 통해 골고루 영양섭취를 하고 있다면 굳이 영양제를 따로 복용하지 않아도 된다. 여기에 더해 시기별로 엄마와 아기에게 필요한 영양소를 파악해 두었다가 식생활에 반영하면 영양 결핍을 해소하면서 아기의 성장 발달도 도울 수 있다.

편식이 심하거나 식습관이 좋지 않았던 엄마는 오히려 임신기간 동안 편식 습관을 고칠 좋은 계기를 마련할 수도 있다. 아기의 건강을 위해 모성애를 발휘하면 자신의 식습관을 자제하고 골고루 먹는 식습관이 길들일 수 있기 때문이다. 순대국을 입에도 대지 않던 여성이 갑자기 순대국을 찾는 걸 보고 아기가 철분을 필요로 했나 보다는 얘기를 하거나 좀처럼 고기를 먹지 않던 여성이 임신을 하자 단백질 섭취를 염두에 두고 조금씩 살코기를 먹다보니 나중에는 고기 애호가가 되었다는 얘기도 왕왕 들려오는 걸 보면 아기를 위하는 엄마의 마음이 얼마나 막강한지 짐작할 만하다.

다만, 입덧이 너무 심해 음식 섭취가 불가능한 경우에는 의사와 상의하여 처방을 받는 것이 좋다. 또 일하는 엄마는 아침을 거르거나 저녁을 너무 늦게 먹는 등 끼니를 놓치거나 식사를 불규칙하게 할 가능성이 크기 때문에 전문의와 상담하여 영양제를 복용하도록 한다. 하지만 보통 영양제라고 하는 종합비타민제는 과다 섭취하면 몸에 필요한 양만 사용되고 모두 소변이나 땀으로 배출되어 버리기 때문에 필요에 따라, 필요한 만큼만 처방을 받아 복용하는 것이 좋다.

'임신' 하면 가장 먼저 떠오르는 영양제가 철분제다. 음식에 함유되어 있는 철분은 흡수율이 매우 낮기 때문에 임신 5개월부터는 꼭 철분제를 먹어주는 것이 좋다. 임산부의 하루 필요 철분 섭취량은 20mg 정도로, 이 양을 음식으로 섭취하려면 멸치 200마리, 달걀 15개, 시금치 2단을 먹어야 한다. 일반적인 식생활로는 불가능한 양이기 때문에 철분제를 복용하는 편이 효율적이다.

그 밖에 필요한 영양소로는 엽산, 미네랄, 섬유소, 아연, 칼슘 등이 있다. 이들 영양소는 우리 몸에 에너지를 주지는 않지만 여러 가지 기능상 아주 중요한 역할을 한다.

> **Tip 떠오르는 영양소, 식물성화합물질**
>
> 식물성화합물질(Phytochemical)은 채소나 과일의 맛과 색을 내는 성분이다. 이 성분은 질병이나 환경오염에 대한 식물의 자체 방어성분으로, 채소와 과일, 통곡류를 충분히 섭취하면 각종 질병에 대한 저항력이 생기고 DNA의 변이를 막을 수 있다고 한다. 아직은 연구단계라서 이 성분이 임산부에게 얼마나 필요한지 정확히 알려지지 않았지만 전문가들은 가급적 블루베리나 딸기, 가지처럼 다양한 색깔의 과일과 채소, 통곡류를 먹으라고 권한다. 최근 몇 년 사이에 피망과 파프리카, 토마토, 가지 등이 건강식품으로 대두된 것도 이 때문이다.

임신 중, 이 음식만은 절대 안 돼요!

어떤 식품이 임산부에게 좋다거나 나쁘다는 식의 무조건적 맹신은 자칫 임산부와 아기 모두에게 오히려 위험할 수 있다. 한방에서는 사람 몸 안의 기와 혈, 음과 양의 조화와 소통을 가장 중요하게 생각하기 때문에, 어느 한 부분만 지나치게 강조하면 생리적 기능을 깨뜨려 오히려 건강에 해를 준다고 강조한다. 여러 가지 식품을 골고루 섭취하며 알맞게 조절하는 것이 가장 현명한 방법이라 하겠다.

『동의보감』에서는 개고기, 닭고기와 달걀, 토끼고기, 노새고기, 산양고기, 양의 간, 오리고기와 오리알, 자라고기, 참새고기, 비늘 없는 생선, 메기, 방게, 엿기름, 율무, 생강 싹, 버섯 등을 임산부의 금기 식품으로 들고 있다. 또 『규합총서』에서는 돼지의 머릿골, 새끼자라, 이름 모를 버섯, 저절로 죽은 짐승의 고기 등을 금기 식품으로 정하고 있다. 그러나 이 같은 음식의 금기는 서민들 풍속 중 하나로, 과학적이라기보다 유·불·선 세 종교의 신앙이 응집된 것이라고 할 수 있다. 전통이나 풍습이나 그 정신적 배경을 이해하는 것은 좋지만, 어느 정도 과학적으로 입증된 식품 금기 정도만 염두에 두면 될 것 같다.

한방에서 자제하는 식품들

❶ **감** 적당히 먹으면 고혈압에 효과가 있다. 하지만 임신 중에 많이 먹으면 감 속의 타닌이 체내에서 철분과 결합하여 철분 부족이 될 수 있다. 철분이 부족하면 빈혈을 일으킬 수 있다.

❷ **대추** 허약을 보하는 좋은 식품이나 설익은 대추는 비위를 손상시키며 설사의 원인이 된다.

❸ **은행** 하루에 너무 많이(150개 이상) 먹으면 구토, 복통, 설사, 어지럼증 등의 중독 증상이 있다. 이는 은행에 시안화수소산이 포함되어 있기 때문이다.

❹ **호두** 호두는 노화방지, 강장효과가 있어 남녀노소 모두에게 좋은 식품이지만 너무 많이 먹으면 비만의 원인이 되므로 자제가 필요하다.

❺ **시금치** 시금치는 임산부나 발육기의 어린이에게 아주 좋은 식품이지만, 함유된 옥살산 때문에 많은 양을 오랫동안 섭취하면 신장이나 방광에 결석이 생길 수도 있다는 영양학자의 보고가 있다. 특히 날것으로 많은 양을 매일 먹으면 좋지 않다.

❻ 죽순 죽순은 고혈압, 비만증 등에 유용한 식품이지만 소화기가 약한 사람에는 좋지 않다.

❼ 인삼 사상의학에 준해서 볼 때 열이 많은 소양인은 먹지 않는 것이 좋고 혈압이 높은 사람은 절대 금물이다.

❽ 마늘 강장, 강정의 효과가 있지만 너무 많이 먹으면 위 점막을 자극할 수 있고, 마늘의 알리신이 과잉 섭취되면 적혈구를 파괴시켜 빈혈이 생기기도 한다.

❾ 오징어 단백질이 풍부해 아기의 두뇌발달에 도움을 주는 식품이지만 위산이 과잉 분비되거나 소화가 잘 안 되는 사람은 먹지 않는 것이 좋다.

❿ 고등어 단백질과 지방이 풍부하지만 부패균이 빨리 번식하는 어류이므로 아주 싱싱할 때 외에는 먹지 않는 것이 좋다.

⓫ 달걀 필수아미노산이 가장 많이 함유되어 있는 식품이지만 노른자는 콜레스테롤 함량이 높기 때문이 너무 많은 양을 섭취하는 것은 좋지 않다.

⓬ 율무 부종이나 비만 치료에 효과가 있지만 임신 중에 많이 먹으면 수분이나 지방질까지 제거하게 되어 아기의 성장을 방해하는 것으로 알려져 있다.

⓭ 녹두 성질이 차서 몸의 열을 내리는 효능이 있다. 몸이 차가워 냉한 사람이 많이 먹으면 좋지 않다.

⓮ 팥 부기를 가라앉히고 소변을 잘 보게 하지만 임신 중에 많이 먹으면 피부가 거칠어지고 소화가 잘 안 될 수도 있다.

평소 멀리해야 할 음식들

❶ **술** 술은 태반을 쉽게 통과하기 때문에 적은 양이라도 아기에게 그대로 전달된다. 많은 여성들이 한두 잔쯤은 괜찮다는 생각으로 무심히 술을 마시는 경우가 있는데, 뱃속의 아기를 생각한다면 절대로 해서는 안 될 일이다.

❷ **카페인** 임산부가 카페인을 다량 섭취하면 아기의 근력이 약해지고 동작이 둔해진다. 또한 체내의 칼슘과 철분 등 무기질의 흡수율을 떨어뜨리므로 영양 섭취를 방해한다.

❸ **청량음료** 청량음료에는 아기의 성장을 방해하는 설탕이 많이 함유되어 있다. 설탕은 체내의 칼슘을 소모시켜서 아기의 뼈와 치아에 치명적이다.

❹ **인스턴트식품과 패스트푸드** 이런 음식에는 방부제나 트랜스지방 등 건강에 직접적인 영향을 미치는 유해물질이 포함되어 있다.

> **Tip 소학에서 제한하는 임산부 금기식품**
>
> ● 비뚤어진 과일, 벌레 먹은 과일, 썩어서 떨어진 과일, 참외, 찬 음식, 냄새가 나쁜 음식, 빛이 좋지 않은 음식, 설익은 음식, 때가 아닌 시절에 나온 채소와 과일.
>
> ● 엿기름과 마늘을 먹으면 태가 삭고, 메밀과 용수는 태를 떨어뜨리고 개꼬리를 먹으면 아이가 소리를 못 내고, 양의 간을 먹으면 우환이 생기게 되고, 닭고기 및 달걀을 찹쌀과 섞어 먹으면 아이에게 촌백충이 생기고, 오리알을 먹으면 아이가 거꾸로 나오며 참새고기를 먹으면 아이가 음란하게 되고, 게를 먹으면 아이 입술이 갈라진다 하여 금했다.
>
> ● 염소고기를 먹으면 성질이 급한 아기가 태어난다고 믿었다. 또한 밥상 아래 떨어진 음식, 던져 주거나 찔러 넣어 주는 것은 먹지 않으며, 초상집 음식, 홍당무, 누룽지, 술을 탄 음식, 국수 꼬리, 닭발, 생선의 눈, 생선의 아가미 등은 먹지 말라고 경고했다.

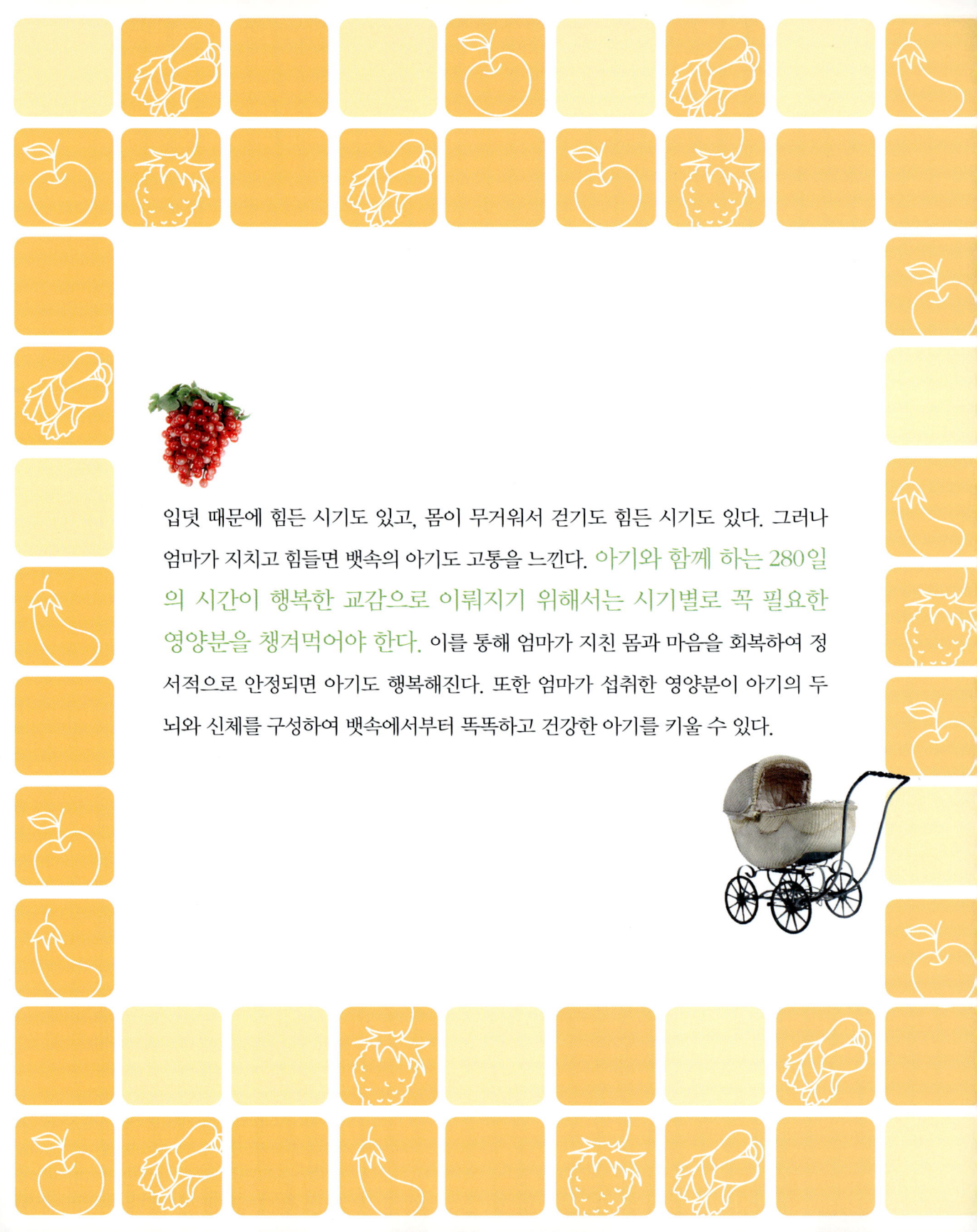

입덧 때문에 힘든 시기도 있고, 몸이 무거워서 걷기도 힘든 시기도 있다. 그러나 엄마가 지치고 힘들면 뱃속의 아기도 고통을 느낀다. 아기와 함께 하는 280일의 시간이 행복한 교감으로 이뤄지기 위해서는 시기별로 꼭 필요한 영양분을 챙겨먹어야 한다. 이를 통해 엄마가 지친 몸과 마음을 회복하여 정서적으로 안정되면 아기도 행복해진다. 또한 엄마가 섭취한 영양분이 아기의 두뇌와 신체를 구성하여 뱃속에서부터 똑똑하고 건강한 아기를 키울 수 있다.

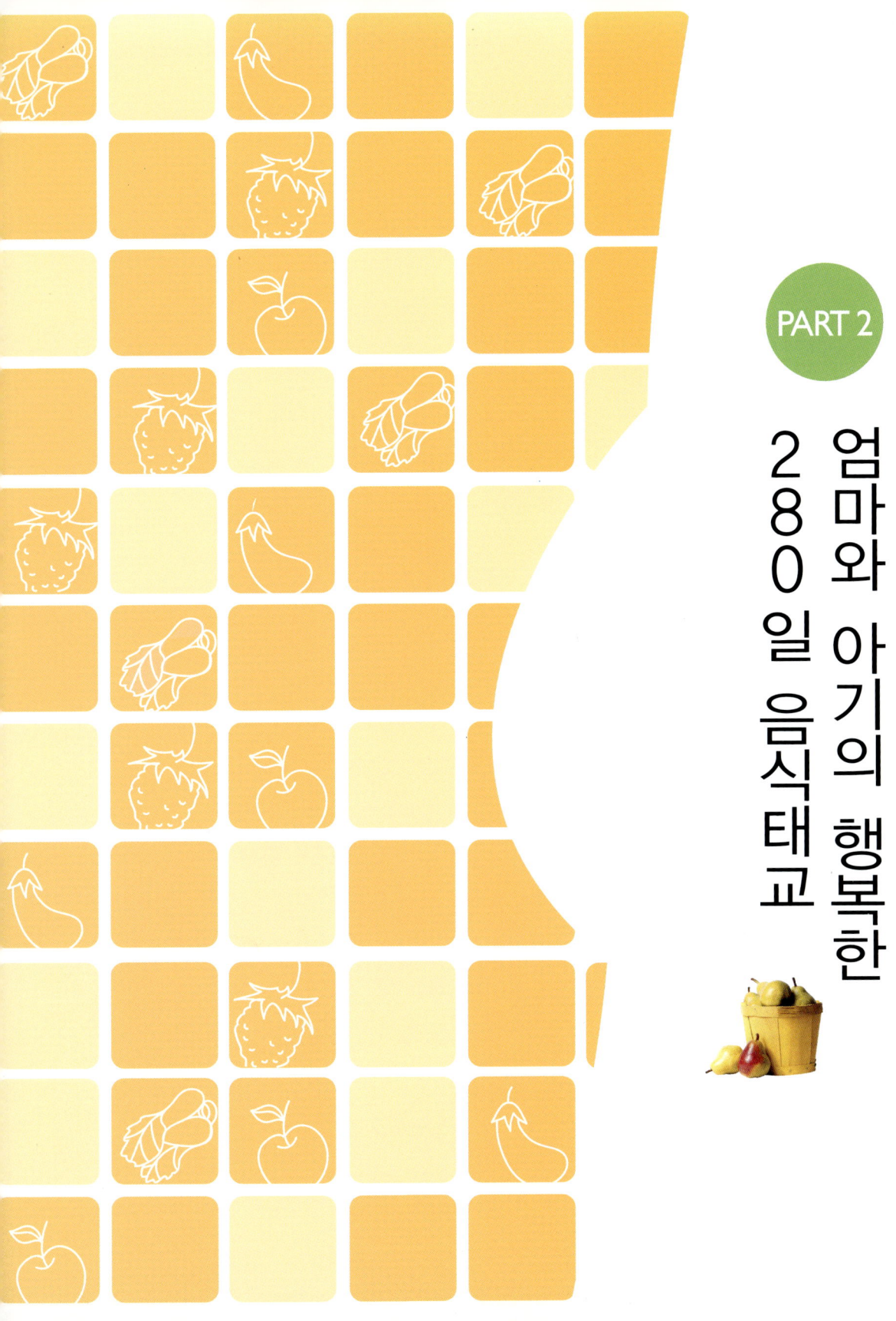

PART 2

엄마와 아기의 행복한 280일 음식태교

0~4주 :: 1개월

임신 가능성을 염두에 두고

엄마의 건강이나 기분 등이 뱃속의 아이에게 직접적인 영향을 미치게 되므로 엄마가 건강하고 즐겁게 지내는 것이 가장 중요하다. 그러나 아기에게 건강하고 깨끗한 환경을 만들어주기 위해서는 많은 것을 양보할 수밖에 없다. 임신을 준비할 때부터 모든 생활은 아기를 중심으로 이루어져야 한다. 물론 아기를 기다리는 엄마에게는 이 또한 기쁨이 되겠지만 말이다.

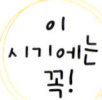

이 시기에는 꼭!

- 월경과 성관계 날짜를 기록하거나 기초체온표를 활용해서 가임기를 확인한다.
- 인스턴트식품을 자제하고 균형 잡힌 식사로 건강을 유지해야 한다.
- 약국이나 병원 방문 시 반드시 임신 가능성을 미리 알리고 엑스레이 촬영을 금한다.
- 담배, 술, 커피 등을 끊어 아기에게 유익한 환경을 만든다.

준비된 임신이 태교의 출발점

임신을 준비하고 있다면 언제든지 임신이 될 수 있다는 가능성을 염두에 두어야 한다. 특히 배란기에 성관계를 가졌다면 임신이라는 가정 하에 생활하는 것이 안전하다. 이때는 임신 기간 동안의 라이프 사이클과 생활환경의 변화, 태교 계획 등을 세워야 한다. 막상 임신인 것을 알게 된 뒤에는 몸을 움직이기가 어렵고, 입덧이 시작되면 정상적인 생활이 어려울 수도 있으므로 미리미리 준비하는 것이 좋다. 생활환경은 물론, 엄마의 생활 습관을 바꾸는 것도 중요하다.

무엇보다 중요한 것은 엄마의 건강관리다. 병원이나 약국에서는 어떤 진료를 받건, 어떤 약을 구입하건 임신을 준비하고 있음을 미리 말해서 처방을 받아야 한다. 무심히 바르는 외용 연고 중에도 여드름약이나 습진약처럼 스테로이드가 포함된 것들은 임신에 치명적인 영향을 미칠 수 있다. 또 오랫동안 먹어온 약이 있다면 미리미리 중단해 몸을 최대한 자연 상태로 유지해야 한다. 당연히 술이나 담배, 커피 등도 끊어야 한다. 특히 담배는 끊은 뒤에도 상당 기간 몸에 잔류물이 남아 있게 되므로 일찌감치 끊는 것이 좋다. 계획된 임신이야말로 부부관계를 비롯해 엄마나 아기 모두에게 있어 가장 중요한 태교가 되는 셈이다.

긍정적이고 즐거운 마음을 갖고 생활하는 것도 중요한 태교. 아기는 엄마 뱃속에서 이미 정신적인 성장을 시작하기 때문이다. 엄마의 감정 상태를 느끼고, 아빠의 사랑을 받으면서 풍부한 감성을 키워간다. 특히 임신 초기에는 새로운 변화에 대한 두려움 때문에 불안감이나 정서적 불안정을 경험할 수 있다. 따라서 가족들, 특히 부부간의 따뜻한 대화나 격려의 말을 주고받으며 안정감을 느낄 수 있도록 한다.

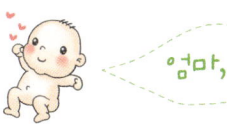

엄마, 지금 저는요

벌써 엄마에게 영양분을 받고 있어요

일반적으로 배란기는 월경예정일 14일 전을 기준으로 하며 이날을 중심으로 앞뒤 2~3일 정도가 임신 가능성이 높은 날들이다. 이때

Baby Now

- **아기의 키** 약 0.2cm
- **아기의 몸무게** 약 1g

아기는 태낭이라는 아기집 안에서 자라게 되는데, 임신 3주 정도에는 태낭을 확인할 수 없다. 이때 아기는 머리가 전체의 반 정도를 차지하고 있으며, 뒷부분에 꼬리가 달린 물고기 모양을 하고 있다.

성관계를 갖게 되면 준비된 난자가 정자들을 불러들여 수정이 이루어지게 되는 것이다. 이때는 1~2억 개의 경쟁자를 물리친 단 한 개의 정자만이 난자와 결합할 수 있다. 수정이 이루어지면 지름 0.2mm 정도의 수정란이 만들어지는데, 처음에는 2개, 다시 4개, 다시 8개 등으로 세포분열을 일으키게 된다. 이렇게 세포분열을 하면서 난관을 따라 이동해 자궁에 이르게 된다. 이 과정에 7~10일이 소요된다. 드디어 자궁에 이른 수정란은 자궁 내막에 자리를 잡게 되는데 이것을 착상이라고 하며, 이로써 임신이 성립되는 것이다.

착상으로부터 다시 5일쯤 지나면 수정란의 바깥쪽 중심부에 선이 하나 생기는데, 이것이 인체에서 가장 먼저 생기는 신경판이다. 이 신경판을 중심으로 아기 몸의 등과 배, 오른쪽과 왼쪽이 될 부분이 정해진다. 신경판은 시간이 흐르면서 뇌와 척추로 나뉘어 발달하게 된다. 심장이나 혈관, 내장, 근육 등 중요한 기관을 형성하는 조직도 서서히 만들어지기 시작한다.

이때부터 아기는 자궁 내막에 비축되어 있는 양분을 흡수하며 성장하게 된다. 수정란은 착상 직후 세포분열을 계속하여 가는 뿌리 모양의 융모 조직으로 뒤덮이게 되는데, 바로 이 융모를 통해 자궁 내막에 비축되어 있는 양분을 흡수하는 것이다. 이 융모 조직이 발전되어 나중에 태반이 된다.

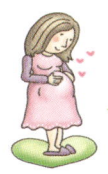
아가, 지금 엄마는

미안, 엄마는 아직 잘 모르겠어요

임신 1개월은 마지막 월경이 시작된 날에서 다음 월경 예정일까지를 가리키는 것으로, 그 중간의 배란기에 수정이 이루어지고, 착상이 진행된다. 그러니 4주째라고 해도 실제로는 착상 이후 일주일에서 열흘 정도 흐른 상태에 불과하다. 그러다 보니 이때까지는 별다른 증세를 느끼지 못하는 것이 보통이다. 4주 이후 월경 예정일이 지나가고 나서야 소변검사를 통한 임신 테스트도 가능하고 초음파도 볼 수 있다. 임신 사실을 더 빨리, 더 정확히 확인하기 위해서는 피검사를 하기도 한다. 배란기에 성관계를 가졌다면 일단 임신되었을 가능성이 높다고 생각하고 몸조심하며 시간을 보낸 뒤 월경 예정일 이후에 임신 테스트를 해보도록 한다.

이때 엄마의 자궁은 달걀 크기 정도로, 임신 전과 비교할 때 별로 달라진 건 없다. 하지만 자궁 내막은 수정란이 착상하기 좋게 부드럽고 두터워져 있다. 임신 자각 증세는 거의 없는 것이 보통이지만, 사람에 따라 종종 감기 기운이 있는 것처럼 온몸이 나른하고 미열이 나며 한기를 느끼기도 한다. 또 이때부터 속이 울렁거리거나 메스꺼운 입덧 증세를 보이는 예민한 사람도 있다.

경우에 따라서는 아랫배가 살살 아프거나 변비가 생기기도 하며, 구토나 속쓰림이 오는 경우도 있다. 임신을 하면 황체호르몬에 변화가 생기게 되는데, 황체호르몬의 작용으로 식도에서 위장에

Mom Now

● **엄마의 자궁 크기**
달걀만한 크기

엄마의 몸은 평소와 다를 것이 없다. 임신 증상도 전혀 나타나지 않으며, 검사를 통해 임신 사실을 확인할 수 있는 것도 이 다음 주부터다.

기초 체온 변화

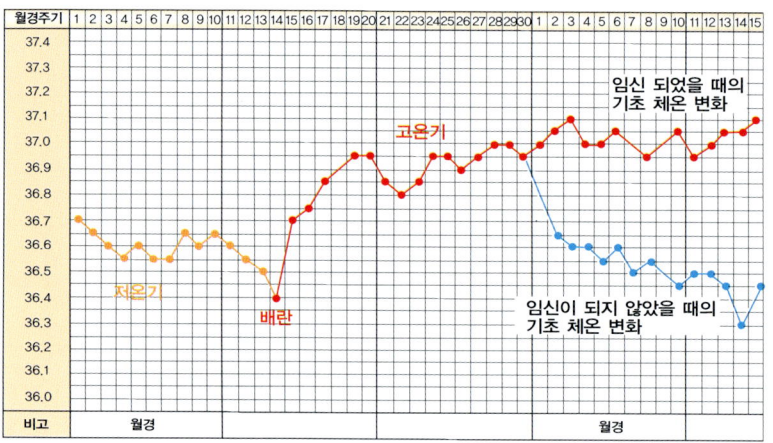

이르는 괄약근이 이완되기 때문에 생기는 증상으로, 개인에 따라 차이가 있다. 기초체온표를 작성해온 사람은 이 시기를 보다 정확하게 확인할 수 있다. 이때는 조금 높게 고온기가 계속된다. 저온기에서 고온기로 넘어가는 시점이 바로 배란기다. 배란이 있었지만 임신이 안 된 경우는 고온기가 2주 정도 계속되다가 다시 저온기로 넘어서게 된다. 바로 이때 월경이 시작되는 것이다. 하지만 임신이 된 경우에는 고온기가 14주 정도 계속된다.

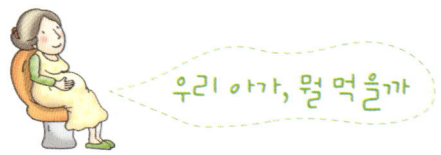

아직 불안정한 아기에게 힘을 주는 음식

아기를 기다리고 있다면 엄마는 물론 아빠도 술과 담배를 멀리하고 식생활과 영양섭취에 특별히 신경을 써야 한다. 특히 임신 중에는 고른 영양섭취가 중요하므로 가공식품보다는 신선한 식품을 섭취해야 하는데, 콩류를 비롯해 부추, 시금치, 냉이, 셀러리, 아스파라거스, 피망 등의 녹황색 채소를 가까이 두고 매일 먹으면 좋다. 양질의 단백질인 육류와 간, 생선, 뼈째 먹는 생선, 해조류 등도 아주 중요한 영양 공급원이다.

특히 이 시기에는 아기가 매우 불안정한 상태이기 때문에 카페인이 함유된 커피와 콜라, 알코올은 엄격하게 금하는 것이 좋다. 변비가 있는 사람은 섬유질 섭취를 늘려야 하는데, 과일을 많이 먹으면 여러모로 효과를 볼 수 있다. 임산부에게는 자두가 특히 좋은 과일이다. 제철이 아니라면 말린 자두나 자두 주스를 이용하는 것도 좋은 아이디어다.

빠른 사람은 4주째부터 입덧이 시작되는데, 입덧을 방지하려면 음식을 자주 조금씩 먹는 것이 좋으며 견과류를 가까이 두고 상시로 먹어주면 좋다. 기름에 튀긴 음식이나 인스턴트 음식은 아예 끊도록 하자. 임신 기간 내내 가공된 것보다는 자연 상태의 식품을 먹는 쪽으로 식습관을 바꾸는 것이 좋다. 예를 들어 멸치를 먹는다면 꼭 멸치볶음을 해먹어야 한다는 고정관념을 버리고 기름기 없이 살짝 구워서 고추장이나 양념장에 찍어 먹으면 된다. 처음에는 입에 안 맞을 수도 있지만, 먹다 보면 오래지 않아 적응된다. 또 아기에게 주는 약이라고 생각하고 먹는다면 즐거운 마음으로 먹을 수 있을 것이다.

이런 먹으면 안돼요!

- 육회처럼 익히지 않는 고기는 삼가는 것이 좋다.
- 확실한 검증은 안 되었지만 땅콩에 알레르기 반응을 보이는 아기들이 있다는 보고서가 있으므로 일단 주의하는 것이 좋다.
- 향신료나 허브 종류를 사용할 때도 전문가의 조언을 얻어야 한다. 허브 중에는 임산부에게 금지되어 있는 것들이 있다.

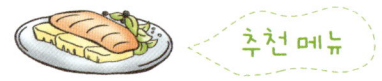 추천 메뉴

임신 초기에 영양을 보충해주는 음식 10선

●● 본격적인 요리에 앞서 **육수 만들기** 부터 배워볼까요?

임신을 하면 요리를 하는 것도 여간 귀찮은 일이 아니다. 하지만 아이를 위해서라도 세끼를 꼬박꼬박 챙겨 먹는 것이 좋으며, 외식으로 대충 때우려하면 절대 안 된다. 시간이 있을 때 다양하게 응용할 수 있는 국물을 만들어서 냉동해 놓고 쓰면 조리시간도 줄일 수 있고 손이 많이 가지 않아 요리가 한결 수월해진다.

필요한 재료

멸치 한줌 반 | 무 1/4개 | 양파 1개 | 배 1/2개 | 대파 5뿌리 | 건표고 5개 | 북어머리 2마리분 | 다시마 10cm 짜리 2장 | 건고추 2개 | 생강 반 마디 | 통마늘 5쪽 | 물 20컵 | 소금 2T

> **Tip** 분량 표시
> 1T = 밥숟가락 기준
> 1t = 티스푼 기준

재료 손질하기

- **멸치** 국물용으로는 굵은 것이 좋다. 전자레인지에 1분 정도 돌려 비린내를 없애서 준비한다.
- **북어** 가운데 토막은 국 끓일 때 쓰고 머리만 따로 모아두었다가 국물을 내는 데 쓰면 좋다.
- **대파** 뿌리 쪽에 가까운 흰색 부분은 생 양념으로 사용하는 것이 좋고, 육수를 낼 때는 파란 잎 부분만 써도 된다. 대파의 잎은 비타민도 풍부하고 비린내를 제거하는 효능도 있다.
- **소금** 간을 맞추는 용도는 아니다. 굵은 소금을 넣으면 삼투압작용에 의하여 국물이 더 빨리 우러나고 맛도 좋아진다.

> **Tip** 이 육수는 그날그날의 부재료에 따라 무슨 음식이건 만들 수 있는 만능육수다. 따라서 레시피 그대로 만들어도 좋고 음식의 종류에 따라 다른 부재료를 넣고 끓여도 좋다. 예를 들어 해물된장찌개, 새우 미역국, 애호박찌개 등을 끓일 때는 육수를 만들 때 새우를 넣어 끓이면 감칠맛을 살릴 수 있다.

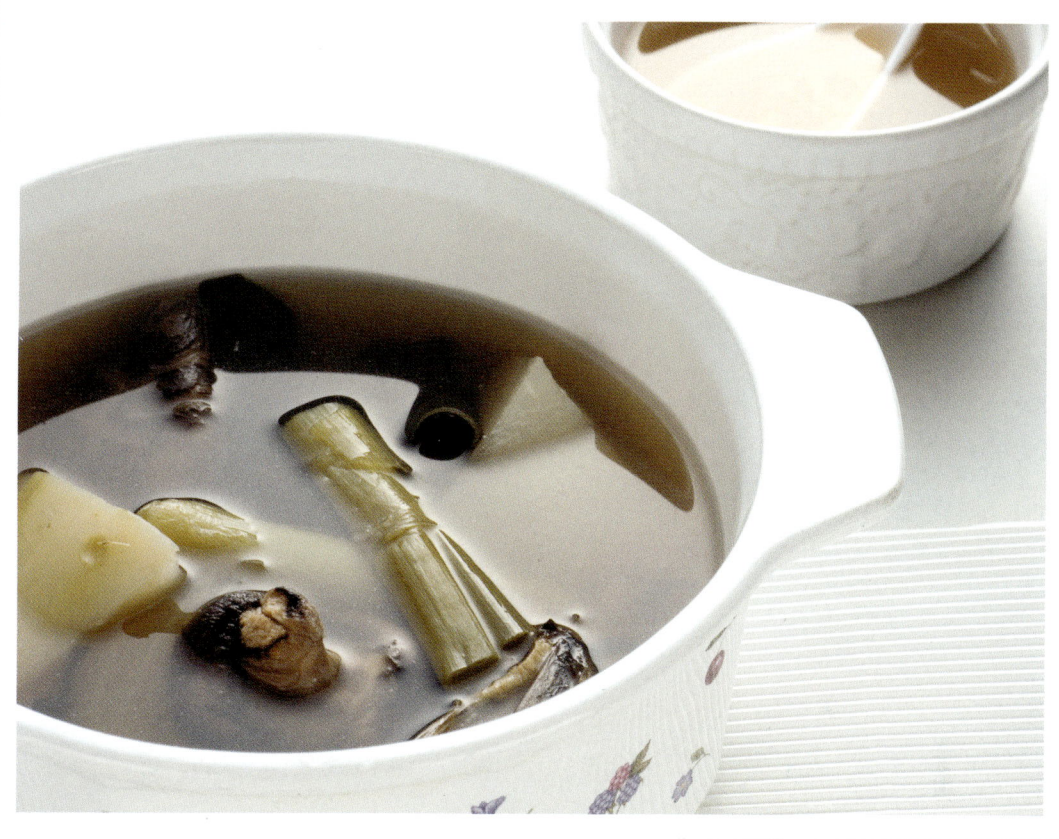

만드는 방법

1. 큰 냄비에 물을 넣고 끓인다.
2. 물이 끓으면 무, 마늘, 건고추, 생강, 다시마, 북어를 넣고 푹 끓인다.
3. 멸치와 파를 넣어 30분 정도 더 끓여주고 우려낸 국물을 따라내고 물을 5컵 정도 넣어 다시 한 번 끓여 재탕을 해준다.
4. 끓인 육수가 식으면 작은 용기에 나눠 담아 냉동한다.
5. 국을 끓일 때는 물의 양을 육수의 2배 정도 더 부어서 국물을 만들고, 찌개를 끓일 때는 육수의 양만큼 물을 더해서 국물을 만들면 된다.

Tip 이 책에서 제안하는 레시피에 포함된 육수는 모두 여기서 만들어둔 육수를 사용하게 되므로, 넉넉히 만들어 두고 사용하세요!

임신 초기 긴장을 푸는 잣소스 해물무침

해물은 단백질과 철분이 풍부하고 비타민이 많아 임신 초기는 물론, 임신 전에도 아주 좋은 웰빙 식품이다. 특히 견과류인 잣으로 소스를 만들어 해물을 무치면 고급스럽고 부드러운 맛이 나서 피로와 긴장을 풀어준다.

필요한 재료

관자 5개 | 참소라 3개 | 갑오징어 1마리 | 새우 5마리 | 밤 10개 | 셀러리 1줄기 | 죽순 2개 | 배 1/2개 | 소스(잣 1/2컵, 우유 3T, 꿀 1T, 레몬즙 1T, 소금 약간을 넣고 믹서에 간다)

만드는 방법

1. 새우는 껍질을 벗겨 끓는 소금물에 데친다. 이때 새우 배 쪽으로 이쑤시개를 끼워주면 많이 오그라들지 않는다.
2. 관자는 옆에 달린 부분을 떼고 깨끗하게 손질해 얇게 썬 후 데친다. 손질하고 남은 부분은 나중에 된장찌개에 넣으면 좋다.
3. 갑오징어는 칼집을 넣어 데친다.
4. 밤을 얇게 썬다.
5. 셀러리도 얇게 썰고 배도 얇게 썬다.
6. 넓은 볼에 모든 재료를 넣고 식사 직전에 소스로 무친다.

●● 칼로리는 낮고 비타민은 풍부한 *피망잡채*

피망은 저칼로리에 비타민이 풍부한 영양채소다. 입맛이 없을 때 요리에 활용하면 아삭아삭하면서도 달콤한 맛이 입맛을 되찾아준다. 피망 대신 색색의 파프리카를 활용하면 더욱 감칠맛나고 색감도 예쁜 요리를 만들 수 있다.

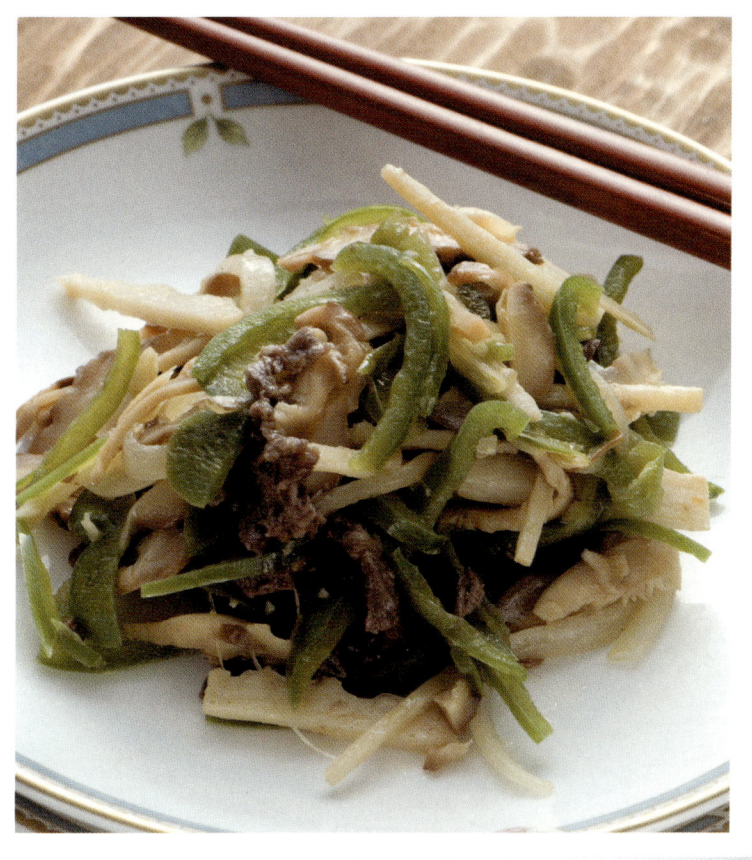

필요한 재료

피망 4개 | 쇠고기 50g | 죽순 2개 | 양파 1/2개 | 건표고 5개 | 마늘과 파 다진 것 | 참기름 | 간장 | 후춧가루 | 고추기름 | 소금

만드는 방법

1. 표고는 불려서 밑둥을 따고 채썬 다음, 참기름과 간장으로 주물러 놓는다.
2. 쇠고기는 파와 마늘 다진 것, 참기름, 간장, 후춧가루 등으로 밑간을 해서 볶아둔다.
3. 양파, 피망, 죽순은 채로 썰어 둔다.
4. 프라이팬에 고추기름을 두른 뒤 마늘과 파를 볶고 양파, 죽순 표고를 볶다가 피망과 고기를 넣고 잠깐 볶는다.
5. 참기름을 두르고 마무리 한다.

● ● 칼칼한 초여름 별미 보양식 *닭고기호박찌개*

초여름 별미로 간단하게 만들 수 있는 찌개다. 여름에는 닭고기를 삼계탕으로 먹는 것이 좋고, 봄이나 가을에는 찌개로 만들어 먹으면 보양도 하고 입맛도 살릴 수 있다. 닭다리 살은 팍팍하지 않아 찌개로 끓여도 무난하며 호박을 곁들여 칼칼하게 끓이면 더욱 좋다.

필요한 재료

닭다리 2쪽 | 풋고추 2개 | 홍고추 2개 | 애호박 1/2개 | 새우젓 2T | 생강즙 1/2t | 대파 1줄기 | 양파 1/2개 | 참기름 | 다진 마늘 | 육수 2컵 | 두부 반 모

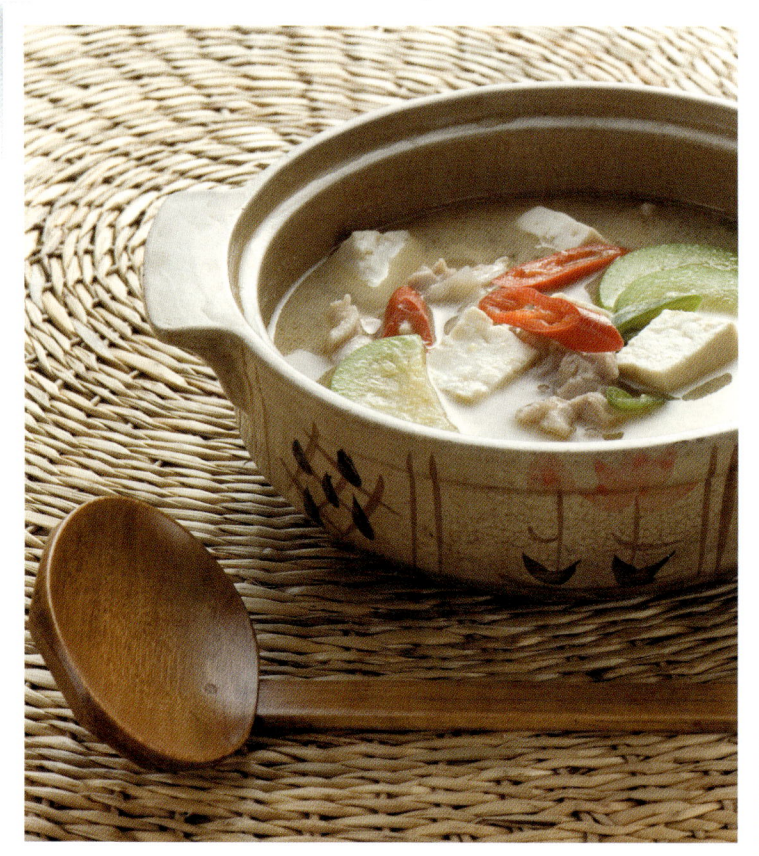

만드는 방법

1. 닭다리 가운데를 잘라서 뼈를 발라내고, 저미듯 얄팍하게 한입 크기로 썬다.
2. 파는 어슷썰기로 썰어서 준비하고 양파는 굵게 채를 썬다.
3. 애호박은 반을 갈라 반달 모양으로 썰고 풋고추와 홍고추는 어슷썰기로 썰어둔다.
4. 냄비에 참기름을 두르고 닭고기를 볶다가 육수를 붓는다. 육수가 끓으면 다진 마늘과 채소를 넣고 새우젓으로 간을 한다.
5. 두부를 넣고 다시 한소끔 끓인다.

● 단백질 보충에 그만인 팥칼국수

팥은 섬유소와 열량이 적은 반면 단백질은 풍부하다. 또 이뇨작용을 원활하게 해 부기를 가라앉히는 효능도 뛰어나다. 팥을 한번 삶을 때 넉넉하게 삶아 팥고를 냉동실에 보관해두면 급할 때 요긴하게 쓸 수 있다.

만드는 방법

1. 팥을 씻어 끓는 물에 한 번 데친 다음 그 물을 버리고, 새 물을 넣어 푹 삶는다.
2. 푹 삶은 팥을 체에 밭아 껍질을 버리고 팥고만 남긴다.
3. 냄비에 팥고와 물을 넣고 생면을 넣은 뒤 저어준다. 물의 양은 팥고의 2배 정도가 적당하다.
4. 생면이 익으면 꿀과 소금으로 간을 맞추고 취향에 따라 꿀을 조금 넣어서 먹는다.

필요한 재료

팥 5컵 | 생면 2인분 | 소금 | 꿀 | 물 10컵

● 몸의 긴장과 피로를 풀어주는 우엉풋고추잡채

우엉은 근육의 수축과 이완을 도와 몸의 긴장과 피로를 풀어주는 식품이다. 풋고추의 알싸한 맛을 살려 함께 요리를 만들면 입맛을 되살리는 데 효과가 있다. 우엉은 출산 후의 회복을 돕는 데도 효과가 있다.

만드는 방법

1. 우엉은 껍질을 벗겨 5cm 길이로 자른 후 채를 썬다.
2. 풋고추는 안 매운 것으로 가운데를 잘라 씨를 빼고 채쳐 볶아 놓는다.
3. 팬에 기름을 두르고 우엉을 볶다가 육수와 간장, 꿀을 넣어 조리듯 볶는다.
4. 거의 익으면 물기도 없어지는데, 여기에 풋고추를 섞어 버무리며 참기름과 통깨를 뿌린다.

필요한 재료

우엉 4뿌리 | 풋고추 10개 | 육수 1/2컵 | 간장 2T | 꿀 2T

●● 입맛을 상큼하게 되살리는 채소비빔밥

입맛이 없을 때 여러 가지 채소만 있으면 간단하게 만들 수 있는 요리다. 그냥 고추장에 비벼 먹는 것보다 볶음고추장을 만들어 사용하면 더 맛깔스럽고 깊은 맛을 즐길 수 있다. 미리 약고추장을 볶아놓으면 나물 비빔밥에도 다양하게 이용할 수 있다.

필요한 재료

상추 한웅큼 분량 | 오이 1/2개 | 깻잎 5장 | 무순 1봉지 | 배 1/2개 | 쇠고기 50g | 양배추 3장 | 간장 | 마늘 다진 것 | 약고추장(고추장 10T, 배 1/2개, 쇠고기 50g, 참기름 1T)

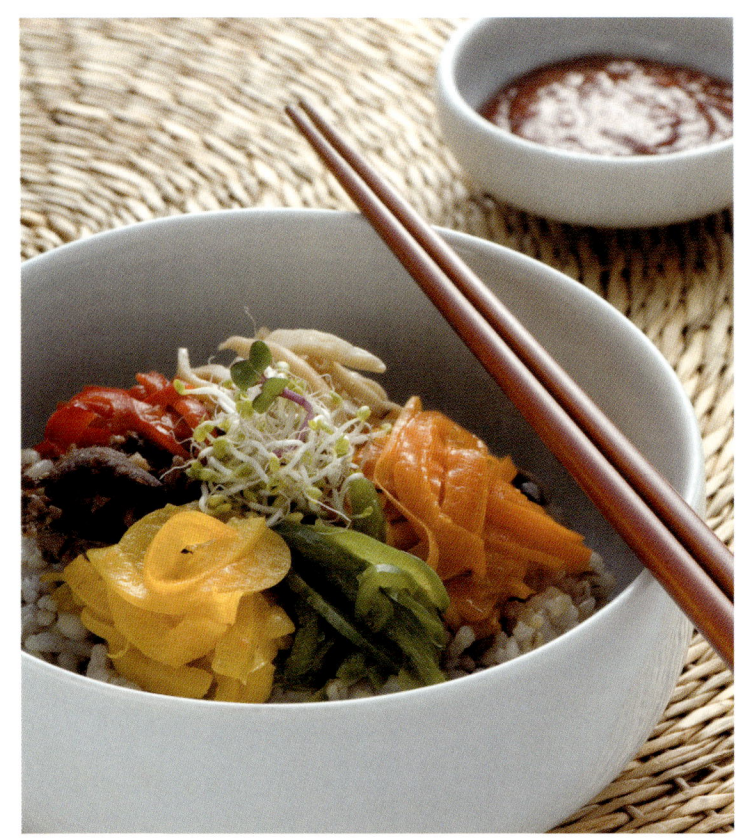

만드는 방법

1. 먼저 약고추장을 볶아놓자. 배즙을 짜서 준비해 둔 다음, 냄비에 참기름을 두르고 고기를 볶는다. 거의 익었다 싶으면 고추장을 넣고 배즙을 넣어 저으며 30분 이상 약한 불에서 조리듯이 볶는다.
2. 모든 채소를 잘 씻어 채쳐 준비하고 배도 채쳐둔다.
3. 쇠고기는 다져서 참기름과 간장, 마늘 다진 것 등으로 밑간하여 볶는다.
4. 그릇에 밥을 넣고 모든 채소를 돌려 담은 뒤 가운데 배와 고기볶음을 올리고 약고추장으로 비벼 먹는다.

● DHA가 풍부해 두뇌발달에 좋은 김치고등어조림

입덧을 할 때는 신 김치가 당기는 경우가 많다. 아무래도 입맛이 안 돌아올 때는 묵은 김치를 구해서 먹어보는 것이 좋다. 또 신 김치를 이용하여 고등어조림을 만들어 먹으면 아기의 두뇌발달에도 도움이 된다. 고등어 대신 꽁치를 이용해도 좋다.

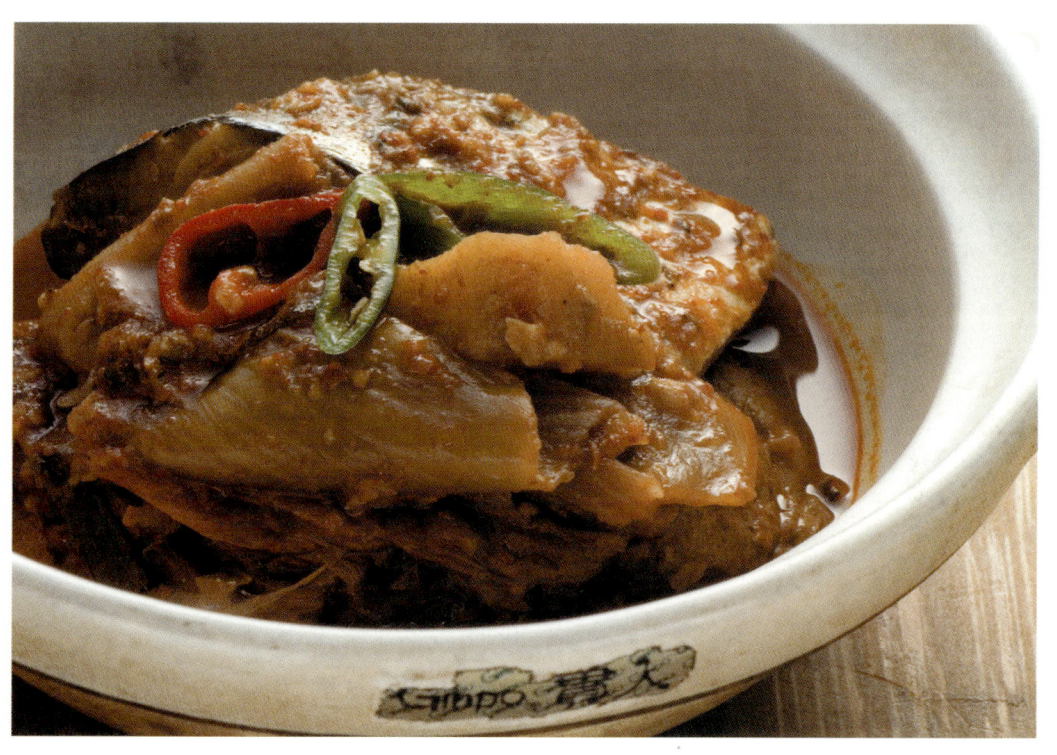

만드는 방법

1. 고등어를 어슷하게 썰어 3~4토막으로 준비한다.
2. 신 김치는 꼭 짜서 큼직하게 썰고 양파도 큼직하게 썬다.
3. 넓은 냄비에 들기름을 두르고 양파와 신 김치를 볶다가 육수를 붓는다.
4. 여기에 고등어와 고추장, 고춧가루 적당량을 넣어 뚜껑을 덮고 처음에 센불에 끓이다가 국물이 끓으면 중간불에서 은근히 조린다.

필요한 재료

신 김치 1/2포기 | 고등어 한 마리 | 고추장 | 육수 1컵 | 들기름 | 양파 1개

●● 소화도 쉽고 변비도 해소해주는 메밀국수

메밀국수는 평소에도 잃어버린 입맛을 되살리는 데 그만인 음식이다. 메밀사리 대신 약간 굵은 생면을 활용해도 좋은데, 이때는 오이와 토마토, 당근 등의 채소를 곁들이는 것이 좋은 음식 궁합이다. 소화가 잘 되기 때문에 변비 증상이 있는 임산부에게 특히 좋다.

필요한 재료
메밀사리 1인분 | 무순 | 김 | 실파 | 무 | 다시물(가다랭이 2T, 다시마 10cm 사각형, 간장 2T, 맛술 1T, 설탕 1T, 물 3컵)

만드는 방법
1. 먼저 가다랭이 육수를 내는데, 물에 다시마를 넣고 끓이다가 다시마물이 우러나면 불을 끄고 가다랭이를 넣는다. 뚜껑을 비스듬히 연 채 5분쯤 기다린 다음, 육수를 체에 걸러 식힌다.
2. 메밀사리는 붇지 않게 삶아서 씻는데, 맨 나중에 얼음물에서 헹궈내면 더 쫄깃해진다.
3. 식힌 가다랭이 국물에 간장, 맛술, 설탕을 넣고 송송 썬 파와 간 무즙을 곁들인다.
4. 국수그릇에 담은 다음, 김가루를 뿌리고 무순을 장식하여 먹는다.

●● 겨울철 최고의 영양식품 굴생채

굴은 겨울철 최고의 영양 공급원으로 비타민과 미네랄이 풍부해 임산부에게는 아주 좋은 식품이다. 하지만 초여름부터 가을까지는 먹지 않는 편이 좋다. 봄에 만들어둔 매실 엑기스를 사용해 양념장을 만들면 따로 설탕을 넣지 않고도 감칠맛을 낼 수 있다.

필요한 재료
무 1/2개 | 미나리 반웅큼 | 쪽파 5뿌리 | 갓 1/4단 | 굴 반컵 | 새우젓 2T | 마늘 5쪽 | 생강 1마디 | 고춧가루 4T | 소금 | 매실 엑기스

만드는 방법
1. 무를 채썰고 미나리, 쪽파, 갓도 길이 3cm로 썰어 준비한다.
2. 굴은 물에 소금을 넣고 살살 씻어낸다.
3. 새우젓을 다진 다음, 다진 마늘과 생강즙을 넣고 고춧가루를 넣어 버무린다. 여기에 매실 엑기스를 적당히 넣고 양념장을 만든다.
4. 양념장에 무를 넣어 고춧가루가 배면 굴을 넣고 살살 버무린다.

5~8주 :: 2개월

고단백 음식으로 장기 생성 도와야

임신이 확인되고 임신의 징후들이 하나둘 나타나기 시작하는 시기다. 이때부터 엄마의 몸과 생활은 완전히 달라진다. 가장 중요한 일은 뱃속의 아기의 안전을 확보하는 것, 그리고 이제 막 분화하기 시작한 아이의 성장을 돕기 위해 충분히 영양과 안정, 휴식을 취하는 것이다. 특히 이 시기에는 아기의 뇌세포가 급격히 발달하기 때문에 영양공급에 신경을 써야 한다.

아기의 급격한 발달 고려해 양분 섭취 높여야

엄마와 아기에게 가장 중요한 시기가 바로 임신 2개월인 5~8주 무렵이다. 이 시기에 아기는 급격한 분화, 발전을 거쳐 사람의 형태를 띠게 되며 뇌세포 및 신경세포, 온몸의 장기들이 생겨나기 시작한다. 엄마 역시 임신을 확인하게 되며 이런저런 임신의 징후들이 나타나기 시작한다.

이때는 수정란이 자궁내막에 깊숙이 자리를 잡게 되는데, 병원에서 임신 사실을 확인하게 되면 초음파검사를 통해 아기집이 안전하게 들어 있는지 확인하게 된다. 임신의 징후나 검사 결과 임신이 분명한데도 자궁 내에 아기집이 안 보이면 자궁외임신일 가능

이 시기에는 꼭!

● 월경 예정일을 기다렸다 임신테스트를 해보고 산부인과에 가서 임신 여부를 확인한다.

● 임신이 확인되면 라이프스타일 자체를 바꿔야 한다. 남편의 도움은 필수!

● 유산되기 쉬운 시기이므로 모든 약물을 멀리하고 충분한 휴식을 취한다.

● 자신의 신체를 주의 깊게 살펴야 하는데, 출혈이 비치거나 아랫배에 통증이 있으면 바로 병원을 찾도록 한다.

성이 높으므로 의사의 지시에 따라 추가적인 검사를 받아야 한다.

이 시기는 유산의 위험이 매우 높기 때문에 주의가 필요하다. 이때 아기집이 자리를 제대로 잡지 못하면 자연유산이 된다. 초기에 이런 일이 일어나면 임신 사실 자체를 인지하지도 못한 채 유산을 경험하는 일도 있다. 이때는 수정란이나 착상이 비정상이어서 자연도태가 이루어진 것으로 이해하면 되고, 건강에 큰 문제는 없다.

이 시기는 기관 형성기로 아기의 몸이 형성되는 아주 중요한 시기인 데 반해 엄마는 입덧이나 임신 징후들로 인해 예민해질 수 있으므로 영양 공급에 특별히 신경을 써야 한다. 고단백 음식들을 두루 섭취해주면 아기의 뇌세포 및 장기 생성에 도움이 된다.

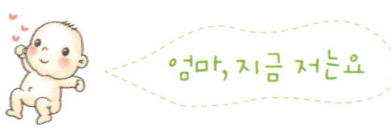

뇌 세포가 만들어지고 있어요

뱃속부터 똑똑한 아이로 만들려면 이 시기가 매우 중요하다. 이때 아기 뇌와 신경 세포의 80%가 만들어지기 때문이다. 시신경, 청신경을 비롯해 뇌가 급속도로 발달하고 세포분화 또한 활발하게 이루어진다. 근육도 발달하기 시작하고 골격 발달의 기본이 되는 뼈대의 중심부도 형성된다.

이 시기에는 수정란의 세포분열이 거듭되어 세 겹의 층을 이루게 되는데, 각각의 층이 나중에 서로 다른 인체 기관으로 분화하게 된다. 가장 안쪽의 세포층은 이후 허파와 간, 비뇨기관, 방광이 되

Baby Now

- 아기의 키 약 2cm
- 아기의 몸무게 약 4g

이 시기가 되면 아기는 제법 사람 모습을 띠게 된다. 아기의 머리와 몸통이 확실하게 구별되며 얼굴 윤곽이 드러나기 시작한다. 아기 얼굴의 눈, 코, 입, 귀 등이 제자리를 잡으며 형태를 드러낸다.

고, 중간층은 골격과 근육, 난소, 신장, 그리고 가장 바깥층의 세포는 피부, 머리카락, 손톱, 치아 등으로 분화, 발전한다. 드디어 심장도 움직이기 시작하고, 불규칙적이나마 각 기관들의 움직임도 시작돼, 생명의 신비를 느끼게 한다.

임신이 7주에 이르면 아기의 머리가 몸 전체의 절반을 차지할 정도로 커지면서 머리와 몸통이 구별되게 되는데, 이때부터는 거의 사람의 형상을 갖추게 된다. 얼굴의 형태도 윤곽을 드러내며 손과 발의 구별이 확실해지고 머리는 앞으로 숙여 흔히 보는 태아의 자세를 취하게 된다.

아기를 보호하는 태반도 이때부터 본격적으로 발달되기 시작된다. 아기를 둘러싸고 있는 융모 조직이 늘어나 자궁 내막으로부터 아기에게 필요한 양분과 산소를 실어 나르고 아기가 배출하는 탄산가스와 노폐물을 받아낸다. 이 융모 조직은 계속 발달하여 태반을 형성하며 나중에 탯줄로 분화될 조직도 생겨난다.

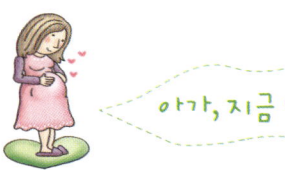

임신의 징후가 하나둘 나타나고 있어요

드디어 이번 달 월경이 날짜를 넘기게 된다. 이때 임신진단키트로 테스트를 해보면 90% 이상 정확한 결과를 알 수 있다. 또 기초체온을 유심히 살펴보면 14일 이상 고온기가 계속되며 임신의 징후를 알려준다. 기초체온은 배란 직후부터 높아지기 시작해 14주 정

Mom Now

● **엄마의 자궁 크기**
레몬 정도 크기

월경이 날짜를 넘기며 임신을 확인할 수 있다. 예민한 엄마들은 이때부터 입덧을 하게 되며 몸이 전체적으로 임산부 체형으로 변해 가는데, 살이 찌거나 부은 듯한 느낌이 들 수도 있다.

도 계속되는데, 고온기가 계속되면서 하혈이 있다면 유산의 가능성이 있으므로 전문의와 상담해야 한다. 그러나 종종 정상적인 임신 이후에도 월경과 비슷한 출혈이 비칠 수 있는데, 이 같은 증상을 월경으로 착각하지 않도록 주의를 기울여야 한다.

그 외에 나타나는 임신의 징후로는 유방이 무거워지면서 팽팽하게 부풀며 유두가 예민해져 따끔거린다. 유방 주변의 혈관들이 눈에 띄게 선명하게 드러나 보이는 것도 두드러지는 증상 중 하나다. 또 평소보다 질 분비물이 많아지고 소변이 자주 마렵게 되는데, 이는 자궁이 커지면서 방광을 압박하기 때문이다. 사람에 따라서는 배나 당기거나 허리가 뻐근한 느낌을 받기도 하며 빠르면 이때부터 변비가 나타나기도 한다. 체한 것처럼 속이 더부룩하거나 감기에 걸린 것처럼 몸이 으슬으슬 추운 것도 전형적인 임신의 징후다. 전반적으로 온몸이 나른해지면서 이유 없이 피곤한 증상이 계속된다.

7~8주부터는 입덧도 시작된다. 입덧은 개인차가 커서 전혀 증상 없이 무난하게 지나가는 사람이 있는가 하면 일상생활이 불가능할 정도로 심각한 사람도 있다. 아침 공복 시에 증세가 심해지는 게 대부분. 갑자기 속이 메슥거리고 후각이 예민해져 음식 냄새가 비위에 거슬리며, 음식을 보기만 해도 속이 울렁거리거나 반대로 갑자기 어떤 음식이 먹고 싶어지는 등 입맛도 달라진다.

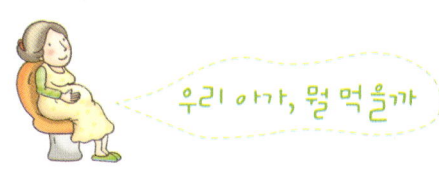
우리 아가, 뭘 먹을까

충분한 수분 섭취로 입덧 극복

빠르면 이때부터 입덧이 시작된다. 그러나 이때까지는 아직 아기가 많은 양의 에너지를 필요로 하지 않기 때문에 두 사람 몫의 식사를 해야 한다는 압박감을 가질 필요는 없다. 음식은 양보다 질이 중요하기 때문에 양질의 음식을 시장기만 달랠 정도로 먹어주는 것이 오히려 좋다. 수분을 많이 섭취해 체액의 순환을 돕고 탈수를 예방하는 것이 가장 중요하다.

영양 구성 면에서는 칼슘과 단백질의 섭취량을 높여 아기의 몸이 각각의 기관으로 분화, 발달되는 과정을 도와야 한다. 특히 입덧 때문에 식성이 변하고 비위에 거슬리는 음식이 많아지는 만큼, 남편을 비롯한 가족 전원이 지원자가 되어 각별한 관심을 기울여야 한다. 특히 엄마도 심리적으로 불안정하고 임신도 아직 불안정하기 때문에 편안한 분위기에서 즐거운 마음으로 휴식을 취할 수 있도록 남편과 가족의 애정이 필요하다.

이때는 상큼한 샐러드와 달걀, 두부 등을 섭취하면 입덧도 완화하고 필요한 영양을 공급할 수 있다. 전체적으로 향이나 비린내가 강하지 않은 음식 재료를 선택하는 것이 좋으며 채소 중심으로 식단을 구성하면 입맛도 되살리고 입덧의 괴로움도 비교적 쉽게 넘길 수 있다. 또 본인이 직접 조리를 해야 할 경우 가급적 조리시간이 짧고, 자극적이지 않은 메뉴가 좋다.

Tip 엄마와 아기를 위협하는 전자파

전자파가 임신에 미치는 영향에 관해 아직 확정적인 연구결과는 없다. 하지만 잠재적인 위험으로 간주되기 때문에 가급적 노출되지 않는 것이 좋다. 전자레인지 사용 시 멀리 떨어져서 사용하는 것은 기본, 전기담요도 사용하지 않는 것이 좋다. 레이저프린터, 컴퓨터 기기도 가능한 한 삼가는 것이 좋다. 휴대전화도 상당량의 전자파를 발생하는 것으로 알려져 있으므로 임신 중에는 가급적 유선전화를 사용하는 것이 좋다.
기계화된 운동에 지속적으로 노출되는 것도 해로운데, 천천히 걷는 운동이 임산부에게 좋다고 해서 러닝머신을 이용하거나 허리가 뻐근하다고 마사지 기계에 의존하는 것은 자칫 태아에게 위험할 수 있다. 산보나 요가 등 유산소 운동으로 신선한 산소를 공급해 주는 것이 좋다.

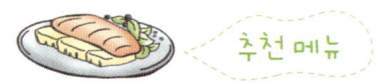 추천 메뉴

입덧을 완화해주는 음식 7가지

● 소화를 돕고 수분을 공급하는 **매실소스샐러드**

입덧을 할 때는 자칫 탈수증상이 생길 수 있으므로 수분 공급에 신경을 써야 한다. 소화가 잘 되는 것으로 조금씩 자주 먹는 것이 좋은데, 매실을 활용하면 소화기에 닿는 부담을 줄일 수 있다. 또한 입덧이 심할 때는 철분과 비타민이 필요하기 때문에 녹황색 채소와 콩, 해조류 등을 보강하면 더욱 좋다.

필요한 재료

샐러드용 채소(양상추, 적상추, 치커리 등) | 당근 1/2개 | 대파 1/2줄기 | 무순 | 풋고추 1개 | 홍고추 1개 | 배 1/2개 | 밤 5알 | 소스(맑은 액젓 3T, 사과식초 3T, 설탕 2T, 매실 엑기스 1T, 참기름 1T, 통깨 1T, 다진 마늘 1T, 고춧가루 1/2T, 레몬 1/4쪽)

만드는 방법

1. 채소와 무순은 깨끗이 씻고 오이와 당근은 얇게 썬다.
2. 대파는 가운데 심을 빼내고 채친다.
3. 청홍 고추도 씨를 털어내고 채친다.
4. 밤은 깎아서 얇게 썰고 배도 얇게 썰어 놓는다.
5. 채소는 더 아삭하게 얼음물에 담갔다 물기를 빼서 쓴다.
6. 소스 재료를 한데 버무려 먹기 직전에 무친다.

기분까지 좋아지는 버섯파프리카볶음

파프리카는 비타민 A와 비타민 C가 풍부하게 함유되어 있어 임산부는 물론, 성장기 어린이들에도 아주 좋은 식품이다. 철분 등 무기질도 다량 함유되어 있다. 볶음요리를 완성해 참깨소스를 뿌리면 풍성한 느낌이 들며 기분까지 좋아지는 음식이다. 파프리카는 단맛이 강하기 때문에 샐러드에 활용해도 아주 좋다.

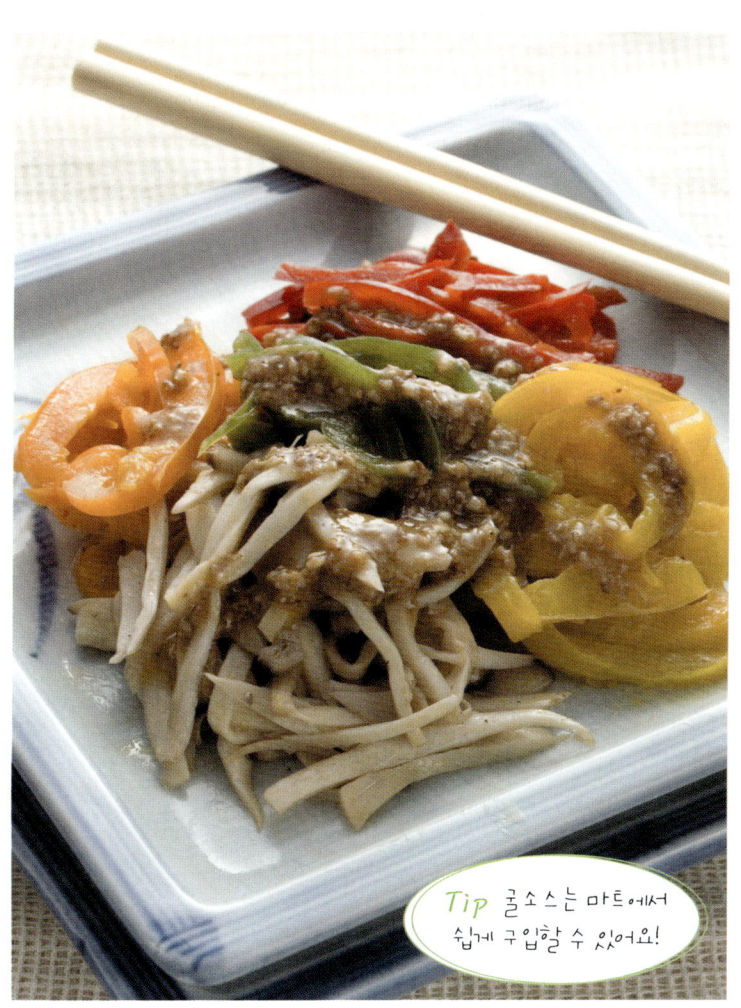

Tip 굴소스는 마트에서 쉽게 구입할 수 있어요!

필요한 재료

새송이버섯 2개 | 노랑, 빨강, 초록 파프리카 1개씩 | 굴소스 1t | 소금 | 마늘 3쪽 | 땅콩 5알 | 소스(참깨 2T, 육수 3T, 설탕 1T, 식초 1T, 사과 1/4개, 소금 1t)

만드는 방법

1. 새송이버섯과 파프리카를 채쳐 올리브오일에 굴소스를 조금씩 넣어 각각 볶아낸다.
2. 마늘은 편으로 썰어 올리브오일에 볶고 땅콩은 다져 놓는다.
3. 접시에 각각 볶은 파프리카와 버섯을 담고 2에서 준비한 고명을 보기 좋게 뿌린다.
4. 소스 재료를 믹서에 넣고 갈아 간을 본 후 끼얹어 완성한다.

● ● 채소와 고기를 부담없이 먹는 법 — 월남쌈

채소와 쇠고기를 함께 먹을 수 있어 든든하면서도 칼로리가 높지 않아 아주 좋다. 레시피에 소개한 재료만 이용할 필요도 없다. 취향에 따라 좋아하는 야채나 새우 등을 추가하면 훨씬 더 맛있게 먹을 수 있는 요리다.

필요한 재료

쇠고기 500g(불고기감이나 샤브샤브용) | 쌀국수 | 라이스페이퍼 | 깻잎 | 미나리 | 쑥갓 | 숙주 | 피망 | 양파 | 브로콜리 | 방울토마토 | 파인애플 | 사과 | 소스(피쉬소스 1T, 칠리소스 4T, 다진 마늘 1T, 굴소스 1T, 레몬 슬라이스 1쪽, 청양고추 1개)

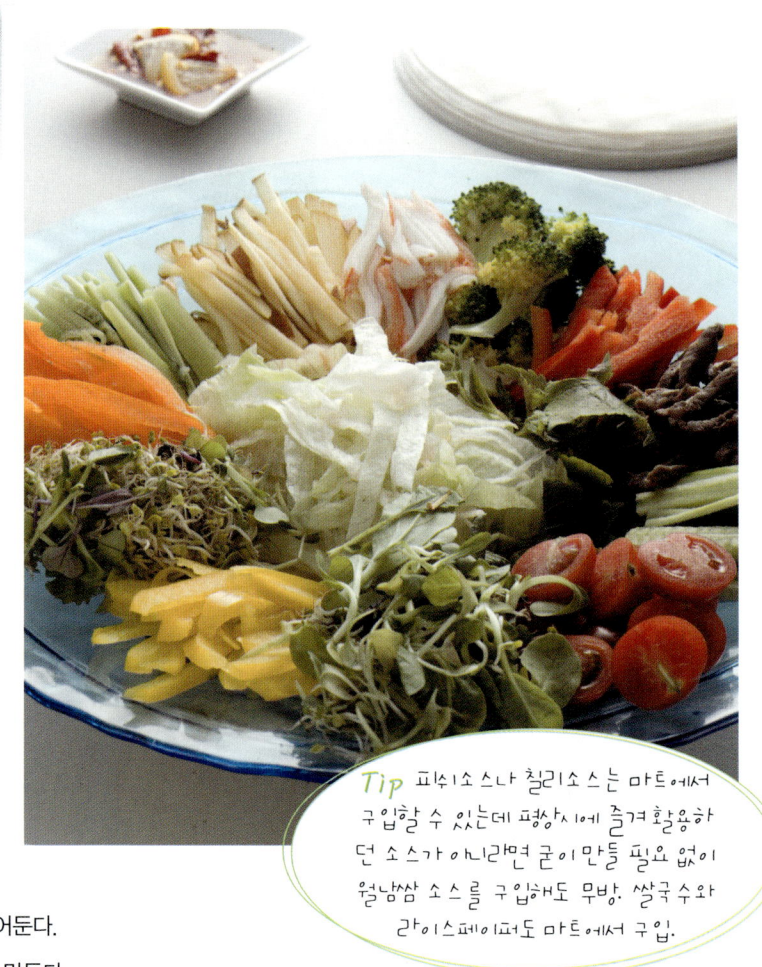

만드는 방법

1. 쇠고기는 불고기 양념을 해서 볶는다. 끓는 물에 살짝 익혀서 준비하는 것도 좋다.
2. 쌀국수는 물에 잠시 불렸다가 삶는다.
3. 채소는 깨끗이 씻어 먹기 좋게 채친다. 사과와 양파도 썰어놓고, 파인애플과 방울토마토는 작게 썰어둔다.
4. 모든 재료가 준비되면 소스를 만든다.
5. 라이스페이퍼를 뜨거운 물에 10초 정도 담갔다가 펴서 채소와 고기를 올리고 감싼 다음 소스를 찍어 먹는다.

Tip 피쉬소스나 칠리소스는 마트에서 구입할 수 있는데 평상시에 즐겨 활용하던 소스가 아니라면 굳이 만들 필요 없이 월남쌈 소스를 구입해도 무방. 쌀국수와 라이스페이퍼도 마트에서 구입.

아삭아삭 입맛을 되살려주는 미나리초무침

미나리는 특유의 향을 갖고 있어 기분을 상쾌하게 해주며 아삭아삭한 씹는 맛이 별미다. 식초를 이용해 상큼하게 무쳐 먹으면 입맛을 되살리는 데 아주 좋다. 또한 칼륨과 비타민 A, 비타민 C가 풍부하게 함유되어 있어 영양 공급원으로도 손색이 없다.

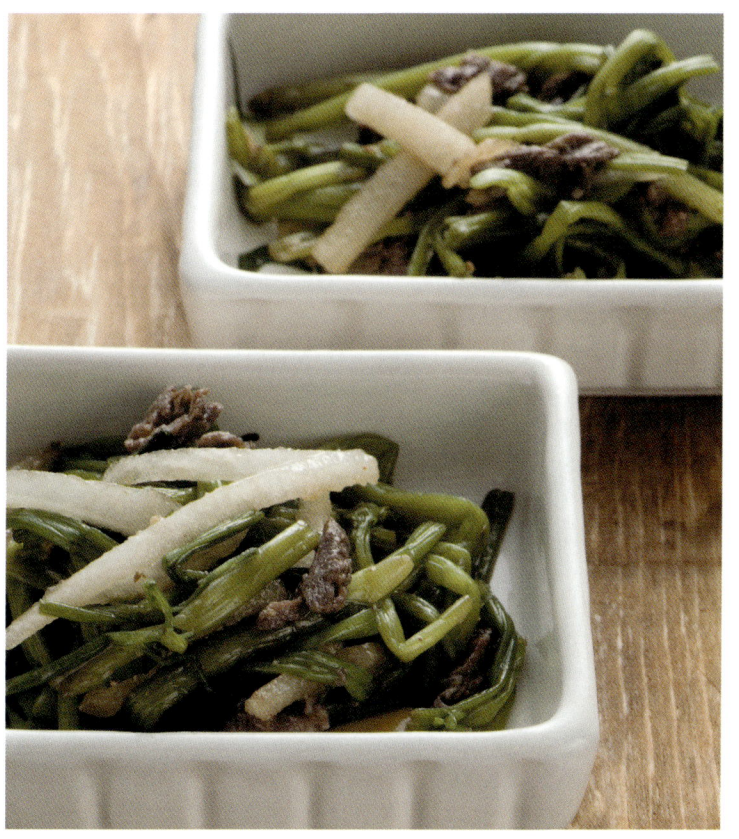

필요한 재료

연한 미나리 한웅큼 | 배 1/4쪽 | 편육 50g(육수 만들 때 따로 떼어 놓으면 좋다) | 무침 양념(국간장 1T, 다진 파와 마늘 각각 참기름, 깨소금, 식초 1t)

만드는 방법

1. 미나리는 잎을 따고 깨끗이 씻어 줄기를 4cm 정도로 썰어 끓는 물에 데쳐서 물기를 짠다.
2. 편육을 채썰고 배도 썬다.
3. 볼에 준비된 재료를 넣고 미리 만들어놓은 무침 양념으로 무친다.
4. 마지막에 배를 넣는다.

● 아보카도로 영양을 보완한 즉석김밥

아보카도는 비타민 C와 칼륨, 카로틴, 단백질이 풍부하고 불포화지방산을 다량 함유하고 있어 아주 좋은 영양식이다. 김밥에 넣어주면 훌륭한 영양 공급원이 된다. 아보카도는 집에서 숙성시켜 꼭지 부분이 말랑해졌을 때 활용하는 것이 가장 좋다.

필요한 재료

김 5장 | 아보카도 1개 | 달걀 2개 | 맛살 3개 | 깻잎 10장 | 오이 1개 | 단무지 1/2개 | 당근 1/2개 | 무순 1봉지 | 쇠고기 100g | 고슬고슬하게 지은 밥 2공기

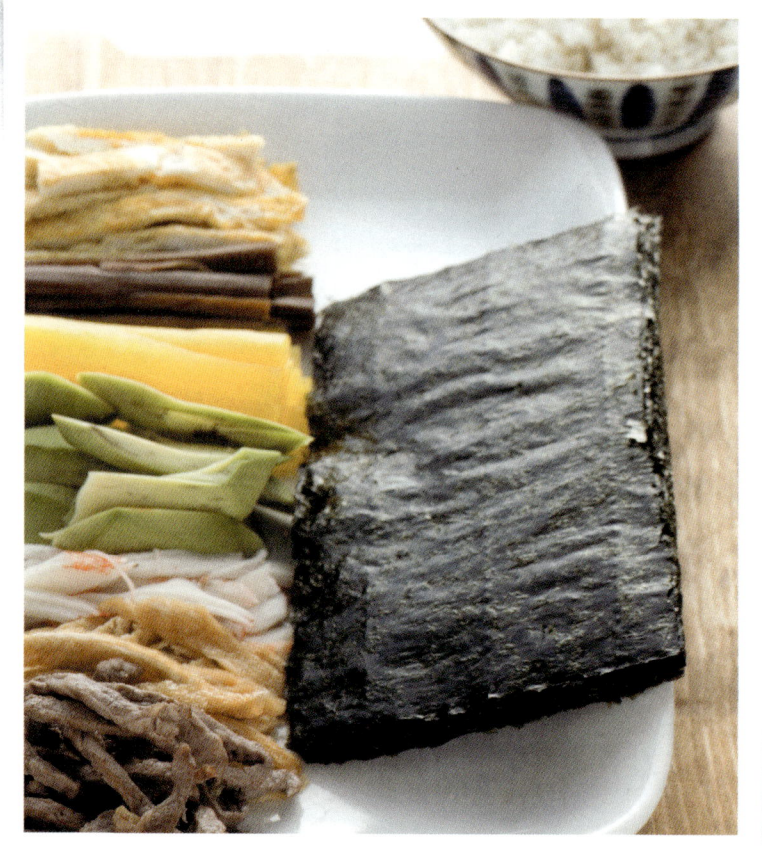

만드는 방법

1. 달걀은 지단을 부쳐서 길게 썬다.
2. 단무지, 깻잎, 오이는 길게 썰고 맛살은 갈라서 준비해둔다.
3. 아보카도도 씨를 발라내고 길게 썰어둔다.
4. 당근은 굵게 채쳐 끓는 물에 소금을 넣고 데친다.
5. 쇠고기는 채쳐 불고기양념을 한 다음, 올리브오일에 볶는다.
6. 접시에 보기 좋게 김밥 재료를 놓고 김도 구워 따로 준비한다.
7. 입에 당기는 재료를 선택해 즉석에서 싸서 먹는다.

●● 추억을 되새기게 해주는 *팬케이크*

팬케이크는 아주 쉽게 만들 수 있으면서도 맛있는 간식으로, 어린 시절의 추억을 떠올리게 한다. 달콤한 시럽을 끼얹어 먹으면 입맛을 자극하는 효과가 있다. 여러 가지 과일을 잘게 썰어 곁들이면 더욱 좋다.

만드는 방법

1. 밀가루와 베이킹파우더, 설탕, 소금을 체에 내려 준비한다.
2. 달걀, 우유, 버터 녹인 것을 한데 섞고 1을 넣어 반죽한다.
3. 팬에 기름을 살짝 두르고 반죽을 적당량 떠넣어 팬케이크를 굽는다.
4. 시럽을 끼얹어 먹는다.

필요한 재료

우유 1/2컵 | 달걀 1개 | 버터 2t | 밀가루 1컵 | 베이킹파우더 2t | 설탕 2T | 소금 1/4t | 메이플시럽이나 흑설탕시럽

Tip 흑설탕시럽 만들기
1. 흑설탕 1/4컵에 물 1/2컵을 부어 끓인다.
2. 약 10분 정도 끓이면 적당하다.

●● 입덧도 피하고 변비까지 해소하는 *흑임자 경단*

만드는 방법

1. 흑임자는 깨끗이 씻어 물기를 뺀 후 볶은 다음, 소금을 넣고 빻아 가루로 준비한다.
2. 찹쌀가루와 멥쌀가루에 뜨거운 물을 조금씩 부으면서 익반죽한 뒤 잘 주물러 밤톨만하게 경단을 빚어 놓는다.
3. 냄비에 물을 붓고 끓으면 경단을 넣는다. 경단이 떠오르면 건져내 얼음물에 잠시 넣어 식힌다.
4. 경단을 꺼내 물기를 제거하고 흑임자가루 고물에 굴려준다.

필요한 재료

흑임자 1컵 | 찹쌀가루 2컵 | 멥쌀가루 1/2컵 | 꿀 2T

9~12주 :: 3개월
태반을 통해 아기에게 양분 공급

임신의 기쁨도 잠시, 입덧이 본격화되면서 임신으로 인한 여러 가지 어려움을 겪게 된다. 몸도 정상이 아니고, 어딘가 불편한 느낌이 계속된다. 이때가 임신 과정에서 가장 힘든 시기가 될 것이다. 그러나 아기에겐 가장 중요한 시기인 만큼 많은 주의와 노력이 필요하다.

임신 초기 중 가장 어려운 한 달

임신 3개월차는 간단하게 말하면 입덧의 시기다. 입덧을 가볍게 지나가는 사람은 이런저런 준비와 기대감으로 안정기를 맞이하지만 입덧이 심한 사람은 직장은 물론, 일상생활도 불가능할 수 있다. 임신을 계획할 때는 이 점을 미리 고려해야 한다. 중요한 일을 앞두고 입덧을 겪게 되면 일은 일대로 힘들고 몸은 몸대로 힘들어 적잖은 스트레스를 겪게 되기 때문이다.

그러나 이 시기를 잘 넘기면 다음달부터는 안정기로 접어들기 때문에 적절한 영양공급과 휴식으로 안정을 취하며 입덧의 위기를 넘겨야 한다. 이제 엄마가 먹는 음식은 바로 아기에게 전해진다는 것을 염두에 두어야 한다. 아기는 혈액순환과 배설 기능까지 갖춘 온전한 사람 형태로 성장해 있으며, 태반과 탯줄을 통해 엄마가 섭취하는 영양분을 나눠 흡수하게 된다. 또 두뇌 및 내장 기관이 완성되는 단계이기 때문에 다양한 영양공급을 필요로 한다. 입맛이 없고 몸이 힘들더라도 아기를 위해 먹는 것이라고 생각하고 식생활을 유지해야 한다.

이때는 가족들이 큰 힘이 된다. 특히 남편과 함께 태교를 시작하거나 산책을 하며 기분전환을 하는 등 마음을 편안하게 갖도록 노력해야 한다. 이제는 옷이나 신발 등에도 신경을 써야 한다. 부드럽고 가벼운 신발과 몸을 조이지 않는 풍성한 옷을 쇼핑하며 즐거운 시간을 갖는 것도 좋다.

이 시기에는 꼭!

- 입덧 때문에 고생한다면 뭐라도 입에 당기는 음식으로 먹는다. 굶는 것만은 절대 안 된다.
- 물을 많이 마시고 섬유질이 풍부한 야채를 섭취해 변비를 예방한다.
- 신발은 굽이 3cm 이하로 낮은 것만 신고, 가급적 쿠션이 있는 편안한 신발을 신는다.
- 아직 유산의 위험이 있으므로 계단을 오르내리거나 길을 걸을 때 조심한다.

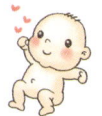

엄마, 지금 저는요

두뇌 발달이 더욱 활발해지고 있어요

이 시기에 아기는 급격한 성장을 거치게 된다. 특히 두뇌발달이 활발해지며 두뇌와 척수가 될 관 안에서 세포가 불어난다. 뿐만 아니라 신장 등의 내장기관도 활동을 시작해 아기 몸에 여러 가지 변화를 불러일으킨다. 심장도 거의 완성되어 박동을 시작하고 순환기관과 근육 조직도 형태를 갖춰 거의 완전한 사람의 모습을 띠게 된다. 이제 아기는 혈액순환도 하며 양수를 마시고 배설하는 등 배설 훈련도 한다.

아기의 피부는 아직 투명해서 혈관이 내비쳐 보이지만 이미 땀샘과 피지선도 발달하기 시작했고, 체모가 자라 피부에 보송보송한 솜털이 돋아난다. 아래턱과 안면 골격이 나타나며 얼굴 모양이 잡히는 것도 이 시기의 중요한 변화다. 안면 골격은 안면 근육이 자리 잡는 토대가 되며 얼굴을 움직이거나 표정을 만들 수 있게 해준다. 눈꺼풀, 입술, 턱, 뺨 등이 발달해 아기의 얼굴이 완성되며 치근도 자리가 잡혀 치아가 날 준비를 하게 된다.

꼬리가 없어지고 손가락과 발가락이 생겨나며 벌써 손가락 끝에 지문도 생겨났다. 이제 아기는 팔꿈치가 생겨나 팔을 구부릴 수도 있으며 다리도 허벅지와 종아리, 발로 정확히 구분된다. 머리와 몸으로 나뉘던 아기는 아직 3등신이긴 하지만, 머리와 몸, 다리로 나뉘게 된다.

놀랍게도 임신 11주가 지나면 아기의 성별도 구분이 가능해진다. 초음파검사를 통해 보면 아기가 손발을 움직이는 모습이나 아기의 자세에 따라 성기의 형태도 볼 수 있다. 아기는 이때부터 태반과 탯줄을 통해 엄마에게서 양분을 받아들이게 된다.

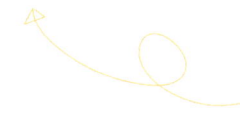

- 아기의 키 약 9cm
- 아기의 몸무게 약 20g

아기는 이제 꼬리가 없어지고 팔과 다리가 생겨나 3등신의 사람 형태를 띠고 있다. 얼굴도 한결 예뻐지고 혈액순환과 배설작용도 이루어진다. 이미 성기가 발달해 남녀가 나뉘는 등 눈에 띄는 성장을 보인다.

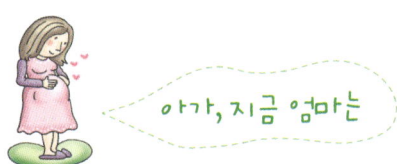

배가 조금 빵빵해진 것 같아요

이때는 자꾸만 배를 만져보게 되는 시기다. 금방이라도 배가 불러올 것 같은데, 쉽게 솟아오르진 않는다. 그러나 자궁은 이미 주먹 크기로 커져 아랫배가 단단하면서 조금 부풀어 오른 듯한 느낌이 든다. 그러다 보니 자궁이 방광과 장을 압박해 화장실을 자주 찾게 된다. 또 황체호르몬의 영향으로 장운동이 둔화돼 변비가 나타나기도 한다. 변비는 임신 중에 흔히 나타나는 트러블로 일단 시작되면 벗어나기가 쉽지 않아 여간 고역이 아니다. 섬유질이 많은 식품을 섭취하고 물을 많이 마셔 변비에 걸리지 않도록 조심하는 것이 좋다.

감기 증세 같은 미열과 두통이 계속되며 몸은 여전히 나른하고 무겁다. 이는 기초체온이 고온기를 이어오고 있고 자율신경 조절도 원활하지 않아 나타나는 증상이다. 피부가 건조해져 가려움증을 호소하는 사람도 많다. 평소 몸이 건조하거나 월경 때 피부 트러블을 겪던 사람은 더 심해지는 경향이 있다. 샤워 후 충분한 보습으로 피부를 관리해야 가려움증과 피부가 트는 증상을 예방할 수 있다.

그 외에 다리가 저리거나 당기는 증상, 허리가 시큰거리며 무거운 느낌, 유방통 등이 나타나는데, 임신 때문에 일어나는 자연스러운 증상이니 마음을 편안히 갖고 적응해 가야 한다. 질과 음부에 공급되는 혈액량이 증가하면서 외음부가 진한 보라색을 띠게 되는데, 질 분비물이나 땀도 많아져 몸에서 냄새가 나는 듯한 느낌도 든다. 항상 몸을 청결히 하고 속옷을 자주 갈아입는 것이 좋다.

입덧도 이 시기에 가장 심하다. 속이 불편하고 구토가 오르는 게 가장 견디기 힘든 일인데, 입맛을 살릴 수 있는 산뜻한 음식들로 몸을 보하면서 시간을 보내면 다음달부터는 한결 가라앉을 것이다.

> Mom Now

● **엄마의 자궁 크기**
주먹 정도 크기

배는 아직 팽팽한 긴장감이 느껴지는 정도. 입덧 때문에 아무 생각도 없다. 다리도 당기고 허리도 시큰거리고 가슴도 아프고, 임신 때문에 온통 불편한 것 투성이다. 그러나 다음달이면 한결 가벼워질 테니 조금만 참고 기다리자.

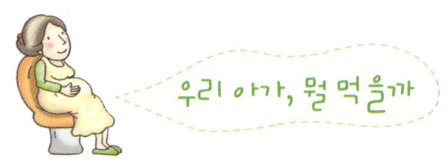
우리 아가, 뭘 먹을까

DHA가 풍부한 등푸른생선과 다양한 김치

이 시기에는 아기의 뇌 발달을 돕는 식품을 골고루 섭취해주는 것이 중요하다. 비타민과 무기질이 풍부한 과일과 채소를 비롯해서 양질의 단백질을 공급할 수 있는 콩 식품과 육류 등을 충분히 섭취하는 것이 좋으며, DHA가 풍부한 고등어, 참치 등의 등푸른생선도 많이 먹으면 좋다. 특히 등푸른생선에는 오메가3 계열의 몸에 좋은 지방이 다량 함유되어 있고, 머리를 좋게 한다는 DHA가 풍부하다. 뿐만 아니라 EPA가 많이 들어 있어 콜레스테롤 수치를 조절해서 혈액순환을 개선하는 효과도 있다.

가장 중요한 것은 편식하지 않고 다양한 음식을 섭취하는 것. 입덧 때문에 몸과 마음이 모두 불편하겠지만 아기를 생각하며 모든 음식을 조금씩, 자주 먹도록 한다. 이때는 입맛을 돋우어주는 김치를 활용하면 도움을 받을 수 있다. 김치는 열량이 적고 비타민과 무기질, 섬유소를 풍부하게 함유하고 있어 그 자체만으로도 훌륭한 식품이지만, 식욕을 촉진해 다른 음식을 골고루 먹을 수 있게 해준다는 장점이 있다. 또 아기에게도 뱃속에서부터 김치에 익숙해질 수 있는 계기를 마련해줄 수 있어 더욱 좋다.

일반 김치도 임산부와 아기에게 좋은 식품이지만, 자극이 적고 영양이 풍부한 임산부용 김치를 따로 담가 먹으면 좋다. 임산부용 김치라고 해서 특별한 것은 아니다. 일반 김치보다 젓갈을 적게 쓰면서 다른 요리에 활용할 수 있게 만들면 된다. 가급적 조리시간이 짧은 메뉴를 구성하기 위해서는 각종 요리에 활용할 수 있는 김치가 많은 도움이 된다.

> **Tip 유기농 농산물에 대한 상식**
>
> 일반인들도 마찬가지지만 임산부는 특히 유기농 농산물을 먹는 것이 좋다. 유기농 농산물은 국립농산물품질관리위원회에서 생산여건과 품질관리 상태, 출하과정 등을 조사해 적격품에만 인증마크를 사용하게 한다. 단계별로 4가지로 나뉜다.
>
> - 유기농 농산물 3년 이상 농약 및 화학 비료를 쓰지 않은 밭에서 자란 농산물
> - 전환기 유기농 농산물 일반으로 생산하다 유기농으로 전환하여 2~3년이 지난 과도기의 생산물
> - 무농약 농산물 비료 사용량 중 화학비료를 1/3 미만으로 사용하고 농약은 쓰지 않는 농산물
> - 저농약 농산물 화학비료와 농약을 전체 사용량의 1/2 미만으로 사용해 안전 사용치 기준을 넘지 않는 농산물

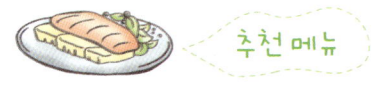 추천 메뉴

임산부용 김치 5가지

● 죽과 함께 내면 개운한 *여름동치미*

예전에는 여름이면 무가 맛이 없었지만, 요즘에는 종자들이 개량되어 여름무도 아삭하고 맛이 좋다. 여기에 배와 양파즙을 내어 넣고 사과까지 곁들이면 겨울 동치미 못지않은 맛을 낼 수 있다. 입맛을 잃은 임산부에게 죽과 함께 차려 내면 몇 끼는 거뜬히 먹을 수 있을 것이다.

필요한 재료

무 중간 것 1/2개 | 쪽파 10쪽 | 배 1개 | 양파 1/2개 | 마늘 5톨 | 홍고추 1개 | 생강 반쪽 | 소금물 5컵

만드는 방법

1. 무는 나박나박 써는데(가로 3cm, 세로 4cm, 두께 1cm) 크기는 적당히 조정하면 된다.
2. 배를 갈아 즙을 짜고, 양파즙도 짜서 준비해둔다.
3. 소금 1.5T를 뿌리고 배즙을 1/3 정도 뿌려서 30분 정도 절였다가 소쿠리에 밭친다.
4. 마늘과 생강은 얇게 저미고 홍고추도 썰어 둔다.
5. 물에 소금을 슴슴하게 간하고 남은 배즙과 양파즙을 넣는다. 여기에 사과 반 개와 절여진 넣어 무 그리고 면주머니에 마늘, 생강 등을 싸서 넣고 익으면 사과와 면주머니를 빼낸다. 한나절 정도 실온에 두었다가 냉장고에 넣어 두면 4~5일 정도면 충분히 익는다.

> **Tip** 슴슴하게 간한다고 해서 혹시라도 맛소금을 쓰시는 분이 있을까 우려되어 한마디. 김치에는 절대로 맛소금을 넣으면 안 되고, 김치가 아니라도 임신기간과 수유기간 내내 맛소금을 섭취해서는 안 된다.

● 보기만 해도 군침이 도는 오이김치

오이소박이는 손이 많이 가지만 입맛을 돋우는 데는 아주 좋은 음식이다. 오이소박이보다 간단하면서도 오이의 아삭한 맛을 느낄 수 있는 것이 오이김치다. 오이김치가 적당히 익으면 보는 것만으로도 입안에 군침이 돈다. 부추를 넣어주면 김치가 쉬는 것도 방지하고 영양도 높일 수 있다.

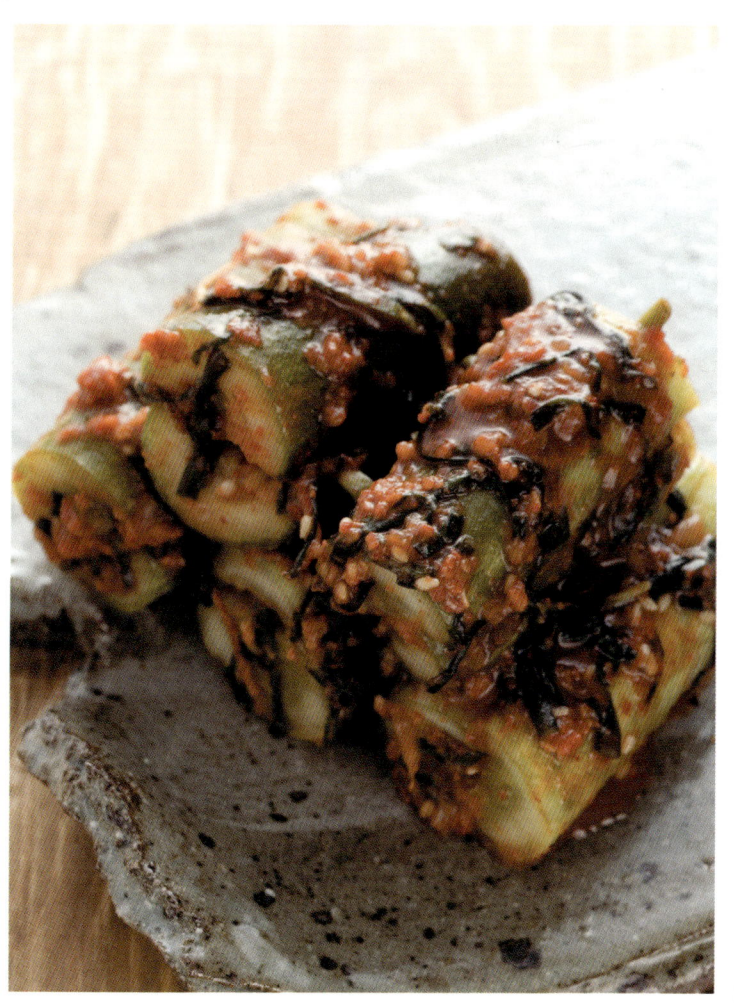

필요한 재료

조선오이 3개 | 부추 반웅큼 | 새우젓 2T | 마늘 5쪽 | 생강 한 마디 | 소금 1T | 고춧가루 1/2컵

만드는 방법

1. 오이는 소금으로 문질러 씻어 2cm 길이로 썬 다음 소금에 슴슴하게 절인다.
2. 부추는 손질하여 흐르는 물에 씻어 1cm 길이로 썰어 놓는다.
3. 새우젓과 마늘, 생강은 다져서 준비한다.
4. 절인 오이에 먼저 고춧가루를 넣어 버무려 물들이고 부추, 마늘, 생강, 새우젓을 함께 넣어 간을 본다.

●● 냉면이나 비빔밥으로 활용 가능한 열무물김치

입덧이 심하면 어떤 산해진미라도 식욕이 안 당긴다. 하지만 안 먹을 수는 없는 노릇! 열무물김치는 열무 한 단만 마련하면 집에 있는 기본 양념으로도 쉽게 만들 수 있다. 김치가 익어가는 정도에 따라 열무냉면, 열무보리밥, 열무비빔밥 등으로 응용하여 즐길 수 있어 임산부에게는 활용도가 아주 높은 김치다.

필요한 재료

열무 1단(열무는 부드럽고 길이가 짧은 것이 좋다) | 소금물(굵은 소금 1컵, 물 1.5리터) | 쪽파 반단 | 홍고추 2개 | 마늘 한 통 | 생강 한 마디 | 감자 중간 것 1개 | 김치 국물용 소금물(소금 2.5T, 생수 8컵)

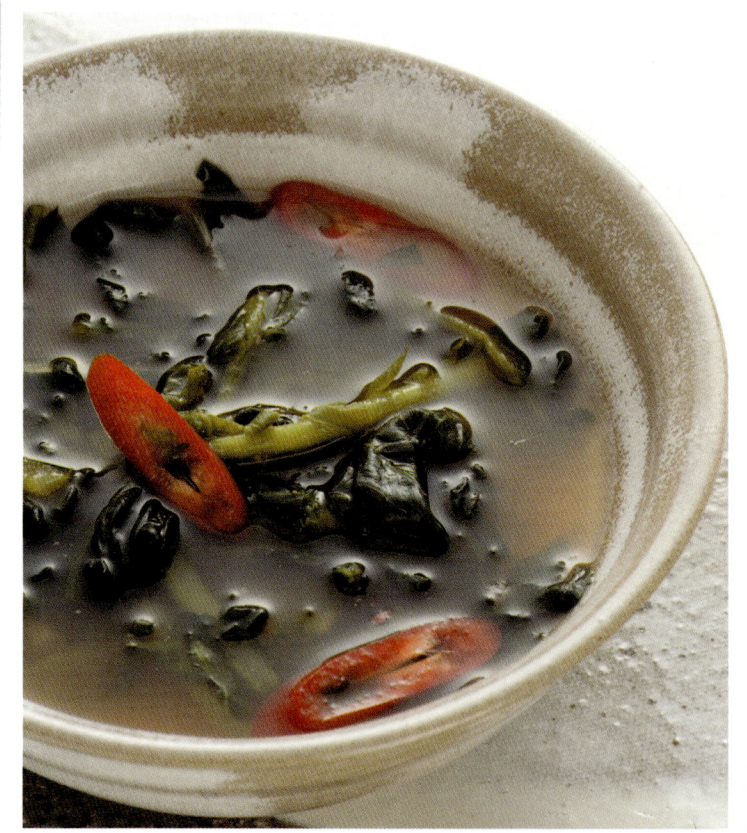

만드는 방법

1. 감자와 양파는 껍질을 벗겨 큼직하게 썰어 물을 붓고 감자가 익을 때까지 끓인다.
2. 열무는 손질하여 가볍게 씻어(문질러 씻으면 풋내가 난다) 5cm 정도로 잘라서 소금물에 20분 정도 절인다.
3. 익은 감자는 으깨고 양파는 버린다.
4. 절여진 열무는 다시 두 번 정도 헹궈서 소쿠리에서 물기를 뺀다.
5. 홍고추와 쪽파는 썰고 마늘과 생강은 곱게 다진다.
6. 열무에 쪽파, 홍고추, 마늘, 생강을 버무리고 으깬 감자와 그 국물을 붓는다.

●● 샐러드 느낌의 상큼한 양배추깻잎김치

자극적이지 않으며 담백하고 상큼해서 샐러드처럼 먹을 수 있는 김치. 담그는 법도 간단해 더욱 좋은 채소 음식이다. 양식에서 전채로 나오는 샐러드처럼 집에서 평범한 한식을 먹을 때도 이런 채소 요리를 준비해 입맛을 돋워주면 좋다.

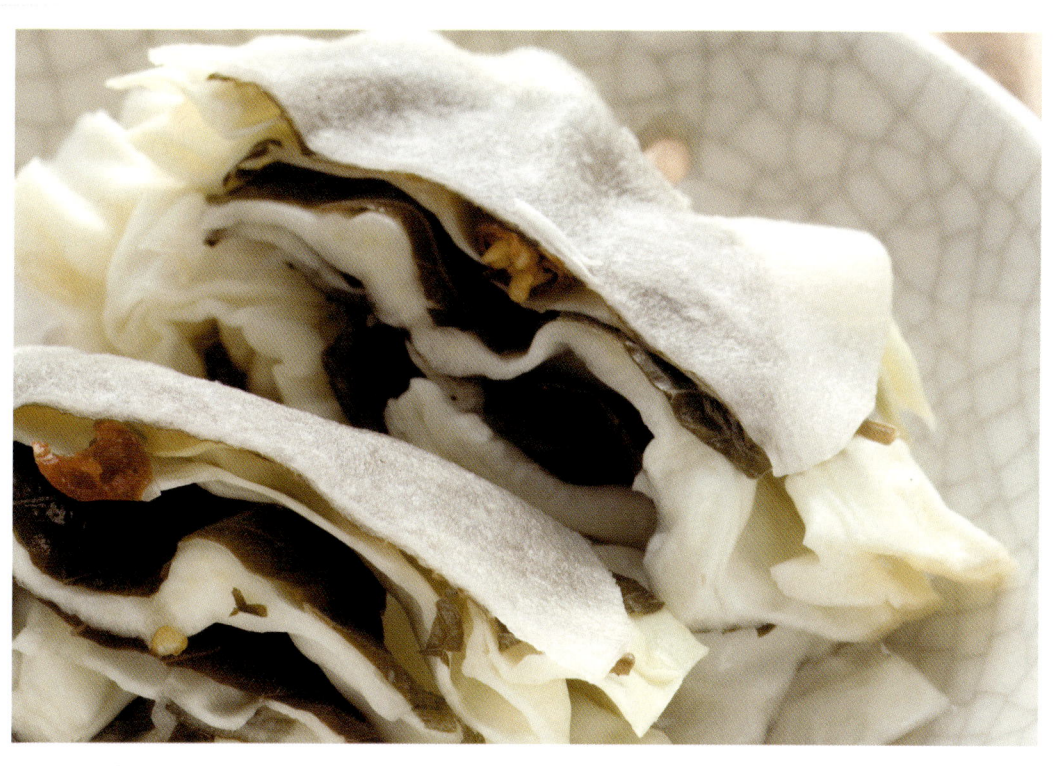

만드는 방법

1. 양배추 반 개를 굵은 심을 잘라낸 뒤 씻고, 깻잎은 흐르는 물에 깨끗이 씻는다.
2. 밤, 마늘, 생강, 파 등 모든 재료를 채치고 실고추도 닦아 놓는다.
3. 준비한 양배추에 켜켜로 깻잎과 채썬 양념을 넣어 담고 국물을 잠기도록 부어 익힌다.

필요한 재료

양배추 중간 것 1/2개 | 깻잎 20장 | 마늘 5쪽 | 생강 반 마디 | 쪽파 5뿌리 | 밤 깐 것 5톨 | 실고추 약간 | 국물(소금 4T, 생수 10컵에 배 1/2개 즙 낸 것)

●● 저렴하고 손쉽게 만드는 **콩나물김치**

콩나물김치는 살짝 데쳐 양념을 넣고 버무린 뒤 국물을 부어 만드는 것으로, 무침으로 먹는 콩나물과는 전혀 다른 맛을 느끼게 해준다. 재료 구입도 손쉽고 맛도 특별해 임신 중에 입맛을 잃은 엄마들에게는 그만이다. 콩나물은 유기농 제품으로 구입해서 사용하도록 한다.

필요한 재료

콩나물 3웅큼 | 마늘 2쪽 | 대파 한 뿌리 | 실고추 약간, 생강 반 마디 | 소금물(물 2컵 반, 소금 1T) | 미나리 반 웅큼

만드는 방법

1. 콩나물을 다듬어 끓는 소금물에 살짝 데친다.
2. 대파는 흰 부분만 깨끗이 씻어 4cm로 썰고 마늘, 생강은 곱게 채친다.
3. 미나리는 잎을 떼고 데친 다음, 4cm 길이로 썰어서 준비한다.
4. 데친 콩나물에 파, 채썬 마늘, 생강, 실고추, 미나리를 넣고 버무린다.
5. 국물을 부어 시원하게 해두었다가 먹으면 상큼하고 특별한 맛을 즐길 수 있다.

> **Tip 김치 상식**
>
> 새우젓이 담백한 7월(음력 6월경)에 수산시장에서 넉넉히 사다가 소금물에 한번 흔들어 씻은 뒤 새우와 소금(천일염)을 같은 분량으로 한 켜 한 켜 단지에 넣고 한지로 덮어 선선한 곳에 두면 이듬해에 먹을 수 있다. 보관할 곳이 적당치 않다면 김치냉장고에 보관해 두어도 좋다. 또 5, 6월경 산지에서 갈치를 사오면 손질하고 남은 머리, 내장, 꼬리로 젓갈을 담아도 좋다. 이는 김장 때 아주 유용하게 쓸 수 있다.

13~16주 :: 4개월

이제는 가려가며 먹어야 할 때

4개월을 고비로 엄마와 아기 모두 안정기로 접어들게 된다. 엄마의 흐트러졌던 몸과 기분도 정상을 되찾고, 아기도 안정적으로 엄마 몸에 자리를 잡고 성장하게 된다. 이제 엄마와 아기가 건강과 영양 밸런스를 맞춰나가는 일만 남은 셈이다.

적응기로 접어들었으니 생활을 정상화

15주를 전후하여 태반이 완성되면 유산의 가능성은 거의 사라진다. 아기는 이제 탯줄을 통해 엄마로부터 영양분과 산소를 공급받게 되며, 아기의 몸에서 나온 노폐물과 탄산가스도 탯줄을 따라 태반으로 배출된다.

엄마 입장에서는 호르몬 균형이나 입덧, 기초체온 고온기에 따른 미열, 두통 등이 가라앉으면서 몸이나 기분이 모두 좋아진다. 이때는 가벼운 체조나 집안일을 해도 괜찮다. 또 이때부터는 가까운 곳으로의 가벼운 여행도 가능해진다. 그러나 오랫동안 차를 타거나 비행기를 타는 일은 무리가 있을 수 있으므로 전문의와 사전에 상담하는 것이 좋다. 국내 여행도 버스보다는 승용차나 기차를

이 시기에는 꼭!

- 균형 잡힌 식사를 유지하며 체중관리를 시작해야 한다.
- 안정기로 접어들었기 때문에 가벼운 활동을 하며 기분 전환을 하는 것이 좋다.
- 허리나 등에 통증이 생기기 쉬우므로 자세를 항상 바르게 해야 한다.
- 대하 양이 증가하므로 몸과 속옷을 항상 청결하게 유지한다.

이용하여 중간 중간 몸을 움직여주는 것이 좋다.

　이때 조심해야 할 것이 체중 증가다. 입덧이 가라앉으면서 음식이 입에 당기는 데다 호르몬이 균형을 되찾게 됨에 따라 변비 증세도 해소돼 과식을 할 가능성이 높다. 이때 긴장의 끈을 늦추면 임신 비만으로 이어질 수 있으므로 주의해야 한다. 임신을 하면 아기나 양수의 무게 외에도 자연스럽게 체중이 증가하게 된다. 그러나 출산 뒤에 한꺼번에 빼면 된다는 생각으로 음식 조절을 하지 않으면 낭패를 볼 수 있다. 운동에는 한계가 있기 때문에 균형 잡힌 식사와 규칙적인 생활에 중점을 두고 필요 이상의 과식을 자제하는 것이 좋다.

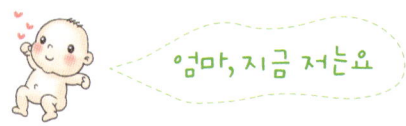

이젠 제법 애기 티가 나는 걸요!

아기는 이제 사람의 형상을 완전히 갖추게 된다. 눈도 이미 완성된 상태고 입도 움직일 수 있게 되었다. 귀도 제자리를 잡고 생식기가 외부로 드러나기 시작해 초음파를 통해서 보면 아들인지 딸인지 분명하게 알 수 있다. 이 시기에 아기 몸은 기관 형성 단계를 마치고 심장이나 간장의 활동을 시작한다. 아기는 이제 발달 성장 단계로 접어들게 되며 뼈와 근육 등이 눈에 띄게 성장하게 된다.

　피부도 더욱 건강해져 아기의 몸을 보호하는 기능을 하게 되는데, 투명하던 살갗이 두꺼워지면서 불투명해진다. 그러나 아직까

- **아기의 키**　약 16~18cm
- **아기의 몸무게**　약 110g

아기는 이제 거의 완벽한 사람의 형태를 띠게 된다. 기관은 물론, 체액의 순환, 얼굴 표정, 사지의 움직임 등이 매우 섬세한 수준으로 발달된다. 뼈와 근육, 피부 등도 눈에 띄게 달라진다.

지는 피부 밑을 지나가는 혈관이 투명하게 비쳐 보인다. 이때부터 아기는 입술을 삐죽이거나 이마를 찡그리는 듯 표정도 지을 수 있게 된다. 또 흡인반사가 시작되어 손가락이나 발가락을 빨기도 한다. 손가락이나 발가락, 발목의 움직임 등 섬세한 움직임도 발달하게 되어 제법 활발하게 움직인다. 이때까지는 엄마가 태동을 느끼지 못한다. 아기가 이렇게 활발하게 움직일 수 있는 것은 양수의 양이 급격히 늘어나고 아기를 감싸고 있는 난막이 단단해져 편안한 공간이 마련되기 때문이다.

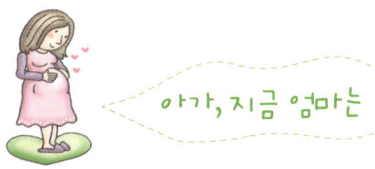
아가, 지금 엄마는

슬슬 체중이 불어나기 시작했어요

드디어 괴로운 입덧이 사라지고 식욕이 돌아온다. 임신 초기의 힘든 시기는 거의 지나갔다고 보면 된다. 이제 기분도 좋아지고 몸의 상태에도 적응하기 시작한다. 이때부터는 체중관리에도 돌입해야 한다. 입덧이 끝나고 나면 입맛이 되살아나며 전에 먹지 못했던 이런저런 음식 생각이 간절해지고, 또 아기를 위해 영양섭취를 강조하다 보면 은근슬쩍 체중이 불어나기 십상이다. 균형 잡힌 적정량의 식사를 유지하면서 체중을 조절해가야 한다.

이때쯤이면 자궁이 커지면서 위로 올라간다. 그러면서 방광에 대한 압박이 줄어들어 소변 횟수는 다소 적어지지만 자궁을 지탱하는 인대에 부담이 가 요통을 느끼기도 한다. 이젠 아랫배도 불룩

Mom Now

● **엄마의 자궁 크기**
어린아이 머리 크기

이제 위험한 고비는 넘겼다. 입덧도 누그러들었고 입맛도 돌아왔다. 대신에 임신으로 인한 이런저런 변화가 생기기 시작하며 몸에 변화가 찾아온다. 그러나 정서적으로 안정되며 행복한 시기를 보내게 된다.

해져 옷을 바꿔야 한다. 아직은 한눈에 알아볼 만큼 빵빵한 건 아니지만, 손으로 만져보면 볼록해진 것을 느낄 수 있다. 또 배가 당기거나 다리가 저리며 땀을 많이 흘리는 것이 보통의 증상이다.

다양한 인체의 변화는 심장에 가해지는 부담을 가중시키게 된다. 이 시기에 생기는 심장에 대한 부담은 임신부가 감당할 수 있는 최대 수준으로, 출산 때까지 이런 상태가 계속된다. 연쇄적으로 혈압도 높아지게 되는데, 높아진 혈압을 낮추기 위해 손발의 혈관이 이완되면서 손발이 따뜻해지는 것을 느낄 수 있다.

그동안 계속되던 미열도 내려가 저온기에 접어들게 되는데, 이 상태가 출산 때까지 이어진다. 이젠 임신 초기처럼 나른하거나 감기에 걸린 듯한 증상이 완화되며 계속 저온기를 유지하게 된다. 따라서 임신 초기의 나른함도 없어지고 호르몬 분비가 안정을 되찾으면서 날카롭고 예민했던 증세들도 사라진다. 또 몸도 임신에 따른 갖가지 변화에 익숙해져 불안하거나 초조했던 감정이 점차 누그러지며 편안함과 행복감을 되찾게 된다.

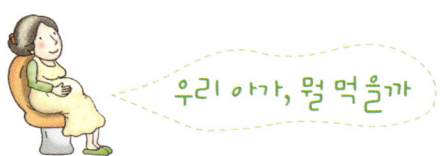
우리 아가, 뭘 먹을까

태반 건강 다지며 아기 두뇌발달 돕는다

이 시기는 아직 태반이 불안정한 상태이기 때문에 영양 섭취가 부족하면 자칫 유산으로 이어질 수 있으므로 세심한 영양 관리가 필요하다. 또 무거운 물건을 들거나 충격을 받지 않도록 매사에 조심하는 것이 좋다. 입덧이 잦아들면서 몸 상태가 좀 나아진다고 해서 활동량을 한꺼번에 너무 늘리면 위험할 수 있다. 아직까지는 조심스럽게 움직이도록 한다.

이때는 주로 태반의 기능을 좋게 하는 음식을 섭취해 주어야 한다. 우유나 명란젓, 간, 돼지고기, 고등어 등을 많이 먹어주면 좋다. 이런 식품들은 엄마의 태반을 건강하게 해줄 뿐만 아니라 아기의 두뇌발달을 촉진하는 데도 아주 좋은 것들이다. 채소의 균형도 중요해서 감자, 버섯, 부추, 콩류 등을 자주 식탁에 올리는 것이 좋은데, 한방에서는 쑥떡이나 쑥차처럼 쑥을 이용한 음식을 권해 유산의 위험을 예방하고 있다.

또한 이때는 아기가 거의 완벽한 사람의 형태를 띠며 급격히 성장하는 시기인 만큼, 아기의 발달과 성장을 지원할 수 있는 음식들로 메뉴를 구성해야 한다. 생선이나 육류를 활용해 양질의 단백질을 공급해주는 것이 좋다.

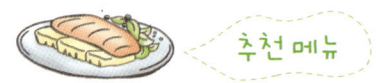 추천 메뉴

아기 두뇌발달을 촉진하는 음식 7가지

● 엄마와 아기를 함께 지켜주는 **고등어조림**

등푸른 생선 고등어에는 DHA가 많아 엄마의 태반을 튼튼하게 하며 아기의 두뇌발달에도 좋다. 여기에 우엉을 넣어 조리면 비린내도 없어지며 음식의 향미가 더해진다. 마늘종이 나올 때는 마늘종을 함께 넣어 조리면 더욱 좋다.

필요한 재료

고등어 1마리 | 대파 1뿌리 | 마늘 3쪽 | 생강 한 마디 | 홍고추 1개 | 꽈리고추 6개 | 간장 3T | 설탕 2T | 맛술 2T | 육수 1/2컵 | 우엉 1/2뿌리 | 고추장 2T

만드는 방법

1. 고등어는 어슷썰기로 썰어 내장을 빼고 손질한다.
2. 마늘과 생강은 편으로 썰고, 우엉은 껍질을 벗겨 어슷하게 썰어 저민다.
3. 꽈리고추는 꼭지를 떼고 홍고추와 함께 어슷하게 썬다.
4. 육수에 간장, 맛술, 설탕, 고추장을 풀어 조리다 고등어, 우엉, 꽈리고추, 마늘, 생강을 넣고 국물을 끼얹어가며 조린다.

> **Tip 어슷썰기?**
> 사선방향으로 비스듬히 자르라는 뜻

간도 따로 맞출 필요 없는 알찌개

알탕을 하자면 이런저런 알과 내장을 두루 준비해야 하는데, 명란젓을 이용해서 찌개를 끓이면 손쉽게 맛 좋고 영양도 풍부한 음식을 만들 수 있다. 이때는 명란젓을 좋은 것으로 구입해야 하는데, 위생적으로 포장되어 있는 믿을 수 있는 회사의 제품을 구입하는 것이 좋다.

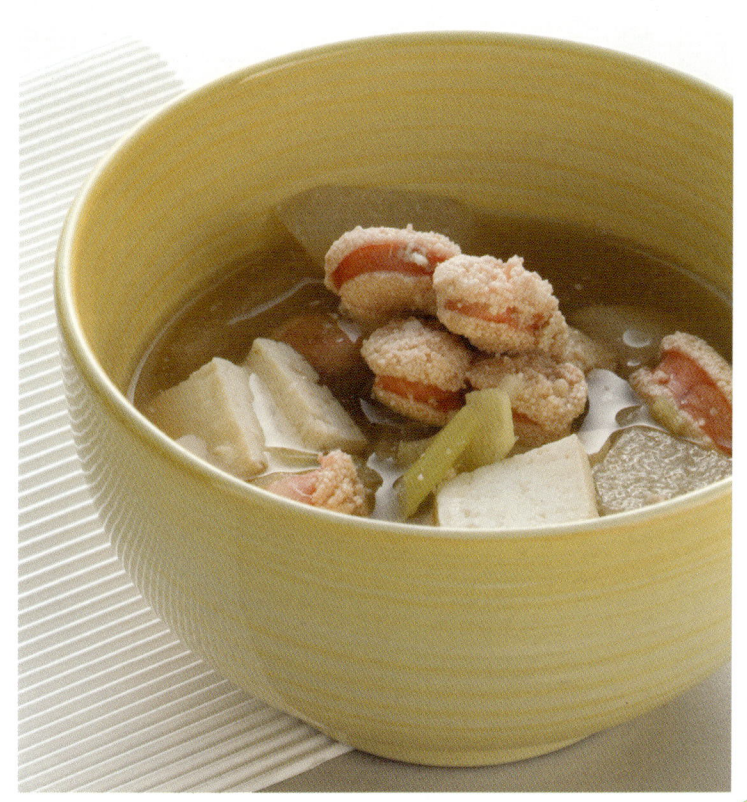

필요한 재료

육수 2컵 | 명란젓 4마디 | 무 1/4개 | 두부 반모 | 쑥갓 | 파 | 다진 마늘 | 홍고추

만드는 방법

1. 육수에 물과 나박하게 썬 무를 넣어 끓인다.
2. 여기에 명란젓을 토막 썰어 넣고 한소끔 끓인 뒤 다진 마늘을 넣는다.
3. 여기에 두부를 넣고 다시 한소끔 끓이고, 쑥갓과 파를 넣어 마무리한다.
4. 홍고추를 어슷하게 썰어 넣으면 칼칼한 맛을 살릴 수 있다. 따로 간할 필요는 없다.

Tip 한소끔이란? 오랫동안 보글보글 끓이지 말고 한번 거품이 일때까지만 끓이라는 뜻

● 고소한 맛이 일품 단호박구이

단호박은 임신 중에는 물론, 출산 뒤에도 좋은 간식이 된다. 치즈나 생크림 등을 넣어 구우면 고소한 맛이 일품이다. 레시피를 응용해서 고구마를 같은 방법으로 조리해도 임산부에 좋은 한 끼 식사가 된다. 단호박을 찜통에 찌기 번거로우면 전자레인지에서 익혀도 큰 차이는 없다.

필요한 재료

단호박 1/2개 | 피자치즈 또는 모짜렐라치즈 1컵 | 우유 2T | 생크림 5T | 파마산 치즈가루 1t | 설탕 1T | 소금 | 땅콩가루

만드는 방법

1. 단호박은 속을 파내고 4조각으로 잘라놓는다.
2. 단호박을 찜통에 넣고 찌는데, 너무 찌지 말고 살짝 익힌다.
3. 우유와 생크림, 설탕, 파마산 치즈가루를 넣고 소금으로 간해서 섞어놓는다.
4. 오븐 용기에 찐 호박을 가지런히 담고 섞어 놓은 3의 재료를 골고루 얹은 뒤 피자치즈와 땅콩가루를 뿌려서 180도에서 10분간 굽는다.

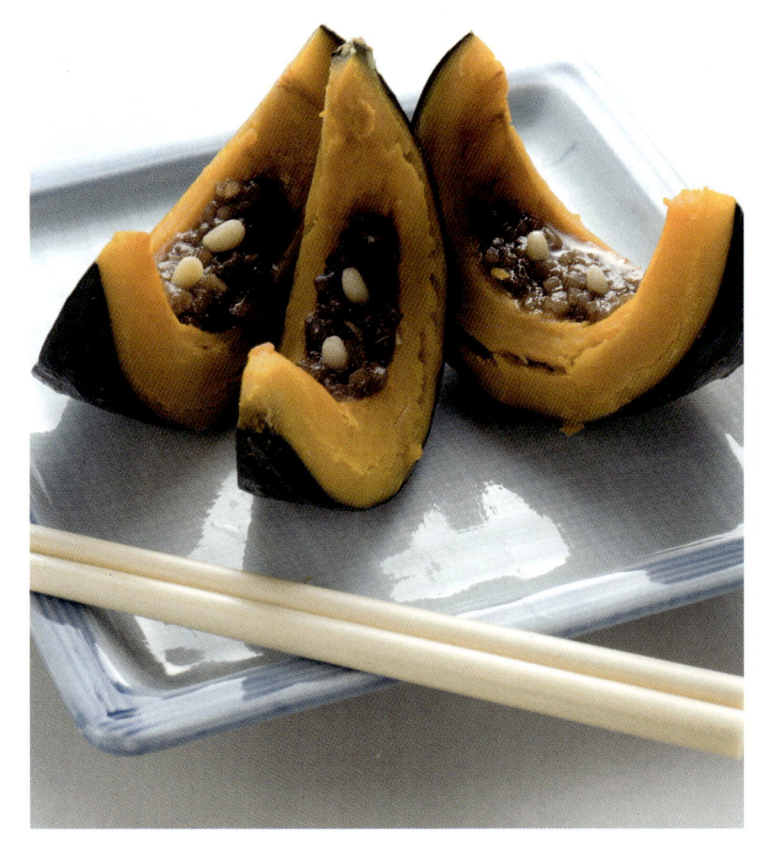

향긋한 풍미가 살아 있는 버섯 스파게티

버섯은 스파게티의 맛을 풍부하게 해주는 훌륭한 재료다. 영양성분도 많아 임산부에게는 아주 좋은 식품이다. 평소 파스타 종류를 좋아하는 사람이라면 꼭 익혀 두어야 할 레시피다. 버섯 대신 명란젓을 넣으면 독특하고 맛있는 파스타가 된다.

만드는 방법

1. 양송이와 표고를 다진다.
2. 냄비에 물을 넉넉히 붓고 소금 1T와 올리브오일 1T를 넣고 스파게티 국수를 삶는다. 스파게티 국수는 12분 정도 삶는데, 국수처럼 찬물에 헹구지 않는다.
3. 팬에 올리브오일을 넉넉히 두르고 마른 고추와 편으로 썬 마늘을 볶는다.
4. 여기에 다진 버섯과 다진 쇠고기를 넣고 우스터소스와 와인을 넣어 재빨리 볶다가 삶은 스파게티 국수를 넣고 소금, 후추로 간한다.

필요한 재료

스파게티 국수 2인분 분량 | 마늘 5쪽 | 올리브오일 5T | 양송이버섯 10개 | 표고버섯 불린 것 5개 | 다진 쇠고기 100g | 마른 고추 2개 | 우스터소스 1T | 레드와인 2T | 소금, 후춧가루

Tip 우스터소스는 집에서 만들기가 다소 힘이 들고, 대형마트에서 구입할 수 있다.

고기를 간식으로 먹을 수 있는 쇠고기완자전

다진 쇠고기로 완자를 만들어 전을 부치면 육류를 간식으로 섭취할 수 있다는 장점이 있다. 이때 돼지고기를 섞어서 요리해도 좋은데, 돼지고기를 넣을 때는 속까지 잘 익히도록 신경을 써야 한다.

만드는 방법

1. 다진 쇠고기에 쇠고기양념을 넣고 치듯이 반죽한다.
2. 으깬 두부는 물기를 꼭 짜서 소금, 후춧가루, 참기름으로 밑간을 한 뒤 1과 섞어 둥글게 빚어 밀가루, 달걀을 입힌다. 둥글게 빚은 완자를 밀가루와 함께 비닐봉지에 넣어 흔들어주면 일일이 밀가루를 묻혀야 하는 번거로움을 면할 수 있다.
3. 팬에 기름을 두르고 약한 불에서 천천히 익힌다.

필요한 재료

다진 쇠고기 200g | 으깬 두부 1/2컵 | 밀가루 1/2컵 | 달걀 2개 | 쇠고기양념(다진 양파 1/2컵, 소금 1t, 참기름, 후춧가루, 파, 생강즙 1/2t)

●● 단백질과 불포화지방산의 공급원   콩비지찌개

식물성 단백질의 우수성에 대해서는 여러 번 강조해도 과하지 않다. 특히 콩을 재료로 한 양질의 단백질과 불포화지방산을 섭취하면 아기의 두뇌발달에 큰 효과를 기대할 수 있다. 비지찌개는 본래 두부를 만들고 남은 찌꺼기를 활용해서 만드는 것이지만, 바로 콩을 갈아서 사용해도 된다.

필요한 재료

흰 콩 2컵 | 돼지고기 250g(갈비 부분이 맛이 좋다) | 김치 1/4포기 | 양파 1/4개 | 물 2컵 | 식용유 약간 | 육수 2컵 | 양념장(간장 3T, 다진 마늘 1T, 파 1T, 참기름, 깨소금, 홍고추 다진 것 1개)

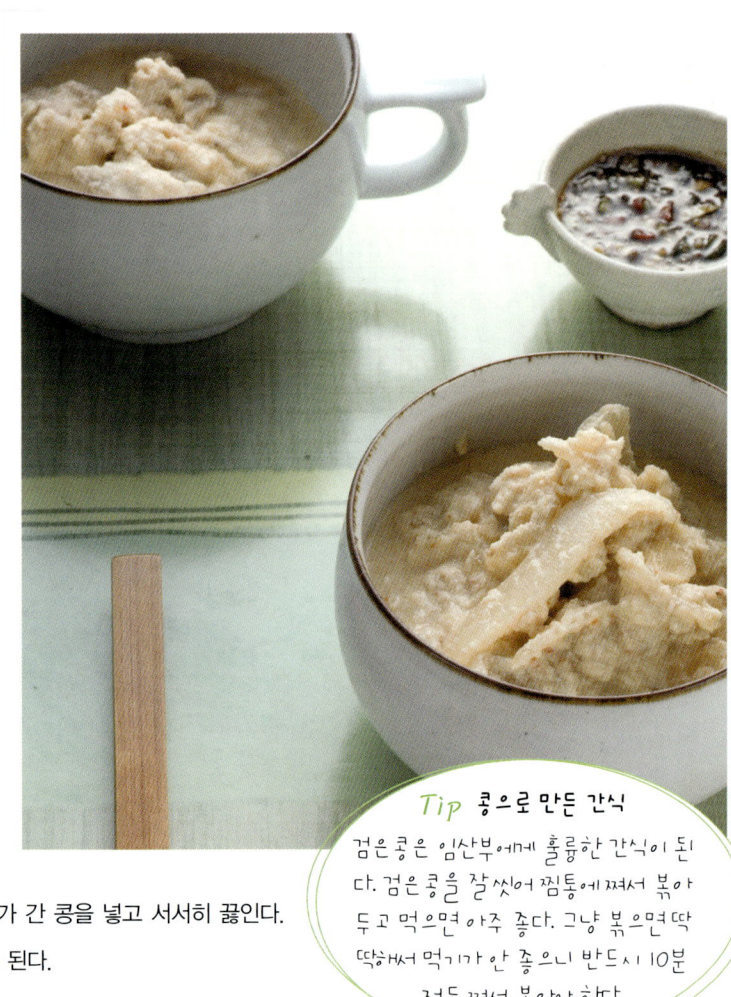

만드는 방법

1 하루 전에 흰콩을 깨끗이 씻어 물에 담가 둔다.
2 불린 콩을 믹서에 넣고 물을 조금 부은 뒤 되직하게 간다.
3 김치와 돼지고기는 다져서 준비하고 양파는 채를 썰어 둔다.
4 냄비에 식용유를 두르고 김치와 돼지고기, 양파를 볶다가 간 콩을 넣고 서서히 끓인다.
5 먹을 때 양념장을 끼얹어 내면 된다.

Tip 콩으로 만든 간식
검은콩은 임산부에게 훌륭한 간식이 된다. 검은콩을 잘 씻어 찜통에 쪄서 볶아 두고 먹으면 아주 좋다. 그냥 볶으면 딱딱해서 먹기가 안 좋으니 반드시 10분 정도 쪄서 볶아야 한다.

양념된장으로 구운 색다른 병어구이

생선은 보통 소금에 절였다가 굽는데 양념된장에 쟀다가 구우면 색다른 맛을 느낄 수 있다. 무엇보다 웰빙 건강식이라 더욱 든든한 느낌이다. 여름에는 병어를 감자와 함께 고추장으로 얼큰하게 조리해도 맛있다.

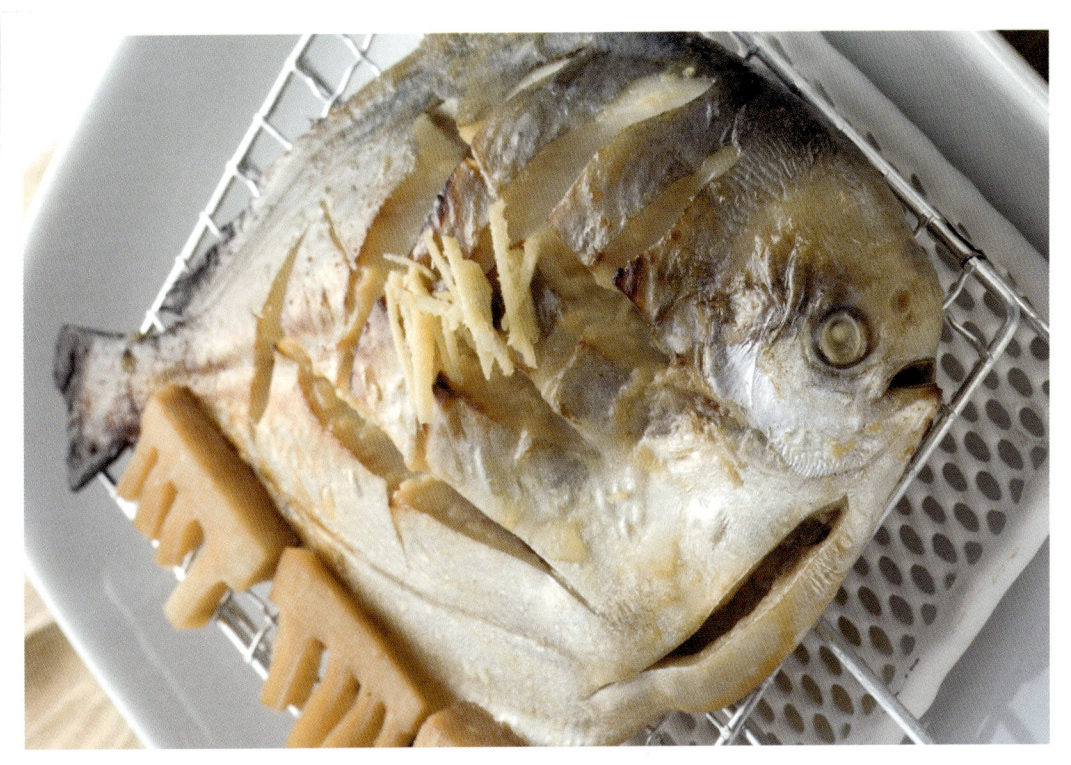

만드는 방법

1. 병어는 깨끗이 손질하여 보기 좋게 칼집을 넣는다.
2. 일본된장, 정종, 설탕, 생강을 섞은 양념장에 하루 저녁 재워둔다.
3. 그릴에서 불을 조절해가며 굽는다.

필요한 재료

병어 1마리 | 양념장(일본된장 2T, 설탕 2t, 정종 1T, 다진 생강 1t)

17~20주 :: 5개월
철분 보강해 조혈작용 도와야

이제 아기는 팔다리의 균형이 잡혀 4등신의 몸매로 성장하게 된다. 시각과 청각이 빠르게 발달해 감각적인 자극을 받아들이기 때문에 엄마가 각별한 주의를 기울여야 한다. 특히 근육과 골격이 완성되어 움직임이 많아지고 심장이 활발하게 움직이므로 영양관리에 신경을 써야 한다.

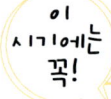

철분 보강해주며 본격적인 태교에 돌입

5개월이 되면 아기는 급격하게 성장한다. 신체적으로도 완성도가 높아져 움직임이 많아지고 감각적으로도 발달해 외부 자극에 민감하게 반응한다. 특히 엄마가 태동을 느낄 정도로 움직임이 활발해지기 때문에 심장의 활동이 왕성해진다. 이때는 조혈작용을 하는 철분 섭취를 늘려 혈액순환이 원활하게 이루어질 수 있도록 해야 한다.

이 시기의 아기들은 시각과 청각을 통해 외부 자극을 받아들이고 정서적으로도 빠르게 발달하기 때문에 본격적인 태교의 효과를 기대할 수 있다. 아직 완벽하지는 않지만 외부 자극에 관심을 기울

이 시기에는 꼭!

- 유두가 예민하고 유즙이 분비되기 시작하기 때문에 유두 관리를 시작한다.
- 유방이 커지고 피하지방이 붙어나며 체중이 늘기 시작하므로 속옷을 넉넉하고 편안한 사이즈로 개비한다.
- 심장에 무리를 줄 만한 격렬한 움직임은 자제하는 것이 좋다.
- 편식을 삼가고 동물성 단백질, 비타민, 칼슘, 철분 등을 풍부하게 섭취한다.

이게 되므로 아기에게 말을 걸거나 동화책을 읽어주거나 음악을 들려주면 좋다. 이때부터 엄마의 목소리를 꾸준히 들려주면 아기가 엄마 목소리를 기억하게 된다. 그러나 아기도 잠을 자는 시간이 있기 때문에 하루 종일 자극을 주면 오히려 해로울 수 있으므로 엄마가 규칙적으로 생활하며 엄마의 사이클에 맞춰 규칙적으로 자극을 전달하면 효과가 높다.

엄마 역시 이때부터 제법 임산부 모습을 갖추게 된다. 몸에 살집이 오르며 체형이 둥글둥글해지는데, 이때 과식을 하거나 운동 부족이 되면 임신비만이 될 가능성이 많으므로 심장에 무리를 주지 않는 선에서 수영이나 산책 등의 운동을 해주면 좋다. 또 출산할 병원을 결정하는 등 서서히 출산 준비를 해가는 것이 좋다. 나중에 출산에 임박해서 하려고 하면 이미 몸이 너무 무거워져서 힘이 들기 때문에 이때부터 하나씩 갖추어가는 것이 좋다.

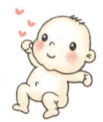

엄마, 지금 저는요

빛도, 소리도 다 느낄 수 있어요

아기의 몸이 점점 균형을 잡아간다. 3등신이던 아기가 4등신으로 성장하며 심장 박동이 점점 커져서 배에 청진기를 대고 들을 수 있을 정도가 된다. 양수를 마시고 소변을 보긴 하지만 아직 신장이나 방광은 완성되지 않은 상태다. 입에 물체가 닿으면 빨아들이는 흡입반사가 더욱 활발해진다. 아기는 손가락을 빨며 엄마 젖을 빨기

Baby Now

- 아기의 키 약 20~25cm
- 아기의 몸무게 약 300g

아기는 시각과 청각, 미각 등의 감각이 생기기 시작한다. 또 머리카락이나 손톱처럼 섬세한 부분의 발달이 이루어진다. 양수 안에서 자유롭게 움직이며 태동을 해 엄마를 깜짝 놀라게 하기도 한다.

위한 준비를 하기도 한다.

아기의 골격과 근육이 충분히 발달해 움직임이 전에 없이 활발해진다. 이제는 아기의 움직임을 엄마도 느낄 수 있을 정도다. 아가는 양수 속에서 팔다리를 움직이거나 몸을 뒤채이기도 한다. 그러다 아기의 몸이 자궁벽에 부딪치면 엄마도 느끼게 된다. 이것이 바로 태동이다. 처음에는 엄마만 느낄 수 있지만 나중에는 배에 손을 얹으면 밖에서도 느낄 수 있고, 태동이 더 강해지면 옷을 들썩일 정도로 크게 움직이기도 한다.

이때부터 아기는 밖에서 나는 소리를 들을 수도 있고, 빛에 대해서도 반응을 보이게 된다. 아기가 양수 안에 있다 보니 무슨 소린지 정확하게 들을 수 있는 것은 아니지만, 엄마의 목소리나 심장박동 소리, 뱃속에서 꼬르륵거리는 소리 등을 들을 수 있으며 엄마의 배 밖에서 나는 소리도 둔탁하게나마 구별할 수 있게 된다. 음악이나 동화처럼 청각을 이용한 태교를 하려면 이 시기에 시작하면 된다.

아기는 아직 눈을 감고 있지만 망막은 이미 빛에 반응하기 시작한다. 엄마의 배 밖에서 강한 빛을 비추면 인지할 수 있을 정도다. 이때부터는 요란한 불빛이나 강렬한 헤드라이트 등에 노출되지 않는 것이 좋다. 아기의 눈썹과 속눈썹, 머리카락이 자라기 시작하는 것도 이 시기다. 또 신경계통의 발달이 두드러져 미각이 생겨나며 손톱도 만들어지기 시작한다.

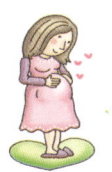 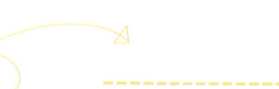

전형적인 임산부 체형으로 변했어요

5개월에 이르면 아랫배가 눈에 띄게 불러온다. 몸이 안정기에 접어들면서 입덧이 완전히 끝나고 식욕도 왕성해져 활력을 되찾게 된다. 단단해진 아랫배는 눈에 띌 정도로 불러오고, 몸 전체에 살이 붙어 점점 두루뭉술한 임신부 체형이 되어 간다. 이 시기에는 실제로도 몸에 살이 붙는다. 배가 불러오는 것 외에도 엉덩이와 허벅지, 팔 등에 피하지방이 붙어 포동포동한 느낌이 들며 체중이 늘어난다.

또 아랫배에 임신선이라고 부르는 짙은 색 선이 세로로 나타나게 된다. 유선이 발달하며 유방이 커지고 유두 색깔이 짙어진다. 피부 표면에 정맥이 나타나거나 유두가 따끔거리는 사람도 있다. 이 즈음에는 흔히 유즙이라고 부르는 황색 물질이 분비되는데 아기에게 모유를 먹이기 위한 준비라고 생각하면 된다.

빠르면 18주경부터는 태동도 느낄 수 있다. 이미 보통 첫 태동을 느낀 날로부터 20주 뒤에 출산을 하게 되는데, 이 시기에 나타나는 태동은 미처 인식하지 못하는 경우가 많다. 출산 경험이 있는 사람은 더 빨라지기도 하고, 초기에는 자극이 약하기 때문에 그냥 뱃속이 꾸르륵거리는 것처럼 느끼고 넘어가는 경우도 있다. 특히 이 시기에는 자궁이 위로 올라와 장을 압박하면서 속이 답답하고 소화가 잘 안 되기 때문에 태동을 놓치기 쉽다.

● **엄마의 자궁 크기**
어른 머리 크기

임신이 안정기에 접어들며 엄마의 몸은 전형적인 임산부의 특징을 드러내기 시작한다. 이때부터 살이 붙기 시작하므로 1개월에 2kg 이상 늘지 않도록 주의하며 체중관리를 해야 한다.

이때는 심장에 대한 부담을 줄이기 위해 격렬한 활동은 자제하는 것이 좋다. 자궁을 비롯한 인체 기관들이 이전보다 훨씬 많은 혈액을 필요로 하므로 평소에 비해 심장의 움직임이 훨씬 활발해져 심장에 무리가 올 수 있기 때문이다.

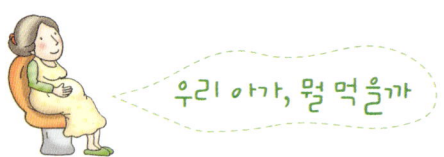

비만 경계하며 양질의 음식을 조금씩

이 시기에는 근육과 뼈의 형성을 돕는 음식을 중점적으로 섭취해 주어야 한다. 특히 칼슘 섭취를 늘려주어야 하는데, 칼슘이 부족하면 아기의 성장이 지연될 뿐만 아니라 엄마도 출산 후에 골다공증이 나타날 수 있으므로 영양 섭취에 만전을 기해야 한다. 칼슘은 흡수되고 남으면 배설이 되므로 혹시 과잉 섭취로 인해 문제가 생기지 않을까 염려할 필요는 없다. 식품 중에서는 새우, 미역, 다시마, 표고버섯, 무말랭이 등에 양질의 칼슘이 다량 함유되어 있다.

이 시기에 접어들면 아기가 몸을 움직이기 시작해 엄마가 태동을 느끼기도 하는데, 이런 과정을 통해 모성이 발달하며 임신에 대한 만족감과 행복감도 상승하게 된다. 또 임신이 비교적 안정기에 접어들면서 입덧으로 고생할 때에 비해 식욕이 왕성해지므로 이제는 오히려 비만을 주의해야 할 때다. 식품을 고를 때는 양을 다소 줄여 양질의 식품을 조금씩 먹는 습관을 들이는 것이 좋다.

점차 자궁이 커지며 내장기관을 압박하게 되므로 변비가 생길 수 있다. 이 점을 항시 유념하여 섬유질이 많은 식품으로 변비를 예방하도록 한다. 부추, 깻잎, 시금치 등을 이용하면 섬유질 부족을 막을 수 있다.

> **Tip 임신 중에 공중목욕탕에 가면 안 되나요?**
>
> 임신 가능성이 있다면 초기에는 공중목욕탕을 가지 않는 것이 좋다. 아직 아기가 불안정한 상태이기 때문에 감염의 우려가 있기 때문이다. 이후 안정기에 접어들면 목욕탕에 가도 괜찮지만 사우나는 피하는 것이 좋다. 과도하게 땀을 흘리거나 체온이 높아지지 않도록 유의하면서 가급적 집에서 씻는 것이 좋다.

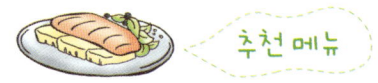 추천 메뉴

철분이 많이 함유된 음식 5가지

●● 다양한 약리작용 돋보이는 **부추생채**

부추는 건위, 정장의 효과가 강해 예부터 약용채소로 널리 사용해 왔으며, 날 것으로 먹으면 진통 및 해독 효과가 있어 구급약으로 사용되었을 정도다. 산후통이나 치질, 혈변, 치통, 변비 및 구토증 등에 효험을 볼 수 있어 임산부에게 좋은 채소다.

필요한 재료

영양 부추 한웅큼 | 오이 반 개 | 홍고추 2개 | 실파 10쪽 | 양념장(까나리액젓이나 참치액젓 1/2T, 고춧가루 1T, 다진 마늘, 설탕 1/2t, 깨소금, 식초, 참기름)

만드는 방법

1. 부추를 깨끗이 씻어 4cm 길이로 썬다.
2. 오이는 소금으로 문질러 깨끗이 씻어 같은 길이로 채친다.
3. 실파도 다듬어 씻어 4cm 길이로 썬다.
4. 양념그릇에 양념장 재료를 모두 넣어 새콤달콤하게 만든다.
5. 준비한 채소에 양념장을 넣어 살살 버무린다.

뛰어난 향미와 품격 갖춘 중국부추잡채

중국부추는 부추의 잎이 굵고 흰 부분이 많으며, 향미가 뛰어나다. 중국부추를 구할 수 없으면 일반 부추를 사용해도 된다. 만드는 법은 간단하지만 요리로서의 품격을 충분히 갖추고 있는 음식이다. 입맛에 따라 파프리카나 피망을 이용해도 좋다.

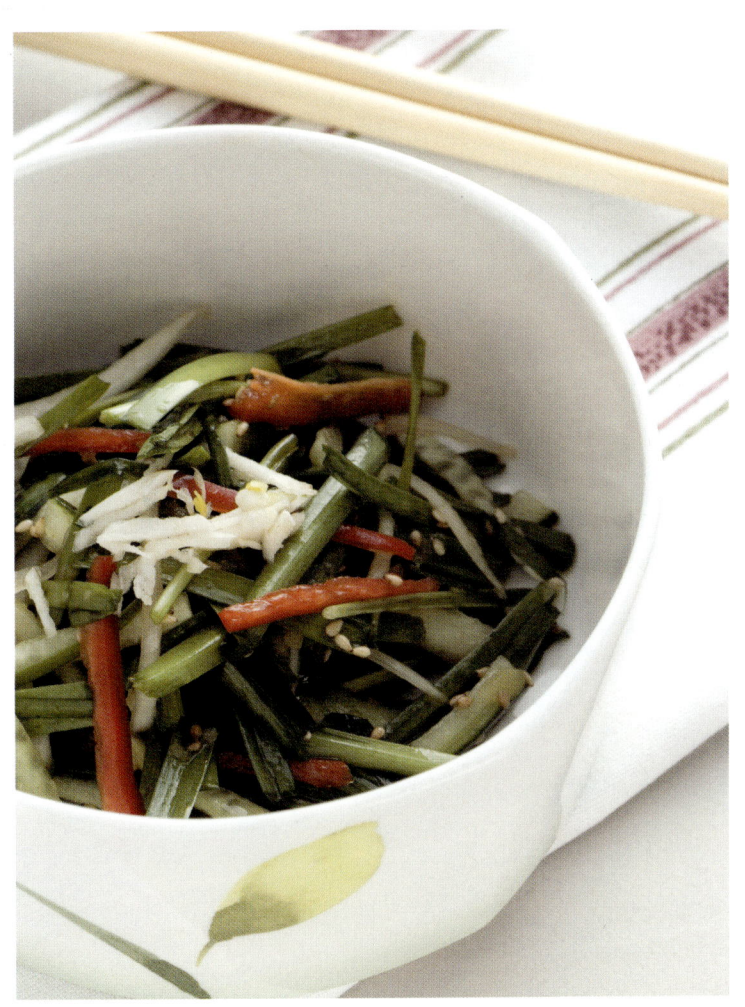

필요한 재료

중국부추 3웅큼 | 돼지고기 살코기 100g | 생강 | 녹말가루 | 정종 | 식용유 | 굴소스 1t

만드는 방법

1. 고기를 가늘게 채쳐서 생강즙과 정종 1T, 간장을 넣어 밑간을 주무른다. 그 다음 녹말가루 2T을 고루 묻혀 놓는다.
2. 부추는 깨끗이 씻어 4cm 길이로 썬다.
3. 팬에 기름을 두르고 고기를 볶다가 다 익으면 부추를 넣고 재빨리 볶은 뒤 굴소스와 참기름을 조금 넣고 마무리한다.

시원한 영양의 보고 시금치국

채소 중에서도 각종 비타민이 골고루 함유되어 있고 칼슘과 철분, 섬유질 등이 많아 건강에 좋은 채소가 바로 시금치다. 서양식에서는 샐러드를 만들 때 생것으로 넣을 만큼 두루 활용한다. 조개나 새우로 국물 맛을 내면 아주 시원하다.

필요한 재료

시금치 2단 | 육수 5컵 | 모시조개 한줌 또는 마른새우 10마리 | 된장 | 파 | 다진 마늘 | 팽이버섯

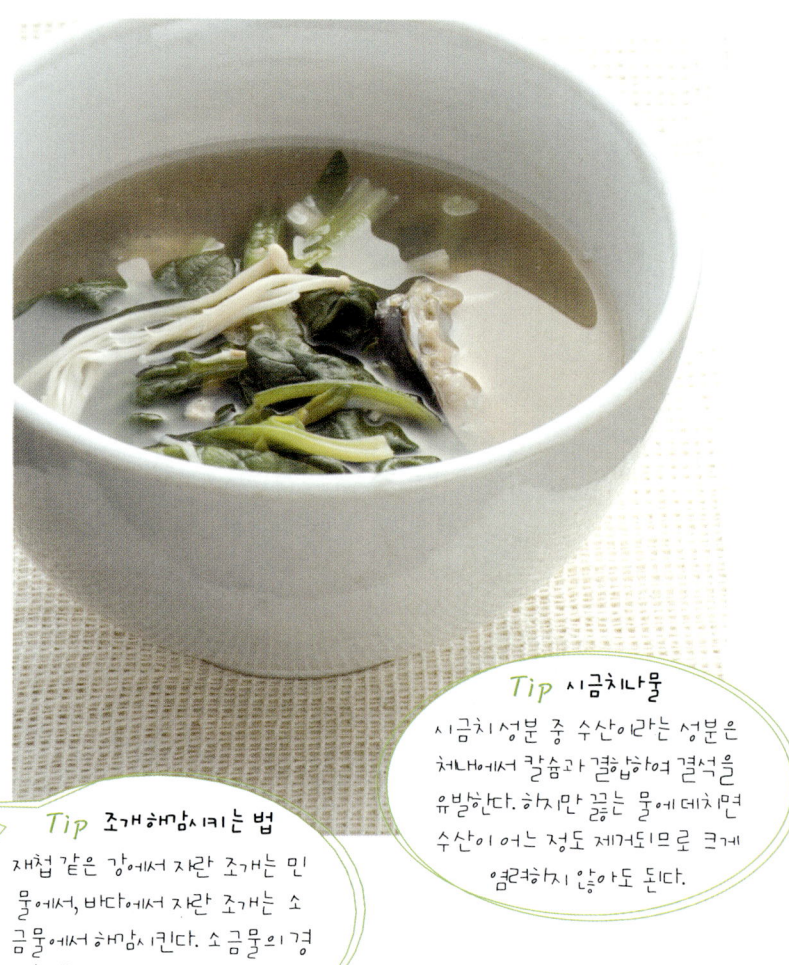

만드는 방법

1. 모시조개는 소금물에 담가서 해감(모래 빼기)을 시킨다.
2. 집에서 만든 육수에 된장을 풀고, 끓으면 모시조개와 깨끗이 씻은 시금치와 다진 마늘을 넣는다.
3. 파를 넣고 마무리 한다. 이때 팽이버섯을 함께 넣으면 보기에도 좋고 맛도 좋다.
4. 모시조개 대신 마른새우를 넣을 때는 처음부터 넣어야 한다.

Tip 조개 해감시키는 법
재첩 같은 강에서 자란 조개는 민물에서, 바다에서 자란 조개는 소금물에서 해감시킨다. 소금물의 경우는 물 5컵에 소금 2T 정도 비율.

Tip 시금치나물
시금치 성분 중 수산이라는 성분은 체내에서 칼슘과 결합하여 결석을 유발한다. 하지만 끓는 물에 데치면 수산이 어느 정도 제거되므로 크게 염려하지 않아도 된다.

●● 간단하지만 더 맛있는 들깻잎나물

들깻잎을 일일이 한 장씩 양념장에 재려면 생각보다 손이 많이 간다. 이럴 때는 아무렇게나 잘라서 양념장으로 간을 해주면 쉽게 만들 수 있다. 만드는 방법은 간단하지만 맛은 일일이 양념을 한 것보다 더 좋다.

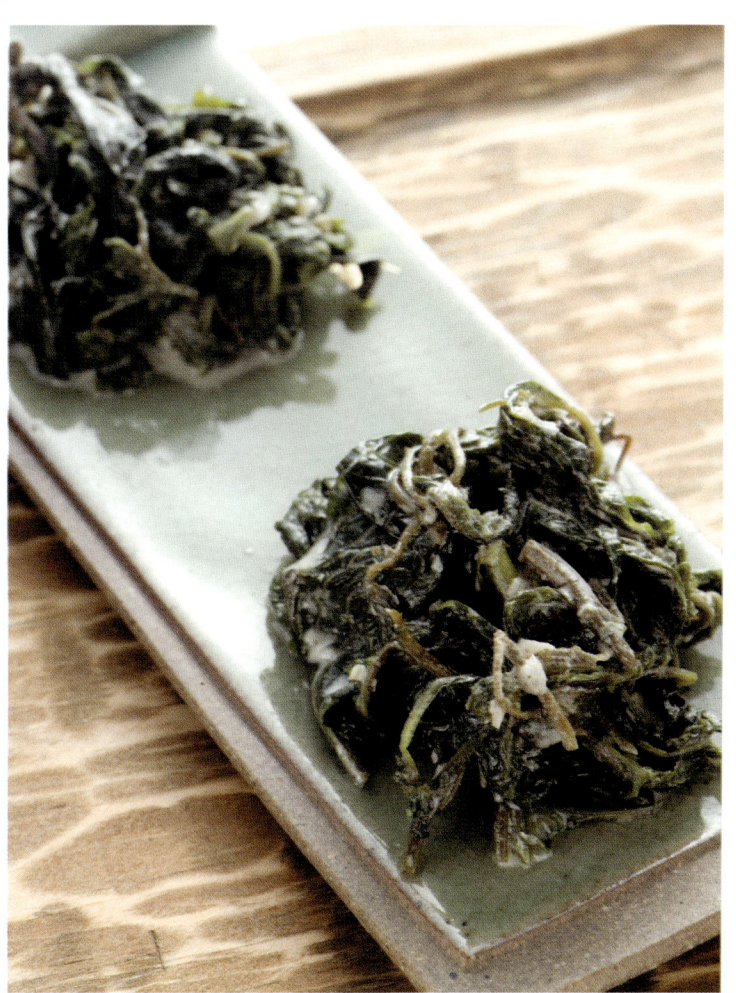

필요한 재료

어린 들깻잎 20장 | 들깨즙 2T | 들기름 | 소금 | 육수 5T

만드는 방법

1. 어린 들깻잎을 씻어 데친 다음, 물기를 짜낸다.
2. 팬에 들기름을 두르고 데친 들깻잎을 볶다가, 소금으로 간한다.
3. 볶은 들깻잎에 육수와 들깨즙을 넣어 버무린다.

Tip 들깨감자국

들깨를 갈아서 걸러내 만든 육수 국물에 감자를 넣고 끓이면 맛있는 들깨감자국이 된다. 영양도 풍부해 임산부나 환자식으로 좋다.

●● 신비의 채소 브로콜리를 활용한 미니그라탱

최근에 신비의 채소로 각광받는 브로콜리. 가능하면 유기농으로 구입하고 좋은 브로콜리를 구하기 힘들 때는 아스파라가스를 대신 이용해도 괜찮은데, 마요네즈는 가급적 올리브오일로 만든 것을 구해서 사용하도록 한다.

필요한 재료

브로콜리 3송이 | 새우 중하 5마리 | 버터 1T | 소금 | 후춧가루 | 검은 올리브 5개 | 파마산 치즈 1T | 옥수수 통조림 3T | 마요네즈, 레몬즙 1t

만드는 방법

1. 브로콜리는 먹기 좋게 나누어 소금물에 살짝 데친다.
2. 새우는 껍질을 벗겨 버터를 약간 두르고 볶는다.
3. 적당한 볼에 옥수수, 마요네즈, 후춧가루, 레몬즙을 넣어 섞는다.
4. 3에 브로콜리와 새우를 버무려 오븐 용기에 담고 파마산 치즈와 올리브를 납작하게 썰어 올린다.
5. 예열된 오븐에 준비된 재료를 넣고 180C에서 10분간 굽는다.

21~24주 :: 6개월
아기의 뇌세포가 완성되는 시기

임신 6개월은 아기의 뇌세포가 완성되는 시기로 뱃속부터 똑똑한 아이 만들기에 있어서는 가장 중요한 시기가 될 수 있다. 엄마의 영양섭취는 물론, 운동, 태교까지 생활 전반을 아기를 위해 바꿔가야 한다.

엄마의 감정과 기분, 아기도 함께 느낀다

아기는 이제 훨씬 풍부해진 양수 속에서 자유롭게 움직일 수 있을 만큼 성장했다. 자세나 위치가 수시로 바뀌며 엄마의 배를 불쑥불쑥 밀어대기도 한다. 이 시기에는 역아 진단이 나와도 크게 걱정할 것 없다. 자궁 안이 좁을 만큼 성장해 더 이상 움직이기 어려울 때까지는 아기가 계속 몸을 움직이기 때문이다.

태동이 심해지면서 뱃속에서 아기가 자라고 있음을 실감하게 되는 시기다. 이때는 아이의 뇌세포가 완성되고 감성이 발달하는 중요한 시기이기 때문에 엄마가 즐겁고 행복한 마음으로 태교에 임해야 한다. 아기는 엄마의 감정과 생각을 그대로 전달받게 된다.

이 시기에는 꼭!

- 체중이 일주일에 0.5kg 이상 늘지 않도록 식사와 운동을 조절한다.
- 몸이 더 무거워지기 전에 집안을 정리해 만삭과 출산에 대비한다.
- 출산준비용품 목록을 만들어 하나씩 구입해 나간다.
- 신체변화를 꼼꼼히 관찰하며 정기검진을 통해 담당의사와 세부적인 정보를 주고받는다.
- 빈혈이 심해질 수 있으므로 간, 난황, 건과, 김 등 철분을 많이 함유한 식품을 섭취하도록 한다.

엄마가 따뜻한 햇볕을 즐기며 공원을 산책하면 아기도 자연의 평화를 느끼게 되고, 다른 사람에 대한 사랑과 정성을 느끼면 아기도 덩달아 행복감을 느끼게 된다.

엄마는 아기를 맞을 준비를 하나둘 해가야 한다. 아기 방을 만들어 꾸미고 출산용품 목록을 작성해서 하나씩 마련해 나간다. 아기용품을 구입할 때는 한꺼번에 쇼핑하는 것보다 전체적인 스타일이나 콘셉트를 정한 다음 운동 삼아 외출하며 하나씩 구입해가는 것이 좋다.

아기 못지않게 엄마의 건강관리도 중요한데, 체중관리에 신경을 쓰며 유방관리를 보다 적극적으로 해야 한다. 엄마가 함몰 유두인 경우 모유수유가 어려울 수 있으므로 의사의 지시에 따라 치료를 받거나 마사지를 해 출산 전에 치료하는 것이 좋다.

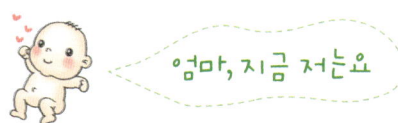

벌써 살이 토실토실 올랐어요

이 시기에는 아기가 점점 포동포동해지면서 예뻐진다. 그동안에는 아기 몸에 피하지방이 거의 없어 피부가 쭈글쭈글하고 붉은 빛을 띠었는데, 이 시기를 거치면서 많이 완화된다. 뱃속에 있을 때 아기는 태지라고 하는 흰색 크림 상태의 지방으로 뒤덮여 있다. 태지는 아기가 엄마 뱃속을 빠져나오기 쉽게 하기 위한 천연 윤활유라고 생각하면 된다.

아기는 이미 머리카락이 자라고 눈썹이 생긴 상태다. 또 눈꺼풀이 떨어지면서 속눈썹이 나고 눈을 깜빡일 수도 있게 된다. 양질의 단백질을 공급해 머리카락의 성장도 도와주는 것이 좋다.

청각도 더욱 발달해 엄마의 혈관에 혈액이 흐르는 소리나 심장 박동 소리, 위나 장에서 음식물이 소화되는 소리는 물론, 이제는 엄마의 몸 밖에서 나는 소리도 들을 수 있다. 밖에서 들려오는 음악에 대해서도 반응하기 시작한다.

가장 중요한 점은 수정 직후부터 발달하기 시작한 뇌 세포가 이 시기에 완성된다는 것이다. 이 시기에는 아기에게 충분한 영양공급을 해주어 뇌세포 성장을 도와주어야 하는데, 철분 섭취를 늘려 혈액의 생성이 원활하게 이루어지도록 해야 하며 양질의 단백질을 공급해 두뇌발달에 필요한 양분을 공급해야 한다. 또한 호르몬 분비기관의 활동도 활발해지는데, 뇌하수체, 부신, 갑상선 같은 호르몬 분비기관들이 활발하게 움직이며, 정소나 난소도 활동을 시작한다. 이 점을 고려하며 영양 섭취에 각별한 주의를 기울여야 한다.

Baby Now

- 아기의 키 28~30cm
- 아기의 몸무게 약 650g

아기의 뇌세포가 완성되는 시기인 만큼 영양공급에 각별히 신경을 써야 한다. 또 감각기간이 급격히 발달하므로 태교에 신경을 써야 한다.

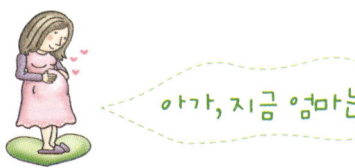

아가, 지금 엄마는

몸이 불어나며 숨이 가빠요

임신 6개월에 접어들면 태동을 확실하게 느낄 수 있다. 아기가 활발하게 움직이면 아기가 지금 어느 쪽에서 어떤 자세를 취하고 있는지도 짐작할 수 있을 정도다. 만약 이때까지 태동이 제대로 느껴지지 않는다면 전문의와 상담하고 보다 자세한 검진을 받아보는 것이 좋다.

이제 엄마는 임신 전에 비해 최소한 5~6kg 정도 체중이 늘어 있다. 그만큼 다리나 붓거나 피로해지기 쉬우며 허리나 등에 통증이 찾아온다. 또 혈관이 확장되면서 얼굴이나 어깨에 붉은 반점이 나타나기도 하며 자궁이 혈관을 압박하면서 하반신에 울혈이 생기기도 한다. 오래 서 있거나 걷는 일은 하체에 무리를 줄 수 있으므로 운동은 적당한 수준에서 마무리하고, 수시로 발과 다리를 마사지해 피로와 중압감을 풀어주는 것이 좋다. 반점이나 울혈은 아기를 낳고 나면 오래지 않아 사라진다.

이 시기의 중요한 특징 중 하나는 숨이 가빠지고 땀이 많이 난다는 것이다. 이런 증상은 갑상선 활동이 활발해지는 데서 오는 것으로, 조금만 움직여도 숨이 가빠지고 호흡을 깊게 하게 된다. 이럴 때는 몸에 무리가 가지 않도록 틈틈이 휴식을 취해주어야 한다. 특히 출퇴근시간에 대중교통을 이용하는 워킹맘이라면 주의를 기울여야 한다.

Mom Now

● **엄마의 자궁저 높이**
18~20cm

체중이 불어나며 호흡이 가쁘고 하반신에 부종이 나타난다. 울혈이나 반점 등도 이 시기 임산부들에게서 나타나는 특징적인 현상이다. 아기의 움직임이 활발한 시기이므로 주의를 기울여 태동을 관찰해 보도록 한다.

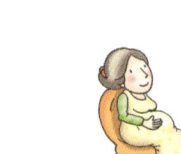

우리 아가, 뭘 먹을까

철분 섭취로 혈액 생성 도와야

이때는 고단백 식품을 섭취해 아기의 두뇌발달을 지원하는 동시에 철분 공급에 신경을 많이 써야 임신중독증을 예방하고 아기의 건강을 지킬 수 있다. 철분이 많이 들어 있는 식품으로는 다시마, 해삼, 소라, 조개 등의 해산물을 들 수 있으며, 미나리, 시금치, 브로콜리, 아스파라거스 등의 채소류도 철분 함량이 높은 대표적인 식품들로 꼽힌다. 음식을 통해 섭취하는 철분은 체내 흡수율이 낮기 때문에 이를 높이기 위해서는 비타민 C를 함께 섭취해야 하는데, 이처럼 비타민과 무기질이 풍부하면서도 철분 함량이 높은 채소류를 많이 먹어주면 아기의 성장 발달에 아주 좋다.

입덧이 완전히 끝나 이런저런 음식이 입에 당기겠지만 가급적 외식은 삼가는 것이 좋다. 외식을 하면 염분 섭취를 조절하기 어렵기 때문에 임산부의 건강에는 좋지 않다. 염분을 많이 섭취하게 되면 특별히 힘든 일을 하지 않아도 쉽게 피로를 느끼게 되고, 이런 상태가 지속되면 임신 부종과 체중 증가를 불러올 수도 있다. 다른 사람도 마찬가지지만, 임산부는 특히 약간 싱겁게 먹는 습관을 들이는 것이 좋다.

> **Tip 잇몸 출혈**
>
> 임신 중기에 이르면 잇몸 모세혈관의 압력이 증가하면서 잇몸에서 피가 나는 일이 잦아진다. 이때부터 잇몸관리를 잘해야 출산 뒤에 문제가 없다. 부지런히 양치질을 하고 심하면 치과 상담을 받도록 한다.

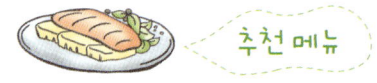

아기 두뇌발달을 촉진하는 음식 10가지

● 고소한 전통의 맛이 살아 있는 **녹두전**

녹두는 해독작용과 노폐물을 없애는 기능으로 널리 알려져 있는 매우 우수한 콩 단백 식품이다. 대형 마트에 가면 갈아진 녹두도 파는데, 조금만 부지런을 떨면 집에서 직접 해먹을 수 있고 어렵지도 않으니 거피를 직접 해보자.

필요한 재료

거피한 녹두 2컵 | 숙주 2웅큼 정도 | 돼지고기 200g | 느타리버섯 10개 | 소금 | 후춧가루 | 참기름 | 다진 파와 마늘 | 깨소금

만드는 방법

1. 녹두를 물에 담가 하루 저녁 불려 껍질을 제거하고 물을 조금씩 부으며 믹서에 갈아 소금으로 간한다.
2. 돼지고기를 다져 생강즙, 다진 마늘, 파, 참기름, 소금을 넣어 양념을 해놓는다.
3. 느타리버섯은 끓는 물에 소금을 넣고 데쳐 물기를 짜서 가늘게 찢은 다음 소금, 후춧가루, 참기름으로 주물러놓는다. 숙주도 데쳐서 같은 방법으로 간해놓는다.
4. 프라이팬에 기름을 두르고 녹두 반죽을 조그만 한 국자 떠 넣어 둥글게 펴고 그 위에 숙주, 고기, 느타리 등을 얹은 뒤 다시 녹두반죽을 반 국자 덮어 양면을 노릇하게 지진다.
5. 초간장과 곁들여 먹는다.

> **Tip** 녹두전 만들 때는
> 녹두 반죽에 다른 재료들을 한번에 섞으면 녹두 반죽이 삭아버린다. 그래서 따로 준비하여 부쳐낼 때 올리는데, 이렇게 해야 맛도 더 담백하고 녹두의 맛이 진하게 배어난다.

●● 서로를 빛나게 하는 환상의 커플 *멸치호두조림*

호두는 양질의 지방산을 함유하고 있으며 단백질과 비타민 B_2, 비타민 B_1 등이 풍부해 식용은 물론, 약용으로도 널리 쓰이는 식품이다. 칼슘의 왕, 멸치와도 아주 좋은 궁합으로 함께 조리를 하면 서로의 영양 성분 흡수를 돕고 맛을 상승시킨다.

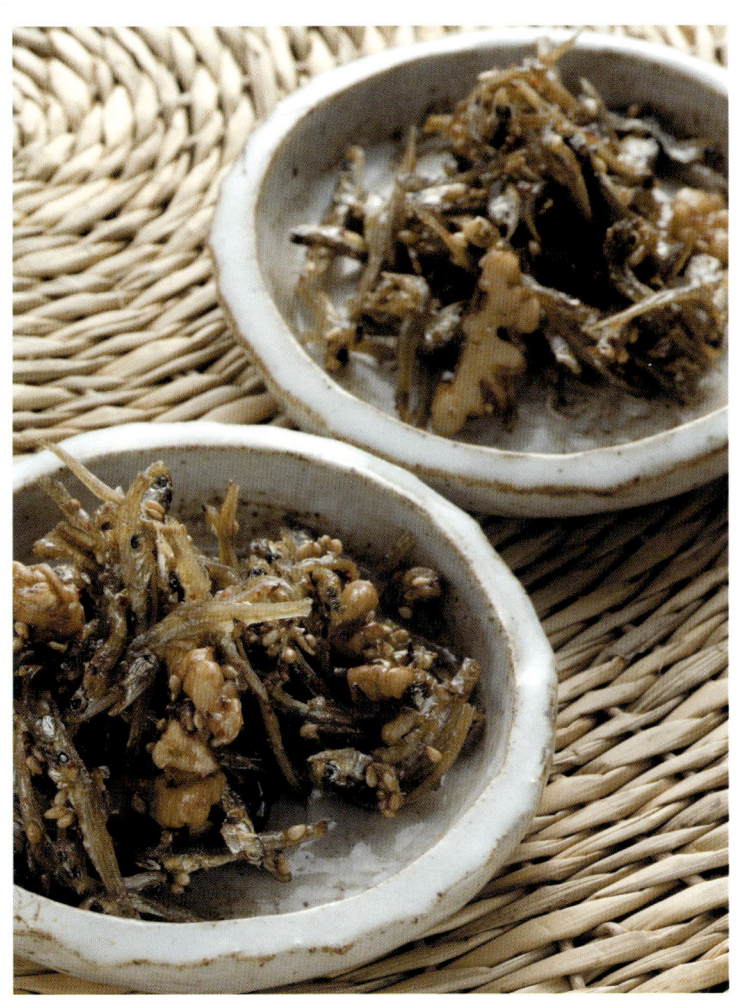

필요한 재료

멸치 중간 크기 4컵 | 깐 호두 1컵 | 설탕 1/4컵 | 식용유 1T | 물 3T | 꿀 3T | 마늘 5쪽 | 통깨 | 고추장 2T

만드는 방법

1. 호두의 쓴맛을 없애기 위해 끓는 소금물에 한 번 살짝 데쳐낸 뒤 먹기 좋게 부셔놓는다.
2. 마늘을 편으로 썰어 식용유를 두르고 볶은 다음 멸치를 약한 불에 볶아준다.
3. 팬에 물과 설탕, 고추장을 넣고 끓이는데 거품이 생기는 것처럼 보이면 설탕이 다 녹은 것이다.
4. 여기에 호두와 볶은 멸치를 넣고 버무려 양념이 어우러지게 한 뒤 통깨를 뿌린다.

서양 산모들이 즐겨 먹는 크램차우더 수프

서양에서 산후 회복식으로 즐겨 먹는 조개수프다. 우리나라 미역국보다는 못하지만 열량이 높고 훌륭한 영양 공급원이 된다. 아기와 엄마 모두를 위한 영양식으로, 맛도 좋고 식감도 부드러워 임산부에게도 아주 좋은 음식이다.

필요한 재료

개조개 1개 | 베이컨 2장 | 양파 1개 | 감자 2개 | 셀러리 1대 | 조개 삶은 국물 1컵 | 우유 2컵 | 휘핑크림 1/2컵 | 밀가루 1T | 버터 1T | 우스터소스 2t | 스톡 1개

만드는 방법

1. 조개를 손질하여 물에 삶아내 송송 썰어 놓는다. 조개 삶은 국물은 버리지 말고 1컵 따로 준비해 둔다.
2. 감자, 양파, 셀러리는 작게 깍둑썰기를 한 뒤 볶는다.
3. 베이컨은 팬에서 가열해 기름기를 뺀 뒤 송송 썬다.
4. 두꺼운 팬에 버터를 두르고 밀가루를 볶다가 조개 국물, 스톡, 볶은 야채, 우스터소스, 조개, 베이컨 순서로 넣으며 저어준다.
5. 한소끔 끓으면 불을 줄여 살짝 졸인다.

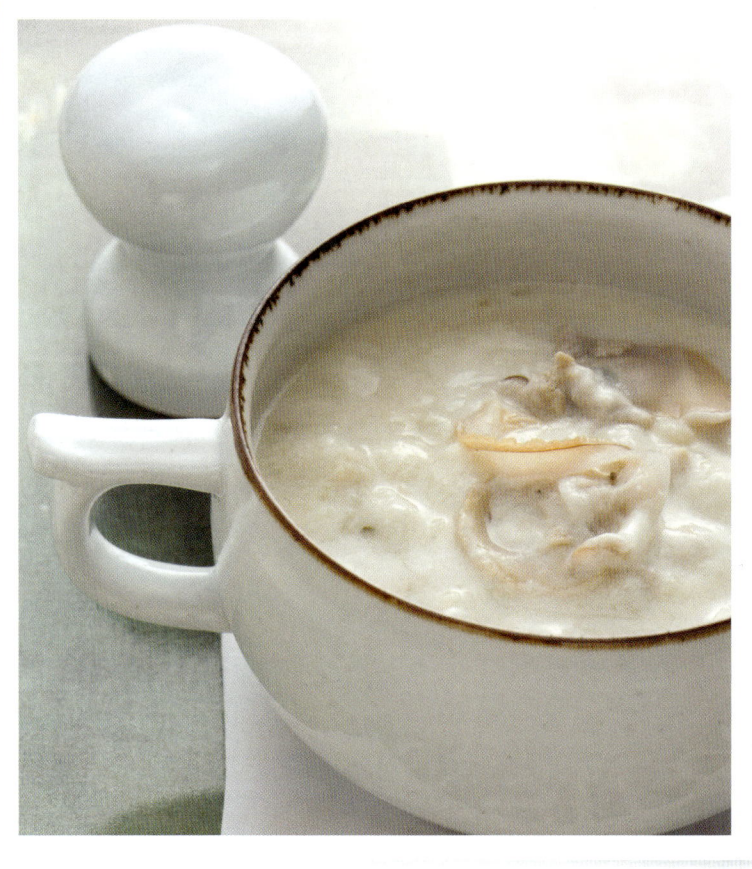

손끝으로 고유의 풍미 살리는 밀라노식 돈가스

정육점이나 식품 코너에서 만들어 놓은 기본 돈가스를 사용해도 되지만 직접 만들면 훨씬 맛있고 영양도 우수하다. 먹을 때는 산뜻한 채소요리를 곁들여 함께 먹으면 더욱 좋다.

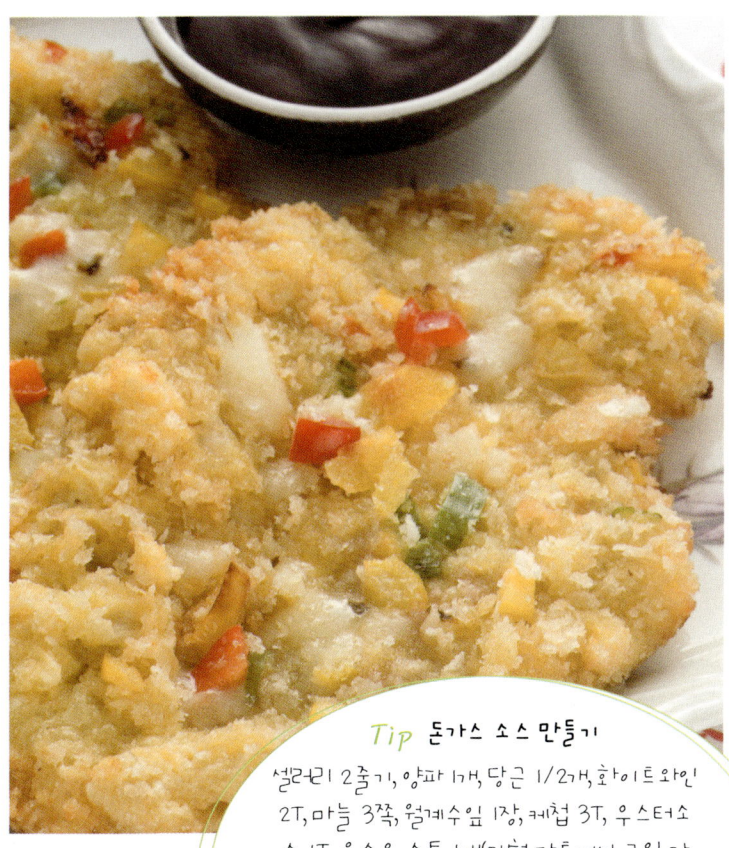

필요한 재료

돼지고기 200g | 홍피망 1개 | 청피망 1개 | 피자치즈 | 달걀 | 밀가루 | 빵가루 | 소금 | 후춧가루

만드는 방법

1. 돼지고기 살코기를 5mm 두께로 썰어 소금, 후춧가루를 뿌린 다음, 밀가루를 묻혀 놓는다.
2. 홍피망과 청피망을 잘게 다져 피자치즈와 같이 섞어 준비한다.
3. 돼지고기 사이에 2의 재료를 넣어 밀가루와 달걀을 씌운 뒤 빵가루를 덧씌운다.
4. 튀길 수도 있지만 기름을 넉넉히 붓고 부치듯이 익히면 기름기도 덜하고 기름낭비도 줄일 수 있다.
5. 접시에 담고 소스를 끼얹어 낸다.

Tip 돈가스 소스 만들기

셀러리 2줄기, 양파 1개, 당근 1/2개, 화이트와인 2T, 마늘 3쪽, 월계수잎 1장, 케첩 3T, 우스터소스 1T, 육수용 스톡 1개(대형마트에서 구입 가능), 물 2컵을 준비한다. 팬에 버터를 두르고 마늘, 어슷하게 썬 양파와 셀러리를 볶고 물과 스톡을 넣어 뭉근히 끓인다. 양이 반절로 줄어들면 케첩, 우스터소스, 화이트와인으로 맛을 낸다.

● 담백한 다이어트 식품 *돼지고기찜과 파절이*

파절이를 만들 때 깻잎을 가늘게 채쳐서 함께 넣어 버무리면 훨씬 향긋하고, 돼지고기와의 궁합도 높일 수 있어 좋다.

필요한 재료

돼지고기 500g(목등심 부분) | 생강 두 마디 | 통후추 | 마늘 5쪽 | 대파 5줄기 | 말린 홍고추 2개 | 정종 2T | 고춧가루 | 참기름 | 식초 | 간장 5T | 물 6컵

만드는 방법

1. 물 5컵을 끓이면서 생강과 홍고추, 통후추, 마늘, 대파의 파란 부분을 넣는다.
2. 돼지고기를 두 토막 정도로 잘라 넣고 40분 정도 삶는다.
3. 고기가 삶아지는 동안 대파의 흰 부분을 4cm 정도 길이로 잘라 가늘게 채친다.
4. 삶은 돼지고기를 꺼내 다시 물 한 컵과 간장 4T, 설탕 2T, 정종 2T,를 넣고 30분간 더 삶는다.
5. 채친 파를 식초 물에 담가 매운맛을 우려내고 꺼내서 물기를 제거한 뒤 고춧가루, 참기름, 간장 조금으로 살짝 양념해둔다.
6. 충분히 익힌 돼지고기를 꺼내 썰고 파절이를 곁들여 낸다.

● 균형 잡힌 영양 섭취 가능한 *쇠고기 샤브샤브*

샤브샤브는 야채와 쇠고기를 같이 먹게 되므로 균형 있는 영양식이 된다. 쇠고기 대신 닭고기 살코기를 얇게 저며 닭고기 샤브샤브로 해먹어도 기름기가 없어 좋다.

필요한 재료

쇠고기 300g(아주 얇게 썰어져야 함) | 배추 5잎 | 미나리 100g(1단 정도) | 표고버섯 5장 | 느타리버섯 5개 | 대파 2줄기 | 양파 1/2개 | 팽이버섯 1봉지 | 양송이버섯 5개 | 두부 1/2모 | 육수와 물 섞은 것 4컵 | 실파, 양념소스(육수 1/2컵, 간장 3T, 땅콩버터 1T, 식초 1T, 설탕 1T, 사과 1/4개, 통깨 3T)

만드는 방법

1. 쇠고기는 기름기가 없는 부분으로 준비해 얇게 썰어 가지런히 준비한다. 샤브샤브용으로 구입하는 것도 괜찮은 방법이다.
2. 배추는 어슷하게 썰고 양파는 채치고 미나리는 줄기 부분만 4cm 길이로 썬다. 버섯을 다듬고, 두부도 적당히 썰어 준비가 되면 큰 접시에 보기 좋게 담는다.
3. 분쇄기에 통깨와 땅콩버터를 넣고 갈다가 나머지 재료를 다 넣어 섞고 맨 위에 실파를 다져 올린다.
4. 식탁에 올릴 큰 냄비에 육수와 물을 섞어 끓이면서 채소와 쇠고기를 넣어 익으면 소스에 찍어 먹는다.

Tip 버섯 다듬는 법
표고는 얇게 모양내어 썰기.
팽이는 끝부분만 잘라내면 끝.
느타리는 손으로 적당히 찢기.

● DHA가 많은 고급 생선 *연어구이*

연어는 DHA가 많은 고급 생선으로, 맛이 담백해 통조림이나 찜, 구이, 훈제 등 다양한 조리에 활용된다. 다른 물고기에 비해 비타민 A와 D가 특히 풍부하며 단백질과 지방 등의 영양소도 풍부하다.

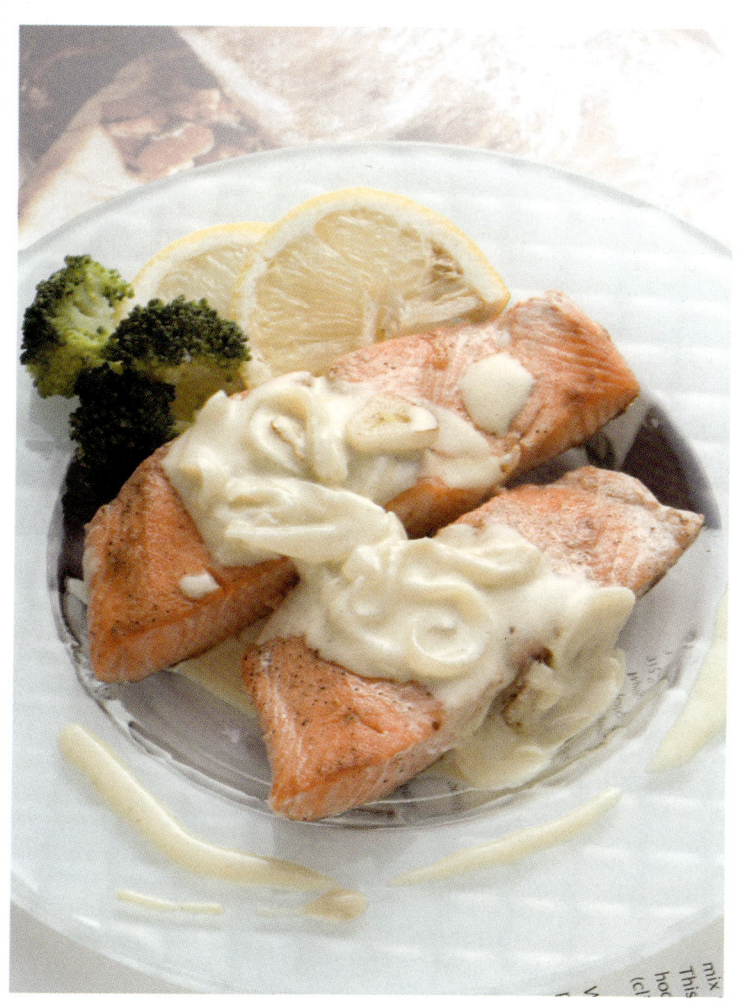

필요한 재료

연어 2토막 | 육수 1/2컵 | 생크림 5T | 머스터드 소스 2T | 다진 양파 3T | 소금 | 후춧가루 | 올리브오일 | 브로콜리 | 레몬

만드는 방법

1. 소스 팬에 올리브오일을 넣고 양파를 볶다가 육수와 생크림, 머스터드, 소금, 후춧가루를 넣고 간하여 은근히 졸인다.
2. 손질된 연어는 올리브오일에 소금, 후춧가루를 뿌리고 굽는다.
3. 브로콜리를 끓는 물에 데쳐 곁들인다.

가다랭이 향 가득한 메로구이

메로는 추운 바다에 사는 어종으로 필수지방산과 단백질이 풍부하고 맛이 뛰어나다. 가운데 뼈 부분 외에는 가시가 없어 아이들 이유식이나 산모의 영양식으로 좋다. 생선구이를 할 때 하루 전에 미리 재우고 그 물에 적셔가며 구우면 타지도 않고 색깔도 먹음직스럽게 구워진다.

필요한 재료

메로 300g | 간장 1/2컵 | 설탕 1/4컵 | 맛술 5T | 양파 | 대파 | 레몬 1/2개 | 생강 한 마디 | 물 5컵 | 가다랭이 50g | 다시마 10cm 2장

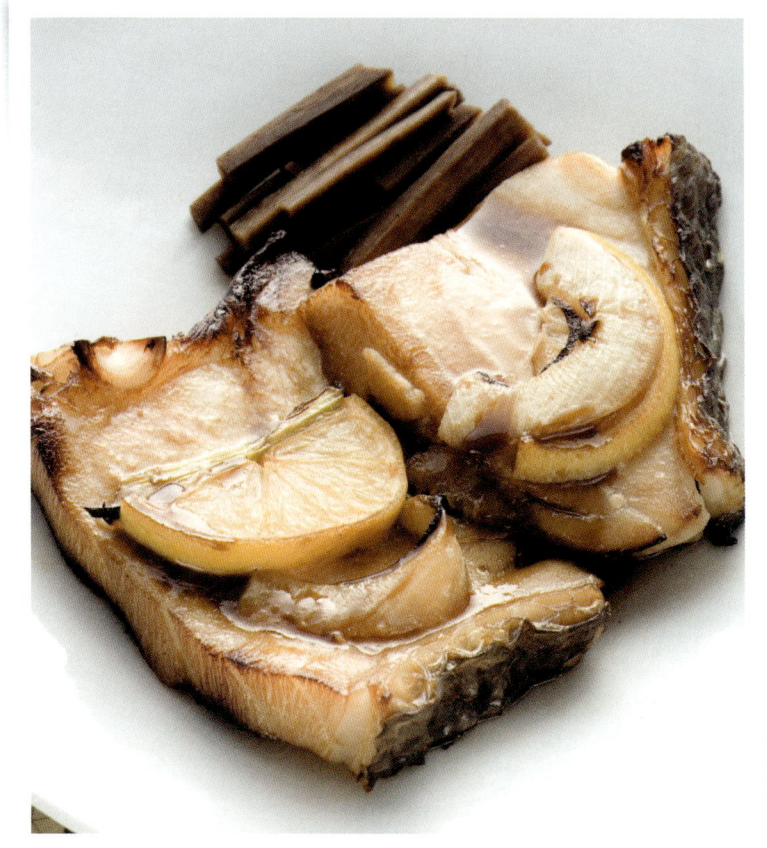

만드는 방법

1. 메로는 비늘이 거세기 때문에 조심스럽게 벗겨서 준비한다.
2. 물에 다시마를 넣고 끓이다가 다시마물이 우러나면 불을 끈다.
3. 가다랭이를 넣고 7분 정도 뚜껑을 비스듬히 열고 국물을 우려낸다. 끓일 필요는 없다.
4. 우려낸 물에 간장과 설탕, 맛술을 넣고 적당히 썰어 놓은 대파와 레몬, 양파, 생강을 넣고 하루저녁 재운다.
5. 우려낸 가다랭이 국물에 적셨다 굽기를 세 번 반복한다.

● 기름기 적고 단백질 풍부한 곰탕

곰탕은 기름기가 적은 양지머리와 양, 곱창 등을 넣어 조리한 음식으로 위에 부담이 없고 영양이 풍부한 보양식이다. 또한 단백질이 풍부해 아기의 두뇌발달에 커다란 공헌을 할 수 있는 음식이다.

만드는 방법

1. 끓는 물에 양을 살짝 데쳐 검은 부분을 숟가락으로 긁어낸다.
2. 곱창은 굵은 소금에 박박 문질러 씻는다.
3. 커다란 냄비에 물을 붓고 양지머리와 손질한 양과 곱창을 넣고 푹 끓인다.
4. 무, 파, 마늘, 생강을 통째로 넣어 국물이 뽀얗게 우러나면 무는 건져서 썰고 고기도 건져서 양념하고 파, 마늘, 생강은 건져 버린다.
5. 끓인 국물에 무와 양념한 고기를 넣고 소금과 후춧가루로 간해서 먹는다.

필요한 재료

양지머리 300g | 소 양 300g | 소 곱창 300g | 마늘 1통 | 파 3뿌리 | 무 1/2개 | 생강 반 마디 | 물 15컵 | 소금 | 후춧가루 | 참기름 | 다진 파 | 다진 마늘

● 생강소스로 맛을 낸 삼치구이

삼치는 지방 함량이 높은 편이지만 불포화지방산이기 때문에 동맥경화, 뇌졸중, 심장병 예방에 도움을 주는 식품이다. 구이, 찜, 튀김 등으로 다양하게 조리하여 먹을 수 있다. 단, 살이 연하고 지방질이 많아 다른 생선에 비해 빨리 상하므로 식중독에 주의해야 한다.

만드는 방법

1. 생강을 강판에 갈아 짜서 생강즙을 내고 간장, 설탕, 맛술, 육수를 섞어 생강 소스를 만든다.
2. 삼치를 손질하여 생강소스에 재워 놓았다 불에 올려 소스를 발라가며 굽는다.
3. 다 구워지면 레몬즙을 뿌린다.

필요한 재료

삼치 1마리 | 생강소스(생강 한 마디, 육수 5T, 간장 5T, 설탕 3T, 맛술 3T), 레몬 1/4조각

> **Tip** 생선구이와 함께 먹으면 좋은 일본된장국
>
> 일본된장은 우리나라 된장과 달리 짜지 않고 단시간에 손쉽게 조리할 수 있다. 요즘은 마트에서도 쉽게 구입할 수 있는데 색깔이 연한 것을 고르는 것이 좋다. 육수 2컵에 물 2컵과 일본된장 3T를 넣고 살짝 끓여 두부를 넣고 파를 넣어 마무리하면 생선구이와 잘 어울리는 국이 완성된다. 일본된장국은 오래 끓이지 않는 것이 포인트. 두부 대신 미역을 조금 넣어도 좋다.

25~28주 : : 7개월
뇌기능이 더욱 섬세해지는 시기

6개월 이후 아기는 급격히 빠른 성장세를 보이게 된다. 7개월째 접어들면 뇌기능이 더욱 섬세하게 발달하기 시작하며 감각이나 정서도 발달하게 된다. 이 시기의 아이에게는 안정적이고 평화로운 경험이 중요하다. 엄마가 즐겁고 편안한 마음으로 생활해야 아기도 긍정적인 느낌을 갖게 된다.

맑은 산소를 듬뿍 전해주세요

7개월에 접어들면 아기는 신체적으로는 물론, 정서적, 감각적으로도 급격한 발달을 이루게 된다. 시각이 완성되어 주변의 사물을 둘러볼 수 있게 되고, 청각이 보다 예민해져 엄마와 아빠의 목소리를 구별할 수 있을 정도가 된다. 아빠가 엄마의 배를 어루만지면서 말을 걸어주면 정서적으로 안정되고 감성이 풍부한 아기로 자라게 된다.

또한 뇌기능이 빠르게 발달하면서 몸의 움직임을 통제할 수 있게 된다. 이 시기의 아이들에게는 맑은 산소를 충분히 공급해주는 일이 아주 중요하다. 공기가 맑은 공원을 산책하거나 복식호흡을 통해 보다 뱃속 끝까지 공기를 끌어들여주면 아기의 뇌 발달을 도울 수 있다. 음식을 섭취할 때도 산소가 많이 함유되어 있는 음식을 골라 먹으면 좋다. 신선한 채소나 과일, 구근 등을 활용한 음식을 많이 섭취하는 것이 좋으며, 물도 가급적 깨끗한 생수를 마시도록 한다.

또한 이 시기는 아기의 팔 다리가 길어지는 시기이므로 이때의 영양공급이 이후 아기의 신장과 관련이 있을 수도 있다. 신장은 유전적인 성향이 강하지만 요즘은 태아나 유아기의 영양섭취가 큰 영향을 미치는 것으로 알려져 있으므로, 관심을 가지고 균형 잡힌 영양 섭취에 신경을 써야 한다.

이 시기에는 꼭!

● 배가 커져 걸음걸이가 불편해지므로 장시간 외출을 삼가고 넘어지지 않도록 주의한다.

● 하반신에 가해지는 하중이 커지면서 정맥류나 치질, 부종이 올 수 있으므로 장시간 서 있는 일은 피하는 것이 좋다.

● 갑자기 일어나거나 기지개를 크게 켜면 빈혈이나 하지 경련이 일어날 수 있으므로 조심스럽게 움직여야 한다.

● 잠잘 때 다리를 높여 피로와 부기를 풀고 정맥류를 예방한다.

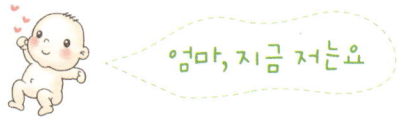
엄마, 지금 저는요

제 의지대로 움직일 수 있어요

이때쯤이면 아기의 뇌는 더욱 섬세하게 발달해 자신의 몸을 스스로 컨트롤할 수 있을 만큼 성장한다. 이전에는 무의식적으로 팔다리를 움직이거나 양수를 삼키는 행동을 했었는데, 이제는 스스로의 의지에 의해 몸을 움직이게 되는 것이다. 이때부터는 엄마 젖꼭지를 찾는 반사 능력도 연습하게 되는데, 자신의 손가락이 입 근처에 닿으면 반사적으로 얼굴을 돌려 빨기도 한다. 또 폐포 주위의 혈관이 급속히 늘어나면서 폐가 발달하고 출생 후 폐호흡을 위한 연습도 한다.

Baby Now

- 아기의 키 약 35cm
- 아기의 몸무게 약 1kg

아기의 뇌가 더욱 섬세하게 발달해 자신의 의지대로 몸을 움직일 수 있게 된다. 청각도 더욱 예민해지기 때문에 불필요한 자극을 주지 않도록 주의하는 것이 좋다.

임신 27주 정도 되면 시력이 생성되어 주변을 둘러보기도 하며, 청각도 더욱 발달되어 엄마의 목소리나 배 밖에서 들려오는 소리에 관심을 기울인다. 이때는 엄마의 배가 커지면서 복벽이 얇아져 외부 세계의 소리가 더욱 잘 들리게 된다. 그러나 아기가 소리를 듣는다고 해도 우리가 보통 소리를 듣는 것처럼 선명하게 들을 수 있는 것은 아니다. 양수 속에서 낮고 둔탁한 소리로 듣게 된다. 성인들도 물 속에서는 잘 들을 수 없는 것과 같은 이치다.

아직 아기의 얼굴은 주름투성이지만 얼굴 윤곽은 제법 뚜렷해지고 있다. 팔과 다리도 더 길어져 균형을 잡아가고, 머리카락도 벌써 5mm 정도까지 자라 귀여운 모습으로 변해가고 있다. 투명했던 피부는 불그스름한 빛을 띠면서 불투명하게 변하고 전신에 배내털이 돋아 있다. 이 즈음에 아기는 머리를 아래로 향해 출산을 위한 자세를 취하게 된다. 이후 아기가 더 성장하면 자궁 안이 좁아져 몸을 마음대로 돌릴 수 없기 때문에 미리 자리를 잡는 것인데, 이때 위치를 제대로 잡지 못하면 역아가 되므로 역아를 바로잡는 체조를 해 바로잡아야 한다.

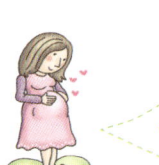
아가, 지금 엄마는

여러 가지 임신 트러블이 나타나요

아기는 커지고 복벽은 얇아지면서 이제는 다른 사람도 태동을 느낄 정도가 된다. 엄마의 배에 손을 얹으면 아기가 발을 쭉 뻗거나 머리를 들이미는 듯한 느낌을 전해 받게 된다. 이 시기에 엄마는 여러 가지 임신 트러블을 겪게 되는데, 호르몬의 영향으로 골반 관절이 느슨해지면서 요통이 찾아오고 자궁이 늘어나며 갈비뼈 위까지 압박을 받게 돼 맨 아래쪽에 있는 갈비뼈에 통증이 느껴진다. 또 위장이 압박을 받아 소화불량이 발생하며 자궁 근육이 확장되고 자궁을 지지하고 있는 인대가 늘어나 아랫배가 따끔거리거나 통증이 느껴지기도 한다.

배가 앞으로 불러옴에 따라 몸의 중심이 앞으로 쏠려 걸음걸이에 불편이 생기기도 한다. 이때 허리를 너무 뒤로 젖히면 척추와 허리 근육에 무게가 실려 요통을 유발할 수 있으므로 주의해야 한다. 다리가 저리고 붓는 것은 기본. 체중이 늘어나면서 다리에 가해지는 하중이 커지면서 다리가 붓고 쉽게 피로해지고 배가 대퇴부 정맥을 압박해 쥐가 나거나 다리가 저리기도 한다.

임산부들을 우울하게 만드는 미용상의 문제는 임신선과 정맥류. 임신선은 배가 불러옴에 따라 피부가 당겨지면서 몸의 구석구석에 나타나는 가는 보라색 선을 가리킨다. 임신선은 피하 조직이 파열되면서 생기는 일종의 피멍 같은 것으로, 유방이나 배, 허벅지 등 갑자기 살이 찌는 부위에 주로 나타난다. 하지만 출산 후에는 색이 옅어져 점차 사라지므로 걱정할 필요는 없다. 다만, 비만이 되지 않도록 주의하는 것이 중요하다.

정맥류는 종아리나 허벅지 안쪽, 외음부 등의 혈관이 심하게 도드라지거나 부풀어 오르는 것을 말한다. 색깔까지 거무스름해져 걱정스럽다. 정맥류는 자궁이 하반신의 정맥을 압박하면서 혈관

Mom Now

● 엄마의 자궁저 높이
21~24cm

엄마는 이제 이런저런 임신 트러블을 겪게 된다. 배가 불러오는 압박감 때문에 여기저기 통증이 나타나기 시작하고 다리가 붓고 임신선이나 정맥류도 나타난다.

내 압력의 균형이 깨지거나 호르몬의 영향으로 나타나는 것으로, 오랫동안 서 있으면 증세가 심해진다. 수시로 다리를 높여 부기를 제거해주고, 마사지를 해주면 효과를 볼 수 있다.

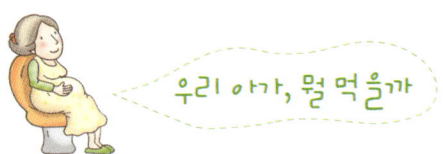

신선한 채소와 구근식품 중심으로

이 시기의 음식은 이전 달과 비슷하게 섭취하면 큰 무리가 없다. 여전히 비만에 주의하면서 가벼운 걷기운동을 시작하면 좋다. 가까운 교외로 드라이브를 나가거나 공기가 좋은 공원에서 산책을 하는 것은 좋은 음식 못지않게 중요하다. 엄마가 맑은 공기를 쐬면 아기도 신선한 산소를 충분히 공급받을 수 있기 때문이다.

음식에서도 깨끗한 산소와 무기질, 비타민 등의 공급을 늘려 주는 것이 좋다. 비만이나 변비 등의 염려가 큰 시기이기 때문에 신선한 채소와 나물 중심으로 식탁을 채우는 것이 좋다. 더덕이나 연근 같은 구근식품도 생명력을 간직하고 있어 임산부에게는 아주 좋은 식품이다. 과실류로는 감이나 석류, 견과류 등을 섭취해 입맛을 지켜준다. 특히 호두나 잣 같은 견과에는 영양소가 풍부하게 함유되어 있으며 아기의 머리를 좋게 하는 다양한 성분들이 들어 있는 것으로 알려져 있다.

가장 조심해야 할 음식은 짠 음식. 외식과 인스턴트식품은 의식적으로 멀리하는 것이 좋다. 인스턴트식품은 대부분 염분이 높아 많이 먹으면 아기에게 아토피나 알레르기가 생기기 쉽다. 움직이기 귀찮다고 해서 손쉬운 음식을 찾을 게 아니라 더욱더 경각심을 갖고 음식의 취사선택에 절제력을 발휘해야 한다.

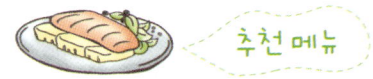 *추천 메뉴*

아기 두뇌발달을 촉진하는 음식 7가지

● 얼큰 시원한 일품요리 — 낙지해물전골

냄비 째 식탁에 올려 끓이면서 먹는 전골은 간단하면서도 먹음직스러운 별미이다. 낙지와 해물이 어우러지면서 내는 얼큰한 국물 맛이 시원하다. 영양가가 풍부한 것은 두말 할 필요도 없다. 낙지는 너무 오래 끓이면 질겨지기 때문에 살짝 익혀서 먹으면 되고, 나중에 우동을 넣어서 먹어도 좋다.

필요한 재료

낙지 2마리 | 꽃게 1마리 | 표고버섯 3장 | 미더덕 100g | 풋고추 1개 | 무 반 개 | 배추 5잎 | 새우 4마리 | 모시조개 5개 | 양송이 3장 | 홍고추 1개 | 양파 1개 | 육수 3컵

만드는 방법

1. 낙지는 소금으로 문질러 깨끗이 씻은 뒤 5cm 크기로 썬다.
2. 꽃게도 손질하여 먹기 좋은 크기로 썰고 미더덕도 씻어서 준비한다.
3. 배추는 데쳐서 적당히 썰고 풋고추, 홍고추는 어슷하게 썬다.
4. 조개는 소금물에 담가 해감을 토하게 한다.
5. 무를 얄팍하게 썰어 전골냄비에 깔고 그 위에 배추도 깐 뒤 준비한 재료를 색스럽게 돌려 담는다.
6. 육수를 붓고 다데기를 넣어 끓여준다.

> **Tip 다데기 양념 만들기**
> 필요한 재료 : 다진 마늘 1T, 다진 파 1T, 생강 1t, 고춧가루 2T, 멸치액젓 2T, 고추장 1T, 소금 약간
> 만드는 방법 : 모든 재료를 한 그릇에 담아 잘 섞어준다.

고소한 맛이 일품인 고구마돼지고기조림

임신 중에는 될 수 있으면 기름기를 많이 섭취하지 않으면서 영양이 풍부한 음식으로 메뉴를 구성해야 한다. 똑같은 재료라도 튀기는 것과 볶는 것에는 많은 차이가 있다. 이 재료도 튀기면 더 맛있을 수도 있지만, 맛보다는 영양을 생각하는 것이 좋다.

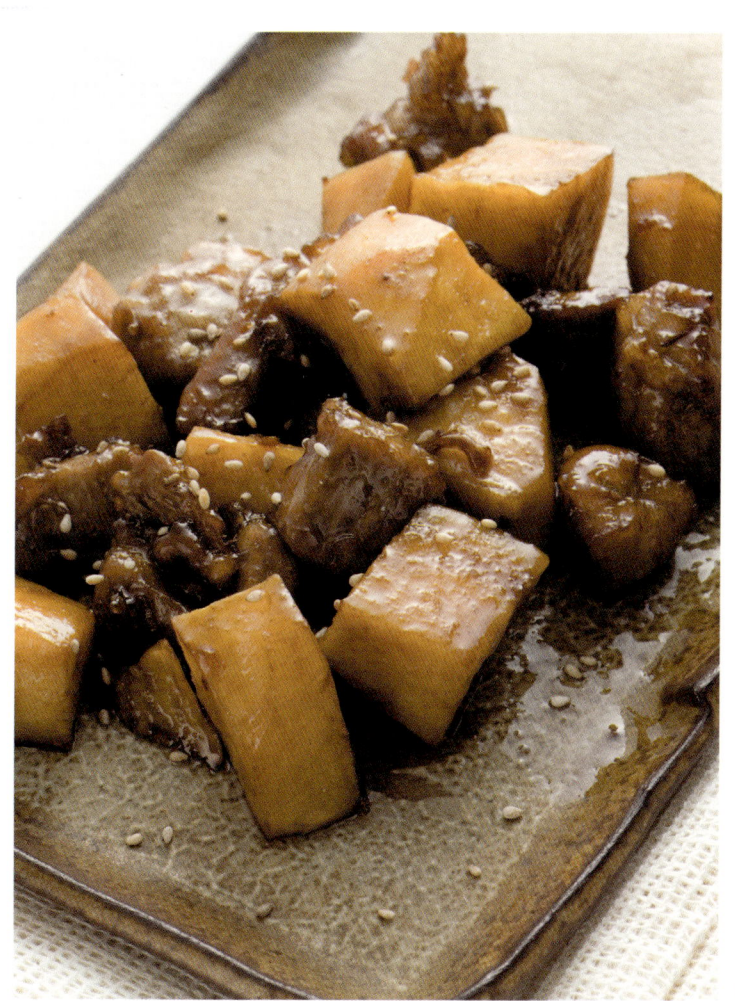

필요한 재료

고구마 1개 | 돼지고기 150g | 소금 | 후춧가루 | 녹말가루 4T | 식용유 | 조림장(간장 4T, 생강즙 1/2t, 정종 1T, 설탕 2T, 육수 1/4컵)

만드는 방법

1. 약간 굵은 채로 고구마와 돼지고기를 썰어 (0.5cm×4cm) 돼지고기는 소금, 후춧가루, 생강즙으로 밑간을 한다.
2. 고구마와 돼지고기에 녹말가루를 입힌다.
3. 팬에 기름을 두르고 고구마를 어느 정도 익으면 먼저 볶다가 돼지고기를 넣고 볶는다.
4. 조림장을 넣고 간을 맞추면서 조린다.

● 호텔에서 먹는 바로 그 맛 — 버섯크림수프

수프로 향을 즐기며 먹기엔 버섯만큼 좋은 재료도 없을 성싶다. 특히 참기름과 올리브오일을 섞어서 볶아주면 환상적인 맛의 조화를 만들어낸다. 흰밥을 넣으면 생크림을 넣는 것보다 농도를 맞추기 쉽고, 지방을 적게 섭취할 수 있다.

필요한 재료

생표고버섯 3개 | 양송이버섯 3개 | 팽이버섯 1묶음 | 다진 마늘 1t | 다진 양파 2T | 참기름 1t | 올리브오일 2T | 생크림 1컵 | 흰밥 1/2컵 | 실파 | 소금 | 치킨스톡 1개 | 물 3컵

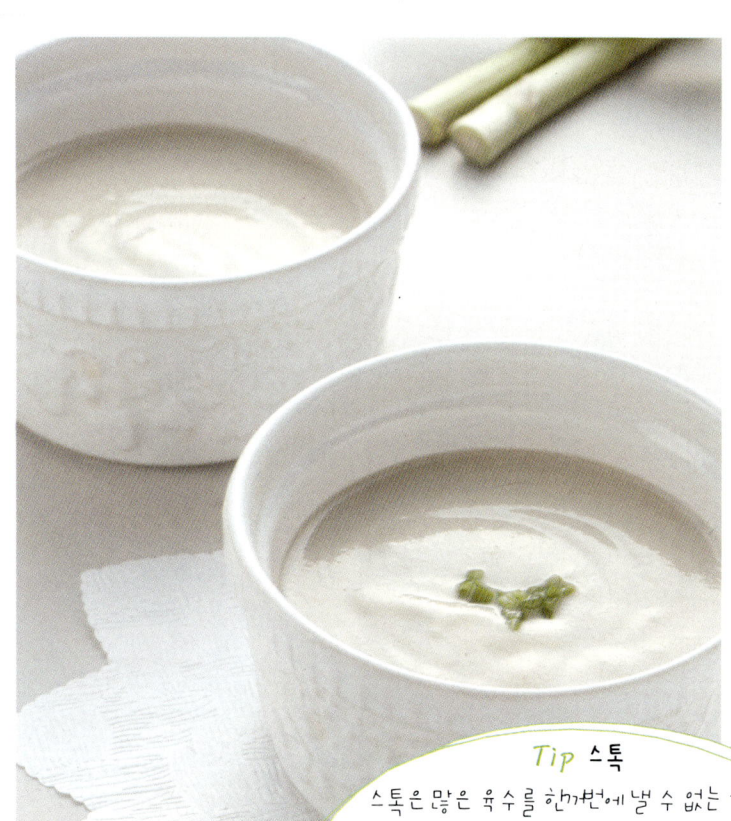

만드는 방법

1. 표고, 양송이, 팽이 등 세 가지 버섯을 끓는 물에 데쳐 채친다.
2. 팬에 올리브오일과 참기름을 두르고 마늘과 양파를 정성껏 타지 않을 정도로 볶는다.
3. 여기에 데친 버섯을 넣어 볶다가 물을 붓고 흰밥과 스톡을 넣어 서서히 끓인다.
4. 준비한 재료가 어느 정도 식으면 믹서에 가볍게 갈아낸다.
5. 소금과 후춧가루로 간을 맞춘 후 생크림을 넣어 그릇에 담는다.
6. 실파를 송송 썰어 살짝 장식한다.

Tip 스톡

스톡은 많은 육수를 한꺼번에 낼 수 없는 가정에서 흔히 쓰는 육수용 고형체다. 여기서는 치킨스톡을 사용했다. 서양 수프는 등뼈를 오븐에 구워낸 뒤 야채와 함께 넣고 은근한 불에 오랫동안 끓여서 만드는데 이와 같은 공정을 집에서는 하기 힘들기 때문에 재료 상에서 손쉽게 구할 수 있는 스톡을 사용한 것이다.

신선한 재료 맛이 개운한 해물냄비우동

임신 중에는 기름에 튀긴 음식은 금하는 것이 좋다. 우동에도 튀김을 몇 개 넣으면 한결 맛있지만 역시 자제하는 것이 좋다. 구하기 쉬운 자연 자료들로 간단하게 만들 수 있는 요리가 임산부에게는 최고의 요리라고 할 수 있다.

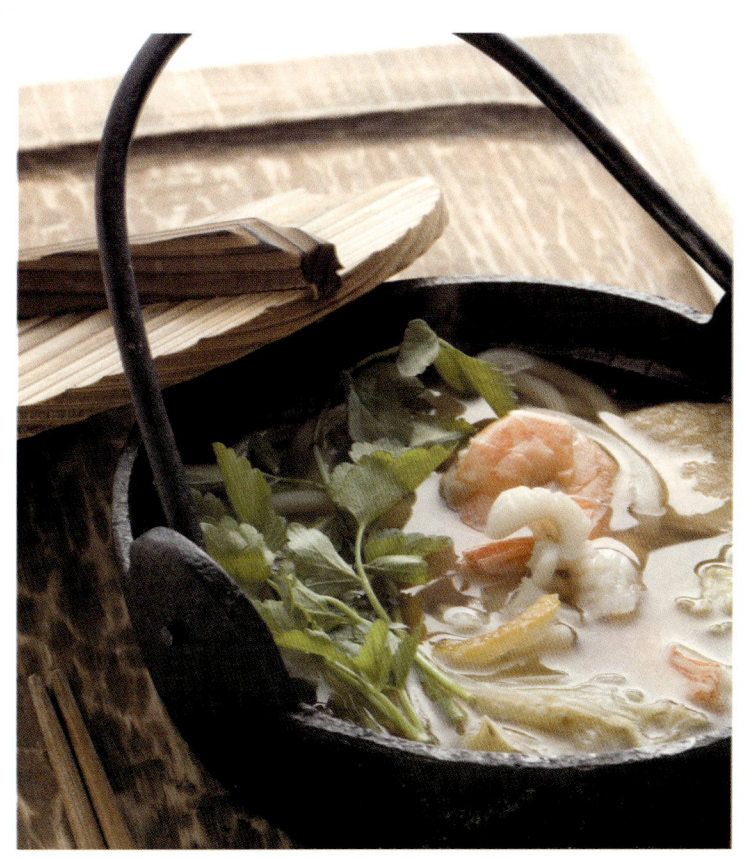

필요한 재료

모시조개 5개 | 갑오징어 1마리 | 새우 3마리 | 배춧잎 2장 | 시금치 1/2단 | 당근 1/3개 | 표고 2장 | 대파 1대 | 꽃어묵 | 팽이버섯 | 쑥갓 | 우동면 | 육수 3컵 | 간장 2T | 맛술 2T

만드는 방법

1. 모시조개는 소금물에 담가 해감을 제거한다.
2. 오징어는 껍질을 벗겨 손질하고 새우는 내장을 빼낸다.
3. 배춧잎과 시금치를 데쳐서 배춧잎으로 시금치를 돌돌 말아서 적당한 크기로 썰어둔다.
4. 당근과 표고는 모양을 내서 잘라둔다.
5. 대파는 어슷하게 썰고 꽃어묵도 적당한 두께로 썰어서 준비한다.
6. 준비한 재료를 냄비에 넣고 끓인 후 팽이버섯과 쑥갓을 얹어서 낸다.

● 최고의 식품 궁합으로 만들어낸 **감자브로콜리캐서롤**

브로콜리는 항암작용과 위궤양 완화에 큰 효과가 있는 것으로 알려진 식품이다. 특히 셀레늄이 풍부하게 함유되어 있어 항노화, 면역체계 강화, 어린이 성장발육 등에 지대한 공헌을 한다. 감자와도 아주 잘 어울리는 식품 궁합으로 임산부나 어린들에게 아주 좋다. 입맛이 없을 때 캐서롤을 만들어 바게트 빵과 함께 먹으면 아주 맛있다.

필요한 재료

감자 3개 | 버터 1T | 우유 1/2컵 | 소금 1/2t | 브로콜리 1송이 | 다진 쇠고기 100g | 올리브오일 1T | 양파 1/2개 | 마늘 3쪽 | 소금 | 후춧가루 | 치즈 | 파마산 치즈가루

만드는 방법

1. 감자는 껍질을 벗겨 소금을 조금 넣고 삶아서 으깬다. 여기에 버터와 우유를 넣어 촉촉하게 준비한다.
2. 브로콜리는 적당한 크기로 잘라서 끓는 물에 데쳐낸다.
3. 마늘은 편으로 썰고 양파는 채쳐 올리브오일에 볶다가 고기를 넣고 소금과 후춧가루를 넣어 간을 맞춘다.
4. 캐서롤 그릇에 3의 재료를 넣고 수저로 감자 으깬 것을 한 숟갈씩 떠서 넣고 브로콜리를 사이사이 넣는다.
5. 파마산 치즈가루와 치즈를 얹어 225도에서 15분간 굽는다.

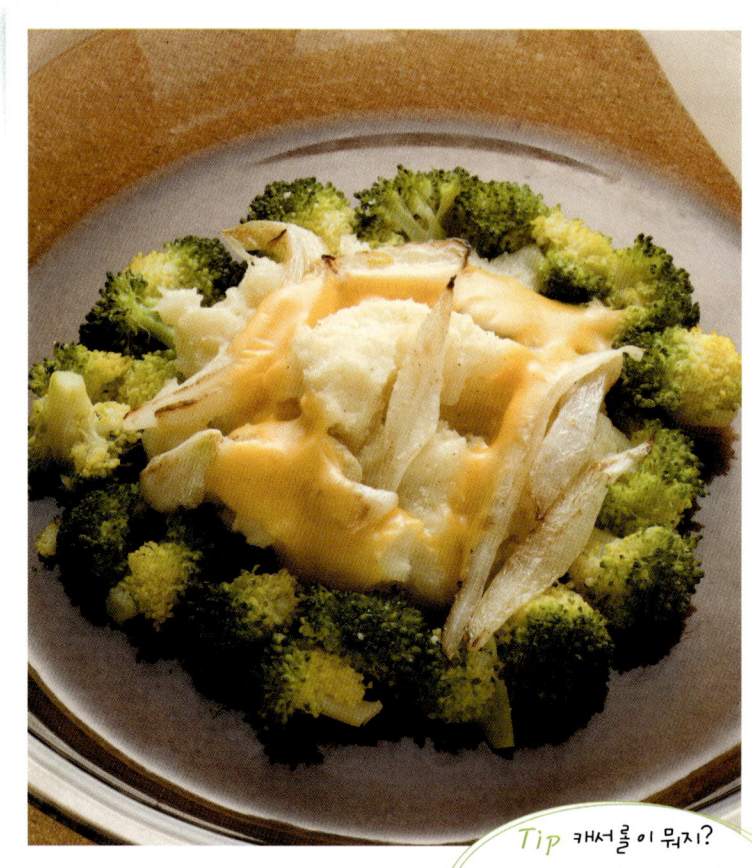

Tip 캐서롤이 뭐지?
캐서롤은 서양식 찜냄비를 말하는데, 법랑이나 내열자기 등을 생각하면 된다.

●● 산뜻한 맛의 보양식 *대구 그라탱*

영양만점 대구살을 이용해 그라탱을 만들면 복잡하게 끓이지 않아도 되고, 산뜻한 입맛을 즐길 수도 있어 임산부들에게는 추천할 만한 음식이다. 생으로 이용하기 번거롭다면 냉동 살을 이용해도 괜찮고 맛살 대신 게살을 쓰면 더욱 좋다. 포를 뜨고 남은 대구는 생선육수로 활용, 된장국이나 북어국을 끓일 때 넣으면 좋다.

만드는 방법

1. 대구를 앞뒤로 포를 떠서 소금, 후춧가루, 레몬즙, 우유를 뿌리고 잠시 둔다.
2. 맛살과 실파는 다져서 준비해 둔다.
3. 2에 마요네즈와 날치알, 후춧가루를 넣고 골고루 섞는다.
4. 오븐 용기에 대구살을 담고 준비한 3의 재료를 끼얹는다.
5. 파마산 치즈를 뿌려 210도에서 20분 정도 노릇하게 굽는다.

필요한 재료

대구 1마리 | 레몬즙 1T | 우유 2T | 맛살 3개 | 실파 2/3단 | 날치알 2T | 마요네즈 2T | 파마산치즈 3T | 소금 | 후춧가루

●● 비타민이 듬뿍 들어 있는 *감자부침*

감자의 단백질은 필수 아미노산을 골고루 함유하고 있으며 비타민도 많다. 특히 감자의 비타민은 열을 가해도 파괴되지 않기 때문에 음식을 통해 비타민을 섭취하기에 아주 좋은 식품이다. 감자부침은 반찬으로나 간식으로나 훌륭한 영양 공급원이 된다.

만드는 방법

1. 감자는 껍질을 벗겨 강판에 갈거나 물 없이도 갈 수 있는 믹서에 간다.
2. 깻잎과 양파는 곱게 채치고 홍고추는 씨를 빼고 다진다.
3. 갈아둔 감자에 소금으로만 간을 하고 깻잎, 양파를 넣고 팬에 기름을 두르고 지진다.
4. 떠 넣은 반죽 위에 고추를 살짝 얹어 노릇하게 구워낸다.

필요한 재료

감자 3개 | 깻잎 5장 | 양파 1개 | 홍고추 1개 | 올리브오일

29~32주 :: 8개월
뇌가 커지며 신경계가 활발해져

이 시기에 아기는 뇌가 부쩍 커지는데, 신생아와 다름없을 정도로 거의 완성된다. 이때는 두뇌 발달에 도움을 주는 음식과 자극으로 적극적인 태교를 시도해 보는 것이 좋다. 그러나 엄마의 몸이 급격히 무거워지고 있어 활동에 제약을 받게 된다. 조용히 앉아 음악을 듣거나 동화를 읽어주는 것만으로도 큰 도움이 된다.

이 시기에는 꼭!

- 입원 시 필요한 물건들을 미리 점검하고 하나씩 챙겨간다.
- 식사 조절로 고혈압, 부종, 단백뇨, 비만, 임신중독증 등을 예방한다.
- 출산의 고통을 줄여주는 호흡법을 배워 연습을 해둔다.
- 적당한 운동을 통해 비만을 예방한다. 가벼운 걷기운동이 권할 만하다.

엄마의 건강을 지켜주는 영양섭취와 휴식

엄마의 뱃속에 있는 아기는 탯줄을 통해 태반으로부터 산소를 공급받는다. 아기의 폐는 출산 직전까지는 불완전한 상태이며 출산 과정을 통해 폐호흡으로 전환하며 기능을 완성하게 된다. 그래서 제왕절개를 하는 아기들은 자연분만을 한 아기들보다 폐기능이 떨어진다고 한다. 아기는 이미 이 시기부터 폐호흡을 준비하고 있지만 아직은 스스로 호흡을 하거나 체온조절을 할 수 있는 단계는 아니다. 그러나 조산을 하더라도 8개월 이후의 태아는 생존확률이 높은 편이다.

이 시기는 엄마나 아기 모두에게 아주 중요한 시기다. 아기는 두뇌발달이 활발해지고 신경계가 활발해지면서 이런저런 자극을 받아들이게 되므로 영양공급과 감각적 자극을 제공해야 하며, 엄마는 갑자기 체중이 증가하거나 고혈압, 단백뇨 등의 증세가 나타날 수 있으므로 식생활과 운동, 생활습관 등에 방어적으로 생활해야 한다.

특히 이 시기가 되면 팔다리에 부종이나 나타나거나 저리며 조금만 움직여도 극심한 피로감이 밀려온다. 약간의 부종은 거의 모든 임산부가 겪는 일이지만 아침부터 얼굴이 심하게 붓거나 하루 종일 부기가 빠지지 않는다면 임신중독증일 가능성이 있으므로 전문의와 상담하도록 한다. 예방 차원에서는 비만을 가장 주의해야 한다. 몸이 무거워지면서 운동량은 줄어드는데, 아기의 두뇌발달을 돕는다고 너무 칼로리가 높은 음식들을 섭취하게 되면 임신비만으로 연결되고, 비만은 다시 임신중독증이라는 무서운 병으로 발전될 수 있으므로 식사 관리에 조심해야 한다.

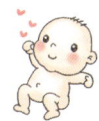

엄마, 지금 저는요

뇌가 부쩍부쩍 자라고 있어요

8개월차는 아기의 근력이 발달하고 신경계의 활동이 왕성해지는 시기다. 근력이 발달하고 뇌의 크기가 증가함에 따라 그것을 관장하는 신경계의 움직임도 활발해진다. 특히 시각과 청각이 눈에 띄게 성장한다. 외부에서 강한 빛을 비추면 깜짝 놀란 듯 몸을 움츠

Baby Now

- 아기의 키 약 40cm
- 아기의 몸무게 약 1.5kg

아기는 이제 소리와 빛에 몸을 움츠리는 것 같은 직접적인 반응을 보인다. 뇌도 충분히 커졌고 신경계도 활발하게 움직이며 머리를 아래로 향하며 출산에 대비하기 시작한다.

리고 평소에 눈의 초점 맞추는 연습을 한다. 청각도 거의 완성되어 음의 높낮이를 느낄 수 있으며 바깥에서 나는 강한 소리가 나면 움찔거리며 놀라거나 몸을 경직시키며 귀를 기울이는 듯한 반응을 보인다.

이 시기가 되면 폐 역시 더욱 발달해 호흡을 대비하게 되는데, 초음파를 통해 보면 횡격막이 움직이는 모습을 관찰할 수 있다. 출산이 가까워질수록 아기의 몸에는 피하지방이 늘어나 점점 매끈하고 토실토실하게 변해간다. 아기는 이제 몸이 동그스름해지며 신생아의 형태에 가까워진다. 배내털도 서서히 빠져 이제는 어깨와 등 쪽에만 약간 남아 있는 정도다. 반면에 머리카락이 길게 자라고 있다.

이제 더 이상 양수의 양은 늘어나지 않는다. 아기의 키가 벌써 40cm까지 자랐고, 무게도 1.5kg에 이를 정도로 성장하다 보니 엄마의 자궁 안을 거의 메우고 있는 셈이다. 아무래도 움직일 공간이 줄어들다 보니 아기의 움직임이 점차 둔해진다.

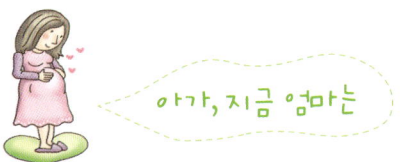

초유가 만들어지기 시작했어요

엄마의 몸에서는 이때부터 초유가 만들어지기 시작한다. 이때는 색소침착이 일어나 유두의 색이 검게 변한다. 유두뿐만이 아니라 하복부나 외음부 등에도 색소침착이 일어난다. 이 색소침착은 출산 후 자연스럽게 없어진다. 그 외에 배꼽 아래서 치골을 잇는 검은 임신선이 나타나는데, 이 역시 출산 이후 서서히 없어지기 때문에 크게 걱정하지 않아도 된다. 지금까지 임신선이나 색소침착이 심하게 일어나지 않은 사람도 이 시기에는 갑자기 이런 증상이 나타나기 시작하므로 미리미리 마사지를 해서 심해지지 않도록 관리하는 것이 좋다.

개인에 따라 다르지만 자궁저가 30cm 가까이 높아지면서 배꼽과 명치 중간까지 올라온다. 위나 심장이 커진 자궁 때문에 압박을 받게 되는데, 속쓰림이나 체증 같은 증상이 나타난다. 또 가슴이 답답하고 호흡이 불편한 증상도 나타난다. 또 이때는 하루에 4~5번 정도 자궁이 단단해지면서 주기적인 수축이 일어나는데, 정상적인 증상이니 걱정하지 말고 안정을 취하도록 한다.

자궁이 출산에 대비하기 시작하면서 질 분비물이 늘어난다. 또 자궁이 커지면서 방광을 압박하기 때문에 소변을 자주 보게 된다. 이런 이유들 때문에 가려움증이나 피부염이 생길 수 있고 냄새가 날 수 있으므로 잘 씻고 속옷을 자주 갈아입어 청결을 유지해주어야 한다. 또한 호르몬의 영향으로 혈액이 자궁을 중심으로 회전하게 되는데, 이때 치질이 생기거나 정맥류가 나타날 위험이 커지므로 하반신에 하중이 많이 실리지 않도록 오래 서 있거나 많이 걷는 일은 삼가야 한다. 또 잇몸에서 피가 나는 증상도 이 시기에 자주 있는 일이다. 양치질을 할 때는 부드럽고 자극이 없는 칫솔을 사용해 잇몸을 부드럽게 마사지하듯 둥글리며 해주는 것이 좋다.

Mom Now

● **엄마의 자궁 크기**
  25~28cm

자궁이 커지고 위로 올라오면서 소화기와 심장이 압박을 받게 되어 불편을 겪게 된다. 그동안 특별한 신체 변화가 없던 사람도 갑작스레 임신선이나 정맥류가 나타날 수 있으므로 관리가 필요하다.

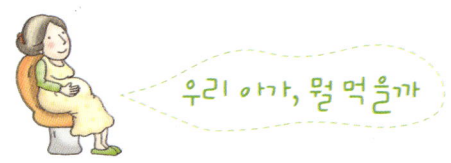

체력과 근력 키워 출산 대비해야

이때부터 몸은 출산에 대한 대비를 하게 되는데 이에 맞춰 음식도 출산할 때 필요한 근력과 체력을 기르는 데 집중해야 한다. 어떤 음식이건 골고루 섭취하는 것이 좋긴 하지만, 영양과다가 되면 아기가 비만해져 자연분만이 어려워질 수도 있으므로 과식이나 폭식을 하지 않도록 주의해야 한다.

또 자궁저가 높이 올라오며 위가 압박을 받아 소화 장애를 겪게 되므로 소화가 잘 되는 음식을 중심으로 조금씩 자주 먹는 것이 좋다. 음식을 먹을 때는 천천히 꼭꼭 씹어 먹는 것이 좋으며, 매끼 식사가 위에 부담스럽거나 준비하기가 번거롭다면 하루에 한 끼 정도는 영양가 있는 죽으로 먹는 것도 좋다. 죽은 소화도 잘 되고 비만 염려도 없어 이 시기의 임산부들에게 좋은 식사이며 간식이 된다. 다른 음식에 비해 염분을 많이 섭취하지 않아도 되고 열량이 낮아 건강에도 좋다.

죽을 끓일 때는 영양소의 조화를 고려해서 재료를 선택하는 것이 좋다. 전복, 쇠고기, 깨, 말린 새우, 굴 등을 활용하는 것이 좋으며, 기름기가 많은 재료는 피하는 것이 좋다. 해독기능이 있는 북어나 칼슘이 풍부한 굴, 새우 등은 특히 좋은 권할 만하다.

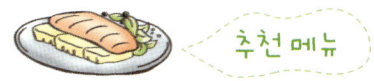
추천메뉴

임산부를 위한 영양죽 6가지

●● 아기의 머리를 맑고 개운하게 해주는 **새우홍합죽**

홍합에는 비타민 B 복합체가 많이 함유되어 있고 조혈성분이 들어 있어 뇌의 활동을 원활하게 해 준다. 임산부의 건강은 물론, 아기의 머리를 맑고 개운하게 해주는 데도 효과를 기대할 수 있는 식품이다. 마른 홍합을 고를 때는 대꼬챙이에 꿰어서 말린 것을 고르는 것이 맛도 좋고 자연산일 확률이 높다.

필요한 재료
마른 새우 1/4컵 | 마른 홍합 1/2컵 | 불린 쌀 1컵 | 물 7컵 | 참기름 | 파

만드는 방법
1. 홍합과 새우는 깨끗이 씻어 물에 잠깐 불린 뒤 잘게 다진다.
2. 불린 쌀을 믹서에 넣고 살짝 갈아 놓는다.
3. 냄비에 참기름을 두르고 홍합과 새우를 볶다가 쌀을 넣고 물을 부어 뭉근히 끓인다.
4. 소금과 국간장으로 간을 한다.

Tip 죽을 끓일 때는 쌀을 살짝 갈아서 써야 한다. 또 죽을 뜰 때나 간을 볼 때 침이 수저에 묻어 죽 냄비에 들어가면 죽이 삭기 때문에 간을 볼 때나 덜어 먹을 때도 일단 입에 댄 수저나 국자는 죽에 다시 넣으면 안 된다.

양질의 불포화지방산 섭취 — 흑임자죽

흑임자는 단백질과 리놀레산, 올레산 등 양질의 불포화지방산으로 구성되어 있다. 또한 비타민이 풍부한 자연 웰빙식으로 각광을 받고 있다. 한꺼번에 넉넉히 볶아 놓으면 간편하게 죽을 끓일 수 있다.

필요한 재료

흑임자 2컵 | 불린 쌀 1컵 | 땅콩 10알 | 물 6컵 | 소금

만드는 방법

1. 흑임자를 깨끗이 씻어 볶는다.
2. 볶은 흑임자에 물을 2컵을 붓고 곱게 갈아 고운 체에 밭쳐 거른다.
3. 땅콩은 껍질을 벗기고 불린 쌀과 함께 곱게 갈아 밭친다.
4. 뜨거운 냄비에 흑임자와 쌀을 넣고 나머지 물을 부어 저어가며 뭉근히 끓인다.
5. 소금으로 간하고 먹기 직전에 꿀을 한 방울 떨어뜨린다.

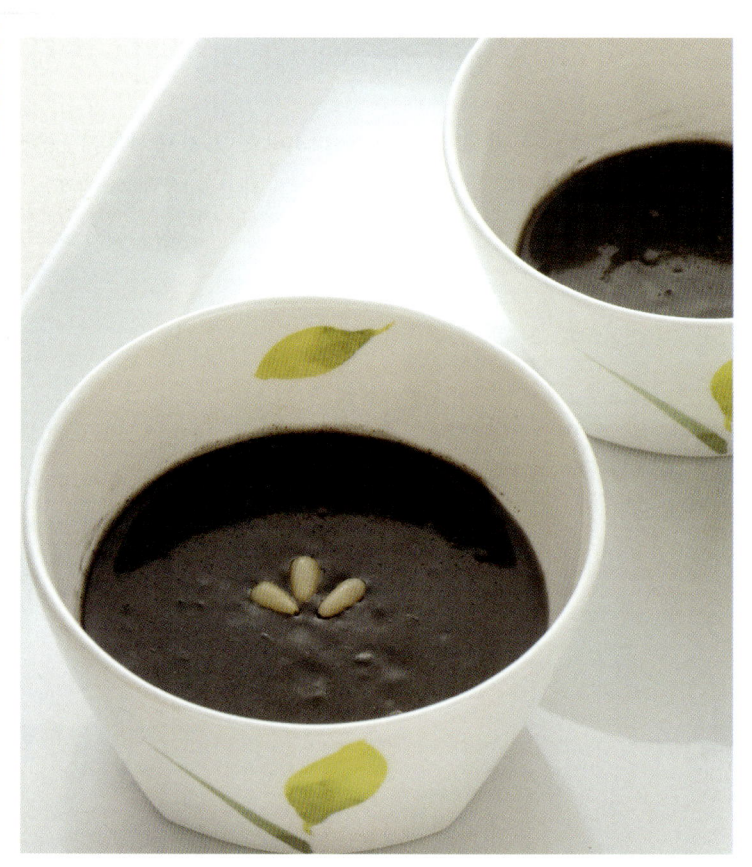

Tip 예전에는 흑임자 색이 검기 때문에 볶음 정도를 알기 위해 한지를 깔고 볶았다. 흑임자를 볶을 때 흰 깨를 약간 섞어서 볶으면 흰 깨의 색깔을 보고도 불을 끌 시점을 알 수 있다.

엄마의 피로를 예방해주는 팥녹두죽

팥과 녹두가 어우러져 독특한 맛을 내는 팥녹두죽. 특히 팥은 단백질과 탄수화물로 이루어진 식품으로 영양이 풍부하다. 또한 비타민 함유량이 많아 각기병을 예방하고 피로 회복을 돕는 기능이 있는 것으로 알려져 있다.

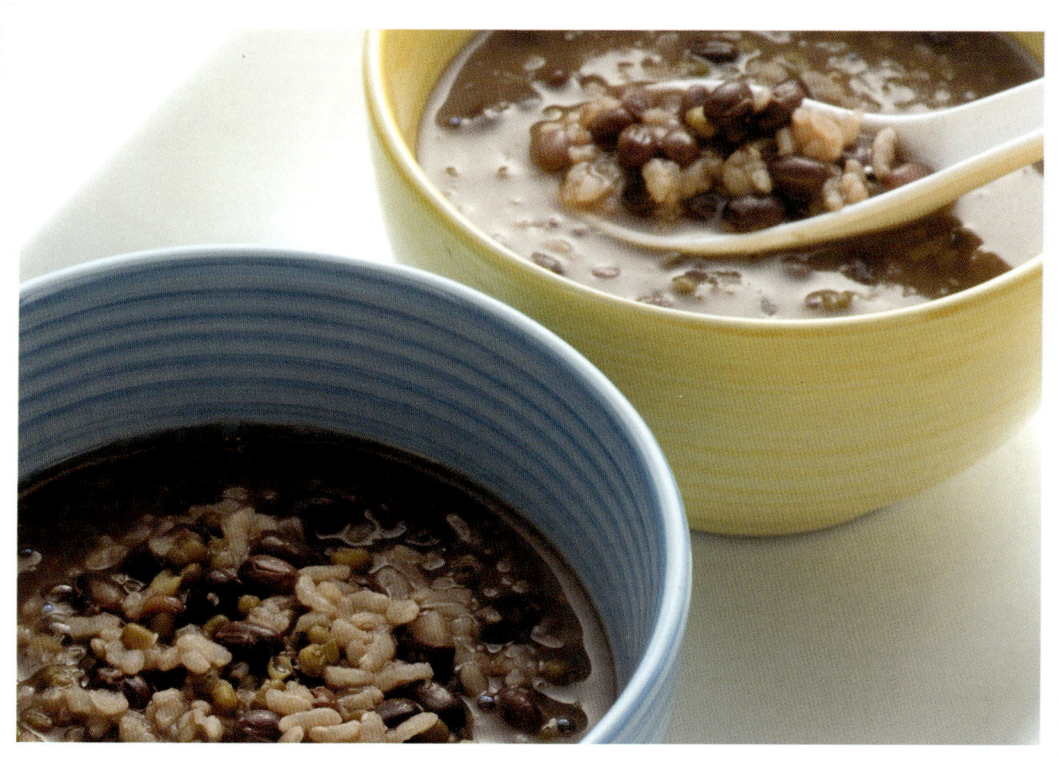

만드는 방법

1 팥을 깨끗이 씻은 뒤 물을 붓고 한 번 끓여낸다. 그 다음 물은 버리고 다시 새 물을 부어 삶는다.

2 팥이 조금 물러지면 녹두를 넣고 끓이다가 녹두가 어느 정도 물러지면 불린 쌀을 넣고 푹 끓인다.   3 소금으로 간을 한다.

필요한 재료

팥 1/2컵 | 불린 쌀 1컵 | 녹두 1/2컵 | 소금 | 물 10컵

담백하고 고소한 맛이 일품 북어죽

해장국으로 알려져 있을 만큼 해독작용이 뛰어난 북어는 국뿐만 아니라 죽으로 끓여도 담백하고 고소한 맛이 일품이다. 특히 북어에는 뇌의 발달에 직접적인 영향을 미치는 트립토판이라는 영양소가 풍부하게 함유되어 있어 임산부에게는 최고의 음식이라 할 만하다. 새우젓으로 간을 하면 더욱 감칠맛이 나고 음식의 궁합도 좋다.

필요한 재료

북어 1/2마리 | 불린 쌀 1컵 | 물 6컵 | 가는 파 10줄기 | 소금이나 새우젓 | 참기름

만드는 방법

1. 마른 북어를 물에 잠시 담갔다가 건져 물기를 꼭 짜서 찢어 놓는다.
2. 불린 쌀은 믹서에 살짝 갈아서 준비한다.
3. 참기름을 냄비에 두르고 북어를 볶은 뒤 쌀과 물을 넣어 끓인다.
4. 새우젓이나 소금으로 간을 하고 가는 파를 송송 썰어 넣는다.

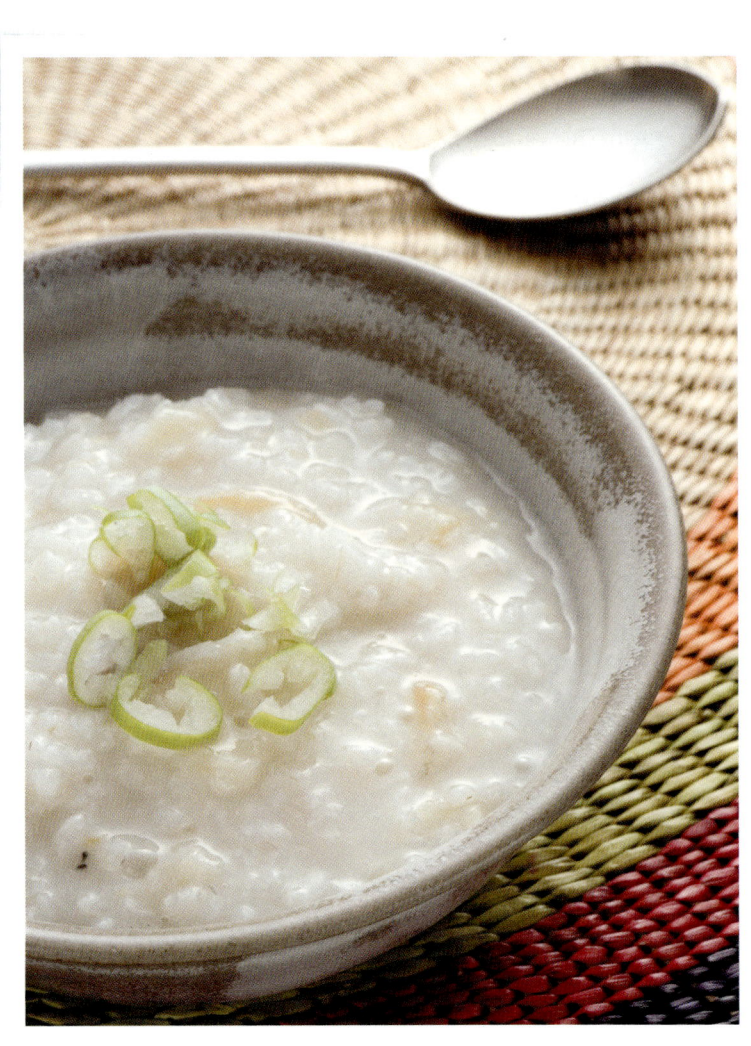

● 단백질과 비타민 담뿍 담은 장국죽

가장 기본이 되는 죽으로, 맛이 좋고 단백질과 비타민이 풍부한 영양죽이다. 비위가 약해 특별한 향에 민감한 사람에게 권할 만하다. 먹기 직전에 잣을 몇 개 넣으면 한결 부드럽고 진한 맛을 느낄 수 있다.

만드는 방법

1. 표고를 물에 불려 곱게 채친다.
2. 쇠고기는 곱게 다져 국간장과 참기름으로 밑간을 한다.
3. 불린 쌀은 살짝 갈아서 준비한다.
4. 두꺼운 냄비에 참기름을 두르고 쇠고기와 표고를 볶는다. 어느 정도 익으면 불린 쌀과 육수를 넣고 뭉근히 끓이면서 저어준다.
5. 국간장과 소금으로 맛있게 간하고 잣을 얹는다.

필요한 재료

쇠고기 50g | 불린 쌀 1컵 | 표고버섯 3장 | 참기름 | 육수 7컵 | 소금 | 잣

● 한겨울 영양의 보고 굴죽

굴은 무기질이 많고 글리코겐이 풍부하지만 늦은 봄철이나 여름철에는 먹지 않는 게 좋다. 굴은 날이 추울수록 맛이 좋아지는데, 한겨울에는 생으로 먹어도 좋고, 밥이나 죽에 넣어도 맛과 영양이 그만이다.

만드는 방법

1. 굴은 소금물에 살살 씻어 건진다.
2. 쌀을 살짝 갈아서 준비한다.
3. 냄비에 참기름을 두르고 굴을 볶다가 쌀을 넣고 육수를 부어 뭉근히 끓인다.
4. 소금으로 간해서 낸다.

필요한 재료

굴 200g(1컵 정도) | 불린 쌀 1컵 | 육수 6컵 | 참기름, 소금 | 미나리 약간

33~36주 :: 9개월
여러 번에 걸쳐 조금씩 나눠 먹기

임신 9개월. 이제 거의 다 왔다. 엄마는 무거워진 몸 때문에 전에 없이 힘든 시기를 보내게 된다. 자궁의 압박이 커지면서 다시 임신 초기처럼 속이 울렁거리고 입맛이 없어진다. 그러나 아기와 출산에 대비한 마지막 건강관리라고 생각하고 먹는 음식에 신경 써야 한다.

이 시기에는 꼭!

- 속이 안 좋거나 입맛이 없을 때는 식사를 조금씩 여러 번에 나누어서 한다.
- 출산 방법을 결정하고 남편과 함께 준비해 나간다.
- 만에 하나 조산을 할 수도 있으므로 출산에 대비한다.
- 분만 병원을 따로 정하거나 병원을 옮길 때는 임신 35주 전에 해야 한다.
- 분만에 대비해 체력을 길러야 하므로 무리하지 말고 휴식을 취하며 몸을 보해야 한다.

출산이 임박하면서 불안감이 가중되는 시기

이 시기가 되면 아기의 체중이 부쩍 늘어나면서 엄마의 배가 한층 무거워진다. 한 달 만에 1kg 정도가 늘어나니 놀라운 속도로 성장하고 있는 것이다. 아기의 외형도 이제 거의 완벽한 사람의 모습을 갖추었다. 폐 기능도 외부 생활이 가능할 정도로 성숙되어 있지만, 아직은 스스로 체온조절을 하지 못해 조산 시 위험요소가 남아 있다. 아기가 엄마 뱃속에서 보내야 하는 최소한의 시간은 37주 정도로, 9개월까지는 엄마 뱃속에 있는 것이 신체적으로나 정서적으로 안전하다.

이제 아기는 엄마의 몸 밖에서 나는 소리를 거의 알아들을 수 있게 된다. 엄마 배가 부풀어 오르면서 복벽이 얇아지고 아기에 비해 양수의 양이 적어 비교적 외부의 소리가 잘 들리기 때문이다. 이때의 아기들은 시냇물 흐르는 소리나 새소리 같은 자연의 소리를 좋아한다고 한다. 맑고 밝은 이미지의 음악을 자주 듣거나 공원에서 가벼운 산책이나 피크닉을 즐기면 엄마나 아기 모두에게 도움이 된다.

하지만 엄마는 이제 슬슬 불안해지기 시작한다. '아들일까 딸일까' 하던 임신 초기의 기대감이 '어디 아픈 데는 없을까', '손가락 발가락은 다 예쁘게 자리를 잡았을까'로 변하게 되는 시기다. 또 출산을 준비하면서 진통에 대한 두려움이 엄습해오기도 한다. 편안하고 즐거운 생각으로 마음을 가라앉히면서 수면과 휴식을 취해 기분전환을 하도록 한다.

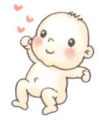

엄마, 지금 저는요

호르몬 분비가 왕성해서 부쩍 자랐어요

이 시기에는 아기가 거의 완성된 신생아의 모습을 갖추게 된다. 이젠 자궁 안에서 자유롭게 움직이기도 힘들다. 하지만 여전히 손과 발을 움직이며 엄마에게 자신이 건강하게 자라고 있다는 신호를 보내게 된다. 또 진료과정에서 물리적인 자극이 가해지면 몸을 돌리거나 눈을 가리는 등 적극적으로 반응하기도 한다. 또 표정에도 변화가 생겨 혼자서 슬그머니 미소를 짓거나 찡그리는 듯한 표정

Baby Now

- 아기의 키 45~46cm
- 아기의 몸무게 2.3~2.6kg

아기는 이미 신생아와 비슷한 외형을 갖고 있다. 호르몬 분비가 왕성해 성기가 부쩍 커지고 출산에 대비해 두터운 태지를 뒤집어쓴 채 머리를 아래로 향하고 있다.

을 짓기도 한다.

더욱 신비로운 일은 이 시기의 아기의 체내의 모든 호르몬 분비선이 어른과 비슷한 크기로 자라서 성인의 약 10배에 육박하는 호르몬이 쏟아져 나온다는 것이다. 그러나 출생 직후 호르몬 분비량은 급격히 감소한다. 이 시기의 눈에 띄는 특징 중 하나는 짧은 기간 동안 아기의 성기가 급격히 발달한다는 것이다. 호르몬 분비가 왕성해지는 것과 관련이 있는 것이다.

이제 아기의 피부는 분홍색으로 윤기 있게 물들고 얼굴의 쪼글쪼글하던 주름이 많이 사라졌다. 얼굴 피부에도 피하지방이 붙어 동그스름한 아기 얼굴이 완성된다. 피부 보호 물질인 태지도 매우 두터워져 출산이 임박했음을 말해준다. 이 시기까지 아기가 거꾸로 자리를 잡고 있다면 전문의와 상담해 역아를 바로잡기 위한 대책들을 논의하거나 제왕절개도 고려해봐야 한다.

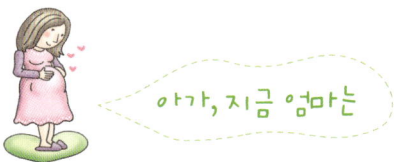
아가, 지금 엄마는

입덧이 다시 시작된 것처럼 울렁거려요

자궁저가 최고로 높아지는 것이 임신 35주 무렵이다. 이때는 자궁이 명치 부분까지 올라가서 위와 심장, 폐까지 압박하게 된다. 숨이 차고 가슴이 쓰리기도 한다. 식욕이 없어져 식사가 불규칙해져 변비와 치질의 원인이 되기도 한다. 또 자궁저가 위를 압박해서 입덧할 때처럼 속이 메스껍고 울렁거리는 증상이 생긴다. 이때는 한꺼번에 많이 먹지 말고 여러 번에 걸쳐 조금씩 나눠 먹는 것이 편하다. 출산이 임박하면 자궁저가 아래쪽으로 내려가면서 압박감이 줄어들기 때문에 조금만 참고 기다리면 해소된다.

배꼽이 튀어나올 정도로 배가 커지면서 하체에 미치는 부담감이 커진다. 그러다보니 다리가 붓고 당기며 아픈 것은 물론, 시시때때로 쥐가 나서 고생을 하게 된다. 특히 밤에 잠을 자다 쥐가 나는 일이 잦아 관리가 필요하다. 임신 후기로 갈수록 수시로 다리를 높여 부기를 제거하고 종아리를 마사지해주어야 한다. 특히 이 시기에는 배가 당기거나 한쪽으로 뭉친 듯한 느낌이 들곤 하는데, 이때 역시 휴식을 취해주어야 한다. 오래 서 있거나 피로해지면 아랫배가 당기고 사타구니에 통증이 올 수 있다. 또 소변을 보는 횟수가 부쩍 늘어나는데, 소변을 본 뒤에도 잔뇨감이 강해 찜찜하고 요실금 현상이 일어난다. 그러나 이 증상은 산후관리 과정에서 자연스럽게 좋아지므로 크게 걱정하지 않아도 된다.

이 시기에는 불규칙한 자궁수축이 잦아지는데, 임신부 자신은 전혀 자각하지 못한다. 수축은 1회에 30초 정도 지속되며 분만을 위한 연습과정이라고 보면 된다.

Mom Now

● **엄마의 자궁저의 높이**
28~30cm

배가 한껏 위로 치솟아 올라 위나 심장, 폐 등을 압박한다. 속이 울렁거리며 입덧과 비슷한 증상이 오기도 한다. 하체에 걸리는 하중이 커서 다리가 붓거나 당기고 저리는 증상들이니 나타난다.

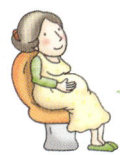

우리 아가, 뭘 먹을까

엄마와 아기의 뼈 건강을 한번에

이때는 뼈를 튼튼히 하는 음식과 비타민류, 칼슘, 철분이 많은 식품을 중심으로 먹어야 한다. 잣, 해삼, 대추, 멸치, 아보카도, 호두, 연근, 우엉 등을 섭취하면 엄마와 아기의 뼈 건강에 좋고, 아기의 두뇌 발달에도 도움이 된다. 평소 이런 음식을 별로 좋아하지 않았다 하더라도 아기를 위해 식습관을 바꾸도록 노력해야 한다. 아기의 건강을 위해 식성을 양보하는 것 자체가 훌륭한 태교라고 할 수 있기 때문이다.

명확하게 증명은 안 되었지만, 아기들은 뱃속에서 익숙해진 맛을 출생 뒤에도 더 좋아한다는 실험결과들이 있다. 아이들이 엄마의 식성을 닮은 것 또한 이런 근거에 입각해 설명할 수도 있다. 어쨌거나 뱃속의 아기에게 건강한 입맛을 길러주고 싶다면 엄마가 건강식품으로 몸을 관리하는 것이 좋다. 혹시라도 아기의 식성과는 아무런 상관이 없다고 하더라도 아기에게 좋은 영양소들을 골고루 전달해줄 수 있으니 좋은 일이다.

이 시기에 영양관리를 제대로 하지 못하면 아기는 이나 뼈가 약해질 수 있으며, 엄마도 출산 뒤에 골다공증을 겪을 수 있으므로, 칼슘과 철분 섭취에 만전을 기하는 것이 좋다.

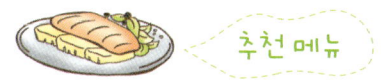 추천 메뉴

임산부를 위한 영양죽 6가지

●● 향긋하면서도 시원한 **게살콩나물죽**

게는 달큰하면서도 깊은 맛을 내는 식품으로, 찌개나 국에 넣으면 솜씨에 빛을 더해준다. 콩나물과 함께 죽으로 응용해도 훌륭한 영양식이 탄생되는데, 향긋한 게 향과 시원한 콩나물이 입맛이 되살려 기운을 북돋워준다.

필요한 재료

게 1마리 | 유기농 콩나물 2웅큼 | 불린 쌀 1컵 | 물 6컵 | 육수 1컵 | 국간장 | 생강즙 1/2t

만드는 방법

1. 게는 잘 손질하여 먹기 좋게 토막 쳐서 준비한다.
2. 콩나물은 뿌리 끝만 떼어 손질한다.
3. 육수를 붓고 생강즙을 넣어 게를 삶다가 콩나물을 넣어 익힌다.
4. 불린 쌀에 물을 붓고 끓이다 쌀이 거의 익으면 게와 콩나물을 넣고 국간장과 소금으로 간을 한다.

최고의 단백질 공급원 콩죽

콩은 다른 식품과는 비교할 수 없을 만큼 우수한 단백질의 공급원으로, 콩나물이나 콩밥, 콩물, 두부 등 어떤 형태로 가공해서 먹어도 소화도 잘되고 흡수율도 높다. 죽으로 끓이는 것도 한 방법인데, 흰콩 대신 검은콩을 사용하면 검은콩죽을 끓일 수 있다.

필요한 재료
흰 콩 2컵 | 불린 쌀 1컵 | 땅콩 10알 | 물 10컵 | 소금

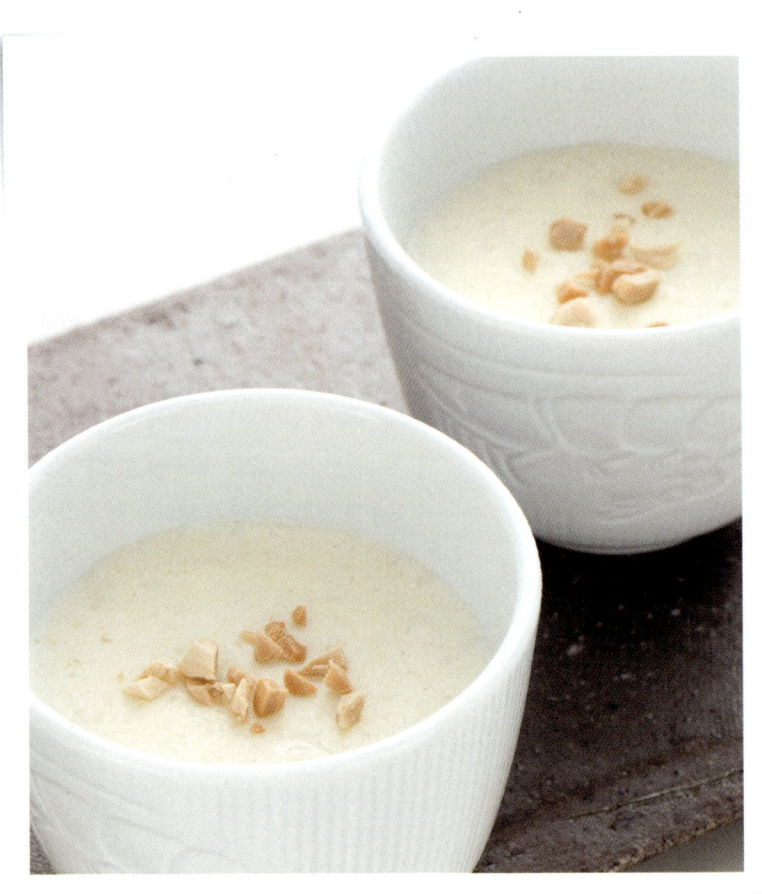

만드는 방법
1. 콩을 5시간 정도 물에 불린 뒤 콩이 잠길 정도의 물을 붓고 비린내가 없어질 정도로 살짝 삶는다.
2. 불린 쌀을 믹서에 살짝 갈아서 준비한다.
3. 땅콩은 껍질을 까고 삶은 콩과 함께 곱게 간다.
4. 3의 재료를 체에 내리는데, 6컵 정도의 물을 부어가며 걸러 콩물을 준비한다.
5. 간 쌀에 물을 2컵 정도 붓고 끓이다 쌀알이 반쯤 익으면 콩물을 붓고 저어가며 끓인다.
6. 소금으로 간을 하여 먹는다.

●● 초여름의 싱그러운 비타민 애호박죽

초여름에 금방 딴 애호박은 맛도 좋고 비타민 C도 풍부해 어떤 요리로 해먹어도 맛있다. 애호박 자체만으로도 훌륭한 요리가 되며, 다른 식품들과 함께 조리해도 잘 어우러진다. 특히 직접 담근 맛있는 새우젓이 있다면 새우젓으로 간을 해보자. 감칠맛이 나서 더욱 좋다.

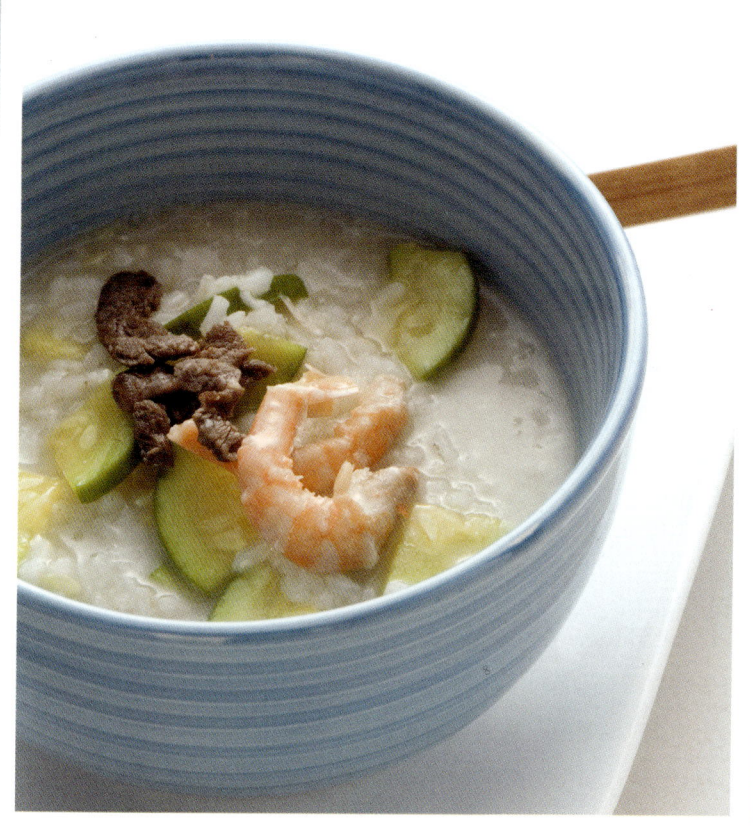

필요한 재료
애호박 1/2개 | 불린 쌀 1컵 | 쇠고기 50g | 물 7컵 | 참기름

만드는 방법
1. 애호박은 연한 것으로 골라 반달 모양으로 도톰하게 썬다.
2. 쇠고기는 다져서 참기름과 간장으로 양념한다.
3. 냄비에 참기름을 두르고 고기를 볶다가 쌀을 넣어 볶고 물을 넣어 끓인다.
4. 거의 익으면 애호박을 넣고 한소끔 더 끓인다.

●● 구수한 전통의 맛이 살아 있는 아욱죽

아욱은 칼슘과 철분 등의 무기질 함량이 많고 비타민 A가 풍부한 건강식품이다. 여기서는 된장으로 간을 해 구수한 전통의 맛을 살렸는데, 고추장을 조금 넣어 얼큰한 죽으로 만들어도 좋다. 생새우를 손질하기가 번거로우면 마른새우를 넣어도 된다.

필요한 재료
아욱 반단 | 불린 쌀 1컵 | 생새우 10마리 | 된장 2T | 참기름 | 파 | 마늘 | 육수 1컵

만드는 방법
1. 아욱을 줄기를 벗겨내고 주무르듯이 여러 번 씻는다.
2. 생새우는 껍질을 벗기고 잘게 썰어서 준비한다.
3. 냄비에 참기름을 두르고 쌀과 새우를 넣어 볶다 육수와 물 6컵을 부어 끓인다.
4. 쌀이 어느 정도 익으면 아욱을 넣고 된장을 풀어 한소끔 더 끓인다.

●● 칼슘이 풍부한 생선 준치죽

준치는 4~6월이 제철로, 향기롭고 맛이 좋지만 잔가시가 많고 억세므로 조심해야 한다. 영양 면에서는 단백질 함량이 가장 많은 생선 중 하나이며 비타민 B와 칼슘이 풍부해서 몸이 허약한 사람에게 좋다. 초여름에 먹을 수 있는 보양식이다.

필요한 재료
준치 1마리 | 불린 쌀 1컵 | 다시마물 6컵 | 미나리 3줄기

만드는 방법
1. 다시마물을 붓고 준치를 삶아 뼈를 발라낸다.
2. 불린 쌀을 살짝 갈아 준비해 둔다.
3. 준치 살과 쌀에 준치 삶은 물을 붓고 저으며 끓여 준다.
4. 미나리를 송송 썰어 뿌리고 소금으로 간을 한다.

Tip 다시마물 만들기
물 한컵에 손가락 한마디 정도의 다시마를 넣고 끓이다가, 물이 끓으면 불을 끄고 20분간 우린다. 다시마물이 더 필요하면 같은 비율로 끓이면 된다.

피를 맑게 하고 젖을 돌게 하는 문어죽

문어는 피를 맑게 해주는 임산부 보양식으로, 출산 뒤 젖이 부족할 때 활용해도 유용한 식품이다. 문어는 생물을 이용해도 좋지만, 마른 문어가 색깔도 더 곱고 편리하며 문어의 감칠맛을 제대로 간직하고 있다.

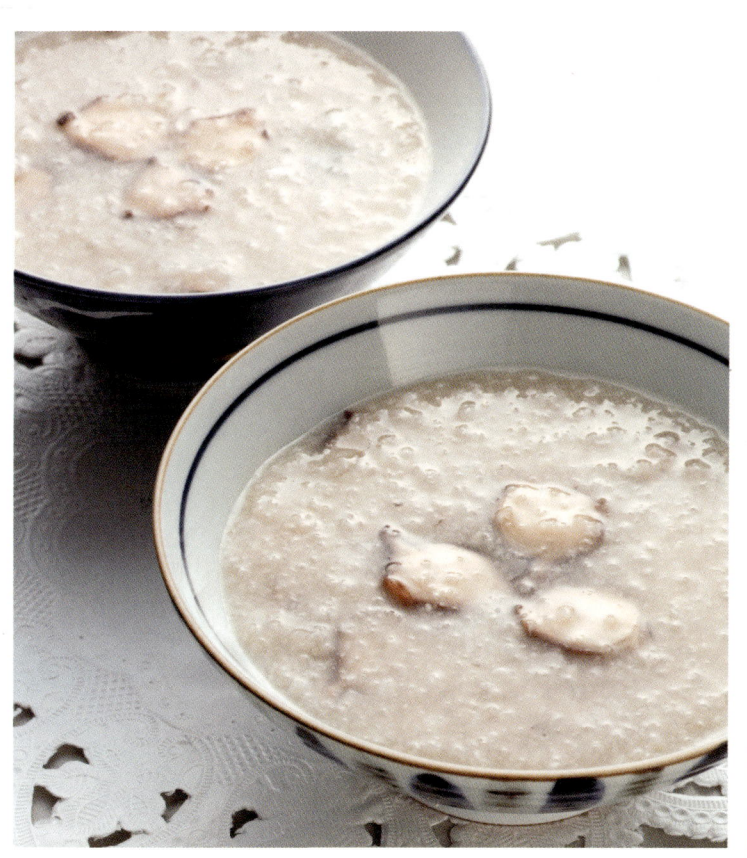

필요한 재료

마른 문어 1/2마리 | 불린 쌀 1컵 | 참기름 | 소금

만드는 방법

1 마른 문어를 끓는 물에 넣어 한 번 끓여서 그 물은 버리고 새 물을 부어 푹 삶아놓는다.

2 문어가 무를 정도로 익으면 꺼내서 잘게 다진다.

3 불린 쌀도 믹서에 가볍게 갈아 준비한다.

4 다진 문어와 쌀을 넣고 문어 삶은 물을 7컵 정도 부어 뭉근히 끓인다.

37~40주 :: 10개월

아기의 면역력 향상을 위해

마지막달에 이르면 언제든 출산이 진행될 수 있다는 점을 고려해야 한다. 음식을 먹거나 몸을 씻는 것 등 집안에서의 활동은 물론, 외출을 하는 것까지 모든 생활이 출산을 감안해서 이루어져야 한다. 아기 역시 세상으로 나오기 위한 마지막 준비와 점검을 마치게 된다.

이 시기에는 꼭!

- 외출은 가급적 삼가되 반드시 보호자와 동행해서 움직인다.
- 엄마 혼자 있지 말고, 언제든지 입원할 수 있는 채비와 차편을 갖추어 놓는다.
- 진통이 생기면 시간과 간격을 메모해가며 출산 가능성을 점검해본다.
- 진통이나 조기파수를 야기할 수 있으므로 성생활을 금한다.

새로운 세상을 맞이하는 아기

출산을 통해 아기는 지난 40주 동안 몸담고 있던 자궁 안의 세계와는 완전히 다른 환경을 맞이하게 된다. 그러나 불안과 초조를 겪는 것은 오히려 엄마 쪽이다. 특히 초산부인 경우, 진통과 출산에 대해 두려움을 느끼게 된다. 이때 엄마가 할 수 있는 가장 좋은 태교는 마음의 안정을 찾고 즐겁고 자신감 있게 출산에 임하는 것뿐이다. 정상적인 출산에 문제가 있을 경우 의사가 제왕절개를 권하겠지만, 그렇지 않은 경우에는 자연분만을 하는 것이 아기를 위해서나 엄마의 산후회복을 위해서나 좋다.

아기는 이제 엄마의 골반 속으로 머리가 들어가 움직임이 거의 없다. 그러나 종종 발길질을 하며 엄마의 불안감을 잠재워주는데, 9개월에 비해서는 태동이 매우 줄어들게 된다. 그러나 전혀 태동이 없다면 아기에게 문제가 있을 수도 있으므로 병원을 방문해 검진을 받아보는 것이 좋다.

출산예정일이 2주 정도 앞당겨지는 것은 흔히 있는 일이므로 37주 이후에는 언제든지 출산이 이루어질 수 있다고 생각하고 대비를 해야 한다. 멀리 외출하는 것은 삼가는 것이 좋고, 언제나 보호자의 동행 하에 움직여야 한다. 위급 시 언제든 달려와서 필요한 조치를 취해줄 가족을 확보해두고 함께 출산을 맞이해야 안전하고, 심리적으로도 편안한 출산이 가능하다.

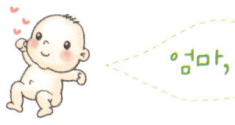 엄마, 지금 저는요

엄마를 만날 날만 기다리고 있어요

아기는 이제 세상으로 나올 준비를 마쳤다. 이젠 자궁이 좁아 손발은 앞으로 모은 채 등을 둥글게 구부리고 있다. 출산일자가 가까워지면 출산에 대비해 머리를 골반 속으로 드리우고 있는데, 자궁 안이 좁아 움직임이 둔해진다. 이때의 아기들은 이미 엄마에게서 항체를 받아 병에 대한 면역력도 갖추고 있다. 뱃속의 아기들은 아직 병에 대한 면역체계 발달이 미진해 태반을 통해 엄마의 항체를 받아들이게 되는데, 엄마가 감기나 풍진에 대해 항체를 갖고 있다면 아기도 그대로 물려받아서 태어난다. 또 어떤 항체는 출산 직후 초

Baby Now

- 아기의 키 약 50cm
- 아기의 몸무게 약 3~3.2kg

이때가 되면 아기가 언제 나올지 모른다. 보통은 예정일을 중심으로 2주 정도 달라질 수 있다. 아기의 모든 기관은 외부 생활에 적응할 수 있을 만큼 완성되었고, 이제 골반 속으로 머리를 내리고 태어날 날만 기다리고 있다.

유를 먹으면서 생겨나기도 한다.

　신체 각 부분의 뼈도 골고루 잘 발달되어 세상에 태어나면 곧바로 손발을 움직일 수 있게 된다. 얼굴의 근육과 뼈도 울거나 젖을 먹는 데 전혀 문제가 없을 만큼 발달하게 된다. 심장이나 간, 소화기관, 비뇨기관 등도 완성되어 엄마를 만날 날만 기다리게 된다. 또 태어나기 일주일 전부터 코르티손이라는 호르몬이 다량으로 분비되어 아기가 스스로 호흡을 할 수 있도록 준비한다. 출생을 앞두고 마지막 순간까지 거쳐야 할 발달단계가 정해져 있는 것을 보면 생명 탄생의 신비에 탄복하지 않을 수 없다.

　이제 아기는 솜털도 거의 빠지고 얼굴과 몸도 토실토실 예뻐진다. 피부에는 윤기가 흐르며 손톱도 길게 자라며 머리카락도 2~3cm 정도까지 자라나 있다. 출산 직전 아기의 장 속에는 암녹색 태변이 가득 차 있는데, 세상에 나와서 얼마간 배설하게 된다. 태변에는 아기의 장에서 떨어져 나온 물질과 배내털, 색소 등이 혼합되어 있다.

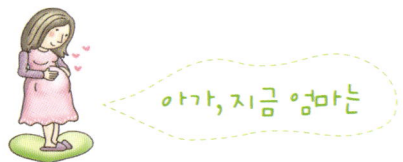

언제라도 출산이 시작될 수 있는 상황이에요

가슴까지 치올라올 것만 같던 자궁이 점차 아래로 내려가면서 위나 심장에 가해지던 압박감이 줄어들어 호흡이 한결 편안해진다. 그러나 배가 크고 무거워 하체에 가해지는 중압감이 점점 커진다.

자궁이 아래쪽으로 내려가면서 방광에 직접적인 압력이 가해져 화장실에 자주 가게 되므로 밤에도 깊은 잠을 자기가 어렵다.

또 아기 머리가 골반에 압력을 가해 대퇴부와 치골 주위가 결리면서 통증이 느껴진다. 배는 점점 불러오며 피부가 팽팽하게 당겨지는데, 배꼽이 완전히 펴지거나 밖으로 튀어나오기도 한다.

출산예정일이 가까워지면 배가 당기는 증세가 자주 나타나는데, 진통의 간격을 유심히 관찰하면 출산을 위한 진통인지 아닌지 알 수 있다. 이런 가진통은 출산을 위한 연습 과정으로, 진통이 불규칙적이라면 걱정하지 말고 안정을 취하면서 호흡으로 진통을 다스려 본다.

이젠 엄마의 몸도 출산을 위한 준비에 돌입한다. 자궁구가 축축하고 부드러워지면서 유연성과 탄력성이 강해진다. 아기가 쉽게 통과할 수 있도록 길을 마련하는 것이다. 출산예정일 직전에는 언제든지 자궁이 열리거나 출산이 시작될 수 있다는 점을 감안하고 외출을 삼가야 한다. 몸에 생기는 변화를 잘 관찰해 입원 시점을 잘 결정해야 한다. 가진통 때 너무 호들갑을 떨며 입원했다간 하는 일 없이 시간만 보내기 십상이므로 집에서 안정을 취하며 추이를 지켜보도록 한다.

> Mom Now

● **엄마의 자궁저의 높이**
32~34cm

자궁저가 아래쪽으로 내려가며 숨쉬기가 한결 쉬워진다. 그러나 하중이 최대화되면서 소변이 자주 마렵고 골반과 대퇴부에 통증이 찾아온다. 출산예정일이 임박하면 종종 가진통이 생기므로 시간 간격을 잘 살펴 입원 시점을 결정해야 한다.

> **Tip** 가진통과 진짜 진통을 구별하는 방법
>
> 출산이 임박하면 가진통 때문에 출산시기에 대해 혼란을 겪게 된다. 분명히 배가 아픈데도 병원에서는 아직 멀었다는 식으로 반응하는 일이 종종 있기 때문이다. 이것이 바로 가진통으로, 진통이 10~20초 동안 지속되며 20~30분 간격으로 불규칙하게 나타난다. 반면에 아기를 낳기 위해 진짜 진통이 왔을 경우에는 10분 간격으로 규칙적인 진통이 찾아온다. 이때 병원으로 가면 크게 시간 끌지 않고 분만을 하게 된다. 물론 진통이 제대로 오지 않더라도 양막이 터져 양수가 흐르면 바로 병원으로 가야 한다.

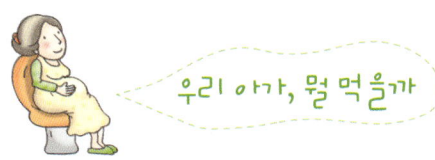

우리 아가, 뭘 먹을까

섬유소가 풍부한 음식

출산을 앞두고 아기가 엄마의 아랫배 부위로 내려가면서 변비가 심해진다. 이때는 섬유소가 많이 함유된 식품을 자주 먹고 출산 후에 모유를 잘 나오게 하는 음식과 엄마의 뼈에 영양을 공급해 골다공증을 예방할 수 있는 칼슘 제품을 지속적으로 섭취해 준다.

아기의 두뇌는 생후 6개월까지 매우 활발하게 발육되므로 지속적으로 단백질과 비타민 C 섭취에 집중해야 한다. 비타민 C는 출산으로 인한 상처를 쉽게 아물게 하며 유즙 분비를 원활하게 해 모유 수유의 기초를 닦아준다. 비타민 C는 상추, 고춧잎, 파슬리, 감자, 고구마, 키위, 피망, 브로콜리, 레몬 등을 자주 먹고 영양제로도 섭취해주면 좋다.

이 시기에는 비만에 각별히 신경을 써야 하는데, 마지막 한두 주 남겨놓고 부쩍 살이 찌는 일도 종종 있어 경계를 늦춰서는 안 된다. 몸이 무거워 꼼짝하기 싫고 호르몬의 분비도 피하지방을 축적하는 작용이 있어 더욱 살이 찐다. 튀김처럼 열량이 높은 간식은 피하는 것이 좋고 짜거나 매운 음식도 탄수화물의 섭취를 늘리기 때문에 가급적 자극적인 음식은 삼가야 한다. 식사시간 이외에 배가 고프면 포만감과 섬유소는 풍부한 반면 칼로리는 낮은 당근과 오이를 간식으로 먹으면 좋다.

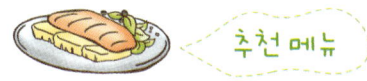 추천 메뉴

체력 보강을 위한 손쉬운 영양밥 14가지

●● 좋아하는 모든 것들을 모아 만든 **잡채밥**

잡채는 반찬으로나 잡채밥으로나 좋은 식품이다. 좋아하는 재료를 다양하게 넣어서 만들면 되기 때문에 취향에 따라 자유롭게 레시피를 구성하면 된다. 신선한 야채를 듬뿍 넣어서 만들면 더욱 좋다.

만드는 방법

1. 당면은 따뜻한 물에 담가 불린다.
2. 채썬 쇠고기는 간장 1T, 설탕 1/2T, 다진 파와 마늘 1/2T, 참기름, 깨소금으로 간하여 볶는다.
3. 양파와 표고도 채쳐서 볶는다.
4. 시금치를 데친 다음, 소금, 후춧가루, 파, 다진 마늘, 참기름 등으로 양념한다.
5. 불린 당면을 몇 번 잘라 팬에 참기름과 간장 1T를 넣어 볶다가 간이 베면 채썬 쇠고기, 양파, 표고, 시금치를 넣고 버무려 마무리한다.
6. 그릇에 밥을 담고 잡채를 곁들여 낸다.

필요한 재료

당면 200g | 쇠고기 채썬 것 100g | 양파 1/2개 | 당근 1/2개 | 불린 표고버섯 2개 | 시금치 반단 | 간장 | 참기름 | 설탕 | 다진 파와 마늘 각 1T | 깨소금

들깨즙으로 맛을 낸 고소한 쑥밥

쑥은 약재로 다양하게 활용되는 식품으로 생리불순이나 자궁출혈 등 여성질환에도 많이 사용된다. 예부터 우리 생활 가까이 있던 식품으로 고소한 향이 돋보이는 들깨즙과 함께 밥을 지으면 아주 맛있다.

필요한 재료

불린 쌀 2컵 | 쑥 반단 | 물 2컵 | 들깨 1/2컵

만드는 방법

1. 들깨를 갈아서 체에 걸러 1컵의 들깨즙을 만든다.
2. 쑥을 삶아서 물기를 짜낸다.
3. 냄비에 쌀과 쑥, 들깨즙을 넣고 밥을 짓는다.
4. 양념장을 곁들여 먹는다.

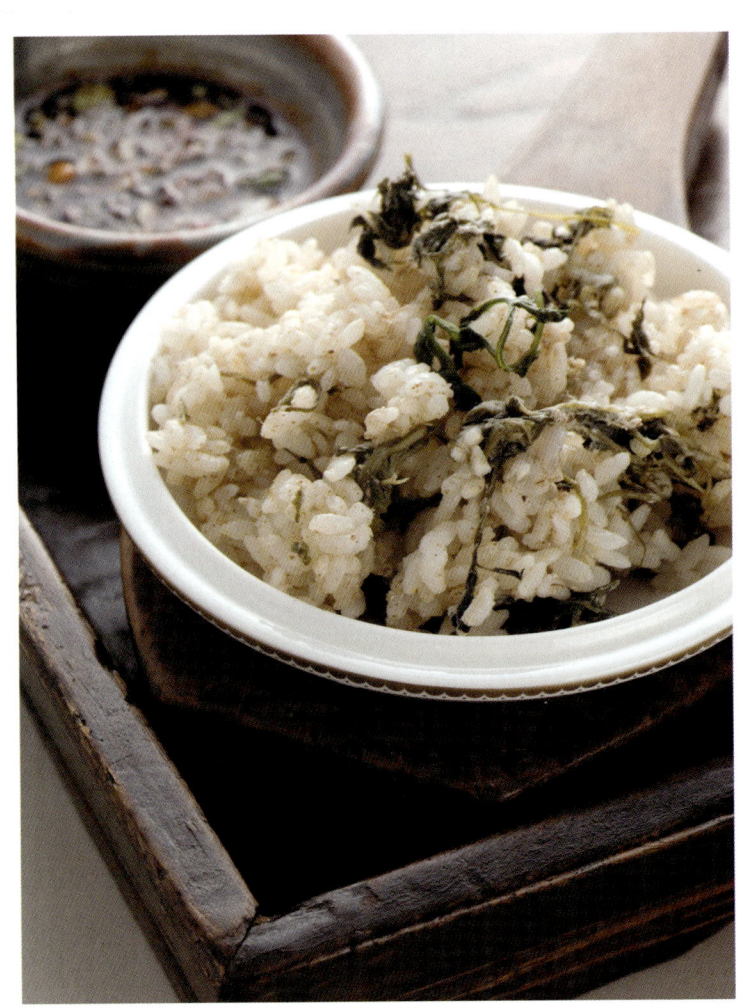

단백질 공급을 위한 콩비지밥

콩비지를 넣어서 밥을 지으면 부드럽고 고소한 밥이 만들어진다. 밥맛이 없을 때 따로 반찬이 없어도 충분히 양질의 단백질을 공급할 수 있는 영양밥이다.

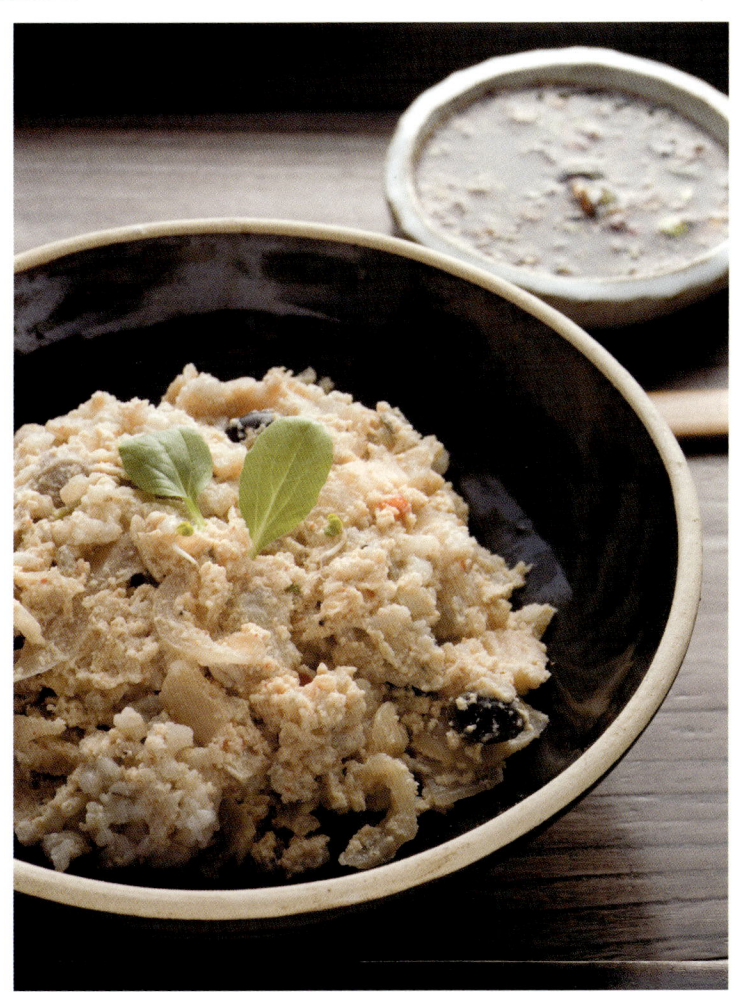

필요한 재료

불린 콩 1컵(검정콩도 좋다) | 불린 쌀 2컵 | 다진 쇠고기 50g | 물 2컵 | 양념장(간장 3T, 다진 파와 마늘 각 1T, 깨소금, 참기름, 홍고추 1개)

만드는 방법

1. 불린 콩을 믹서에 곱게 간다. 이때 물은 1/2컵 정도 넣고 나머지 물은 밥 지을 때 넣는다.
2. 뚝배기에 참기름을 두르고 쇠고기를 볶다가 쌀을 넣고 믹서에 간 콩비지와 물을 부어 밥을 짓는다.
3. 밥이 한소끔 끓으면 불을 줄이고 천천히 뜸을 들인다.
4. 양념장을 곁들여 먹는다.

향긋한 게 향이 살아 있는 게살밥

게는 살이나 국물 모두 향이 좋고 소화가 잘 돼 임산부들에게 좋은 영양 공급원이 된다. 죽순과 버섯을 더해 밥을 지으면 향도 좋고 맛도 고소한 밥맛을 즐길 수 있다.

필요한 재료

게 1마리 | 불린 쌀 2컵 | 참느타리버섯 5개 | 죽순 1개 | 물 2컵 | 부추양념장(부추 잘게 썬 것 3T, 간장 3T, 참기름, 깨소금)

만드는 방법

1. 게는 딱지를 벗겨 살을 발라놓는다. 도마에 놓고 밀대로 밀면 살이 쉽게 빠져나온다.
2. 살을 발라낸 게는 물을 넣고 끓여 국물을 낸다.
3. 참느타리버섯과 죽순은 채쳐 냄비에 참기름을 두르고 볶다가 쌀을 넣고 게 국물을 부어 끓인 다음 발라놓은 게살을 넣고 밥을 짓는다.
4. 부추 양념장을 곁들인다.

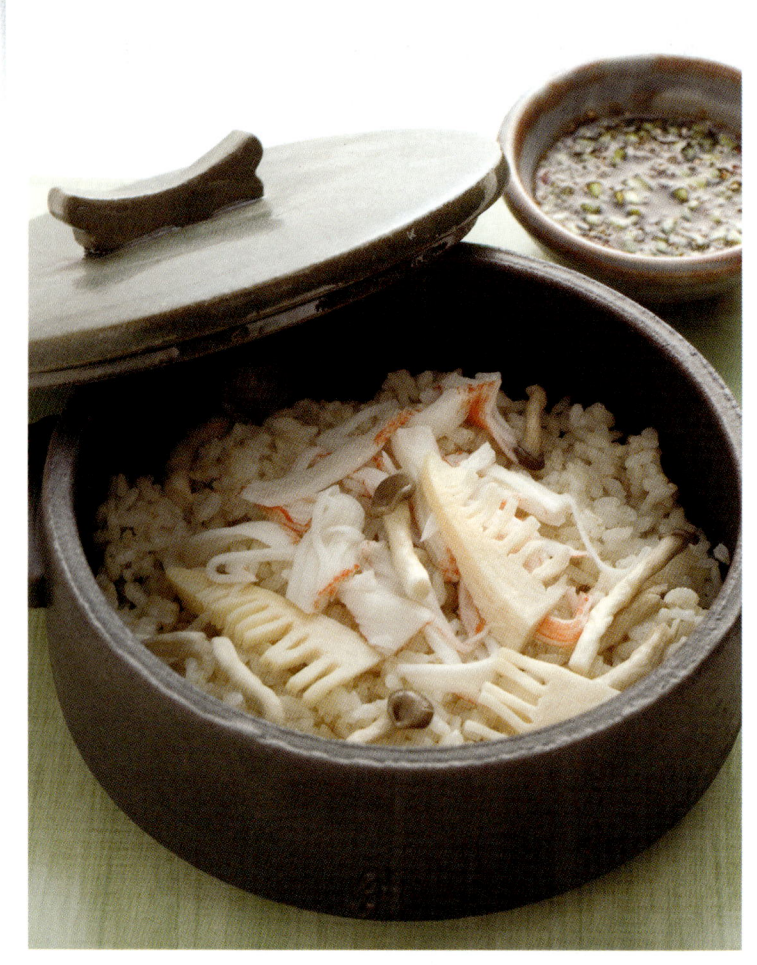

● 최고의 재료들만 엄선해서 만든 *영양돌솥밥*

돌솥에 밥을 지으면 고슬고슬하면서도 윤기가 흐르는 밥이 만들어진다. 특히 다양한 영양 재료들을 얹어 밥을 지으면 멋진 건강식이 된다. 해물로 재료를 바꾸어서 해도 좋다.

만드는 방법

1. 수삼은 얇게 썰고 표고는 채친다. 대추는 씨를 발라 놓고 밤은 껍질을 깐 다음 반으로 썬다. 감자는 껍질을 벗겨 깍두기 모양으로 썰어 준비한다.
2. 돌솥이나 뚝배기에 참기름을 두르고 양파와 표고를 볶다가 쌀, 수삼, 밤, 대추, 감자를 넣고 밥을 짓는다.
3. 양념장을 곁들여서 낸다.

필요한 재료

불린 쌀 2컵 | 수삼 1뿌리 | 표고버섯 불린 것 2장 | 밤 2개 | 대추 2개 | 감자 1/2개 | 다진 양파 4T | 양념장

● 순식간에 뚝딱 만들어 먹는 *알밥*

알밥은 따로 밥을 지을 필요 없이 뚝배기에 밥을 담고 데워서 만드는 것이기 때문에 짧은 시간 안에 간단하게 만들어 먹을 수 있다. 날치알의 오돌오돌한 느낌이 그대로 전해져 입맛을 돋워준다.

만드는 방법

1. 뚝배기를 불에 올리고 참기름을 두른 뒤 밥을 담고 다진 김치를 곁들인다.
2. 밥이 뜨거워지면 날치알과 무순을 넣는다.
3. 양념장과 김가루를 뿌려서 먹는다.

필요한 재료

날치알 5T(착색하지 않은 것) | 무순 1팩 | 밥 1공기 | 다진 김치 3T | 김가루 | 양념장(간장 2T, 육수 2T, 깨소금, 다진 파와 마늘 각 1T), 참기름

● 보기만 해도 입에 침이 고이는 회덮밥

상큼한 초고추장 양념과 신선한 회, 온갖 싱싱한 야채들이 어우러져 보기만 해도 군침이 돌며 입맛이 살아난다. 가장 중요한 것은 싱싱한 횟감인데, 싱싱한 재료 구입이 어려우면 냉동 참치를 사용하면 된다.

필요한 재료

회 200g | 양상추 4잎 | 오이 1/2개 | 깻잎 5장 | 무순 1봉지 | 풋고추 2개 | 마늘 3쪽 | 날치알 약간 | 초고추장 양념(고추장 5T, 식초 2T, 다진 파와 마늘 각 2T, 깨소금, 참기름, 배즙 5T)

만드는 방법

1. 회는 깍두기보다 작게 깍둑썰기를 한다. 냉동 참치를 사용할 때는 소금물에 해동하여 물기를 닦아서 사용한다.
2. 오이는 굵은 소금으로 문질러 깨끗이 씻어 채치고 양상추와 깻잎도 채친다.
3. 풋고추는 가늘게 어슷썰기 하고 마늘은 편으로 썰어 둔다.
4. 그릇에 밥을 적당히 담고 야채를 얹은 다음, 참기름을 넣는다. 그 다음 날치알을 보기 좋게 올린 후 초고추장을 곁들인다.

● 나른한 기분을 날려주는 새우콩소스덮밥

새우를 주재료로 하여 만들 별미 밥이다. 양파, 피망 등의 채소로 비타민을 더하고 콩소스로 고소한 맛을 더해주면 피곤하고 나른할 때 기운을 되찾아 준다.

필요한 재료

새우 작은 것 15마리 | 양파 1/2개 | 청피망 1개 | 홍고추 1개 | 표고버섯 불린 것 2개 | 다진 파와 마늘 각 1T | 다진 생강 1t | 육수 5T | 고추기름 | 콩소스 1T

만드는 방법

1. 새우는 껍질을 벗기고 소금과 후춧가루를 뿌려 간을 해놓는다.
2. 양파, 청피망, 홍고추, 표고는 잘게 썰어 준비한다.
3. 팬에 고추기름을 두르고 마늘과 생강을 볶다가 표고버섯과 파, 새우를 넣는다.
4. 새우가 익으면 콩소스와 육수를 끼얹어 마무리한다.
5. 큰 접시에 밥을 담고 새우콩소스를 얹어 먹는다.

중국요리를 집에서 간단하게 마파두부덮밥

두반장소스만 준비해놓으면 중국요리로 먹던 마파두부를 어렵지 않게 만들 수 있다. 양질의 단백질을 섭취할 수 있는 별미 밥이다. 단, 두반장소스가 약간 짜므로 간을 할 때 조심해야 한다.

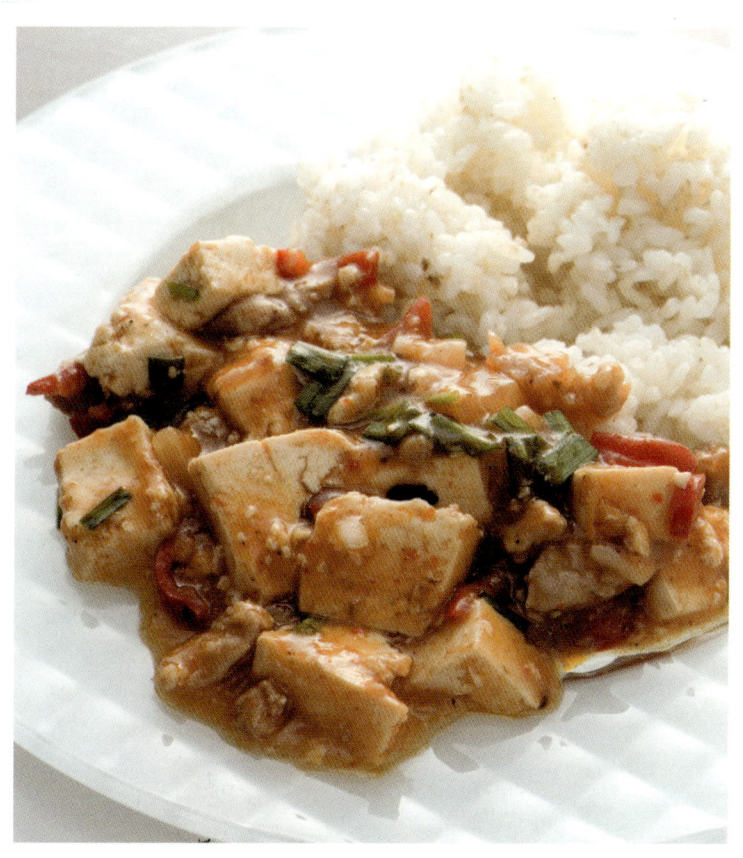

필요한 재료

두부 1모 | 다진 돼지고기 50g | 다진 파와 마늘 각 1T | 홍고추 1개 | 다진 생강 1/2t | 두반장소스 1T | 녹말 1T | 설탕 1t | 참기름 | 육수 1/2컵

만드는 방법

1. 두부는 깍둑썰기로 썰어 끓는 물에 데친다.
2. 홍고추는 잘게 썰어서 준비해 둔다.
3. 팬에 기름을 두르고 마늘과 생강을 볶다가 다진 돼지고기와 다진 파, 두반장소스를 넣고 육수를 부어 끓이다 두부를 넣는다.
4. 녹말을 물에 풀어 3에 끼얹고 참기름으로 마무리하며, 움푹한 접시에 밥을 담고 마파두부를 끼얹어 먹는다.

Tip 두반장 소스는 대형마트에서 쉽게 구입 가능

●● 언제나 만족스러운 궁합 — 돼지고기김치볶음밥

돼지고기와 김치의 만남은 언제나 환상적인 만족감을 준다. 볶음요리를 해서 밥과 함께 먹거나 밥을 넣어 볶으면 최고의 별미가 된다. 파나 마늘 같은 양념은 따로 넣을 필요가 없다.

필요한 재료

김치 1/2포기 | 돼지고기 100g | 양파 1/2개 | 양송이 3개 | 다진 생강 1/2t | 참기름

만드는 방법

1. 김치를 살짝 짜서 잘게 썬다.
2. 돼지고기를 다져 생강으로 버무려 놓고 양파와 양송이를 잘게 썬다.
3. 팬에 기름을 약간 두르고 양파와 돼지고기를 볶다가 잘게 썬 김치를 넣어 볶는다.
4. 돼지고기가 다 익으면 밥과 함께 먹거나 밥을 넣어 살짝 볶아도 좋다.

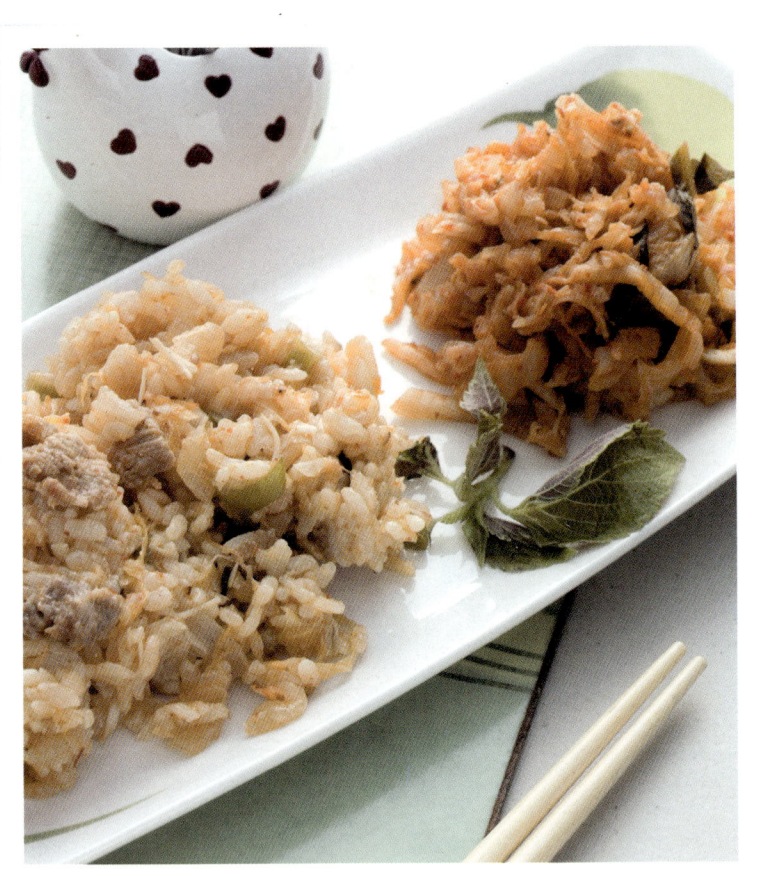

기름기 없는 초간단 영양식 닭고기덮밥

닭가슴살은 자극이 적고 기름기가 적어 임산부들이 부담 없이 먹을 수 있는 영양 식품이다. 굳이 다른 반찬이 없어도 덮밥 소스를 만들어 밥 위에 끼얹어 먹으면 간단하게 영양을 보충할 수 있다.

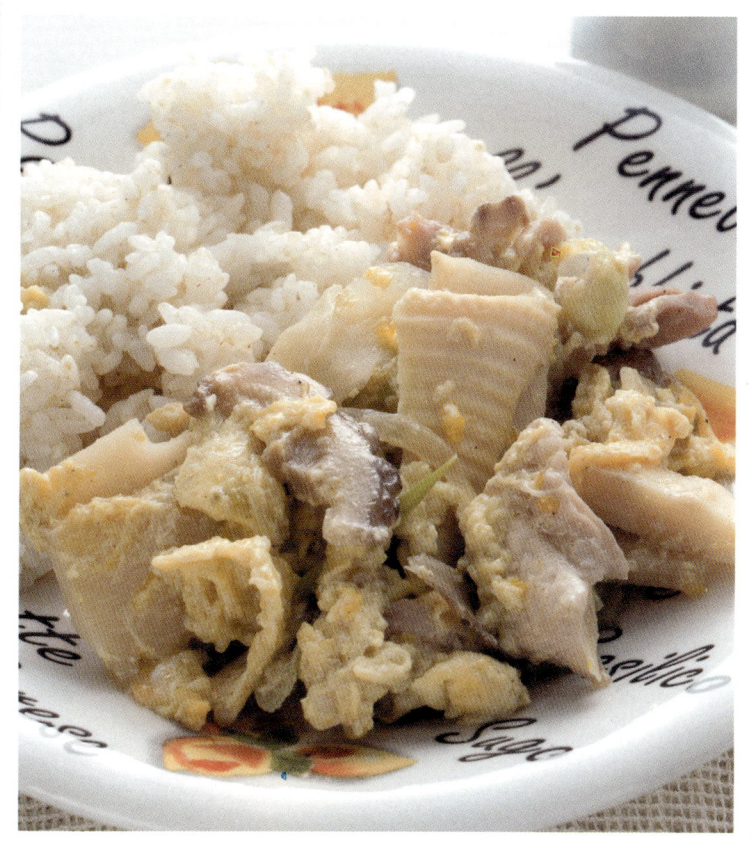

필요한 재료

닭가슴살 200g | 생표고버섯 3개 | 양파 1/2개 | 달걀 3개 | 대파 1줄기 | 죽순 1개 | 소스(육수 1/2컵, 간장 2t, 맛술 1t, 설탕 1T, 소금, 후춧가루)

만드는 방법

1. 닭고기는 얇게 저미듯 썰고 양파와 버섯은 채 친다.
2. 죽순은 길게 썰고 대파는 어슷하게 썬다.
3. 냄비에 닭고기와 준비한 재료를 넣고 소스 재료로 간을 맞춘다.
4. 닭고기가 익으면 달걀을 풀고 바로 불을 끈다. 달걀이 너무 익으면 거칠어져 맛이 없다.
5. 그릇에 밥을 담고 먹는다.

때론 덮밥으로, 때론 반찬으로 — 애호박새우덮밥

호박과 새우는 맛이나 영양, 모든 면에서 아주 좋은 궁합을 이룬다. 덮밥 소스를 위한 레시피지만, 활용하기에 따라서는 조림처럼 반찬으로 차려도 그만이다.

필요한 재료

애호박 1/2개 | 마른 새우 10마리(생새우도 좋다) | 다진 파와 마늘 1T | 참기름 | 풋고추 1개 | 육수 1컵 | 물녹말 1T

만드는 방법

1. 호박은 반으로 갈라 반달 모양으로 썰고 새우는 껍질을 벗겨 준비한다. 마른 새우를 사용할 때도 껍질을 벗겨야 한다.
2. 육수에 호박, 새우, 파, 마늘을 넣고 간을 맞춘다.
3. 물녹말을 끼얹어 점도를 조절하고 참기름으로 마무리한다.
4. 밥에 끼얹어 먹는다.

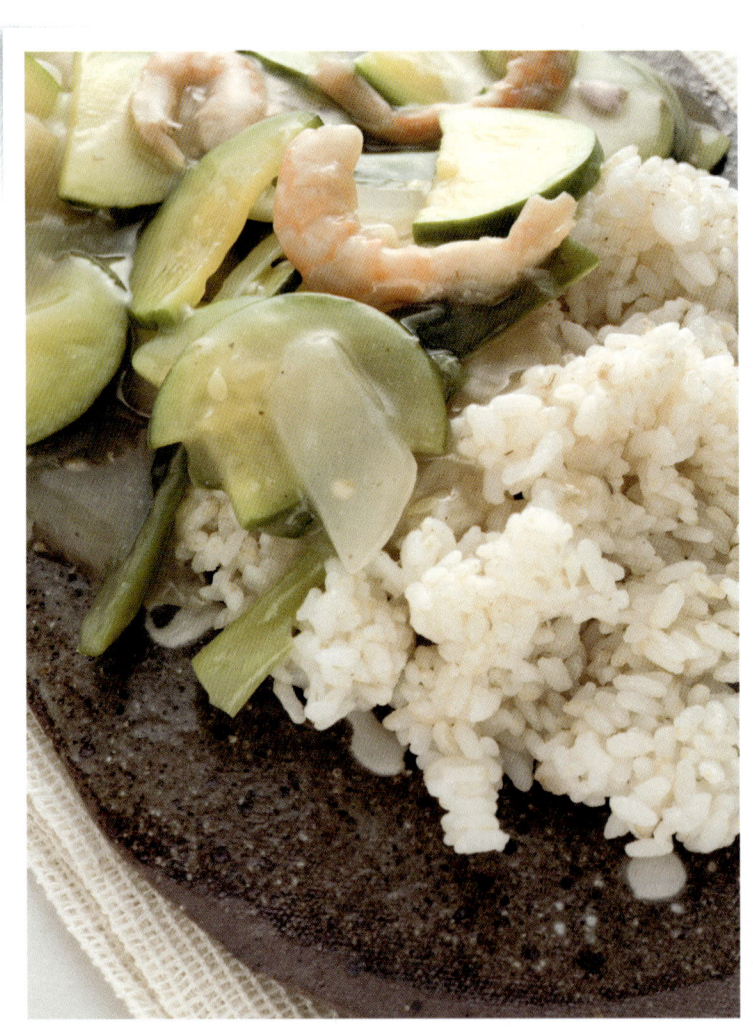

● 간단하지만 특별한 별미 밥 *라이스그라탱*

별 것 아닌 재료라도 치즈를 올려 그라탱으로 만들면 특별한 음식이 된다. 밥을 기본으로 하고 온갖 채소와 치즈를 올리고 화이트소스를 끼얹어 오븐에 구우면 간단하게 별식이 완성된다.

만드는 방법

1. 먼저 화이트소스를 만든다. 팬에 버터를 올려 다 녹으면 밀가루를 넣어 노릇하게 볶는다. 여기에 양파를 넣어 볶다가 물을 붓고 스톡을 넣은 후 우유를 붓는다. 걸쭉해지면 조금 더 저어 내려놓는다.
2. 당근, 양파, 양송이, 베이컨을 곱게 다져 올리브오일에 볶는다.
3. 오븐용 그릇에 밥을 담고 1과 2를 버무려 체다치즈를 얹은 뒤 모짜렐라치즈를 뿌린다.
4. 200도에서 20분 정도 구워서 먹는다.

필요한 재료

밥 2공기 | 양파 1개 | 당근 1/2개 | 양송이 4개 | 베이컨 2장 | 모짜렐라치즈 1컵 | 체다치즈 2장 | 올리브오일 | 화이트소스(버터 2T, 다진 양파 5T, 밀가루 2T, 스톡 1개, 우유 1컵, 물 1컵)

● 돼지고기와의 조화가 맛깔스런 *가지찜덮밥*

가지는 색깔이 아름답고 단맛이 강한 독특한 식품으로, 찜이나 전, 나물 등으로 요리를 해 먹는다. 돼지고기와 잘 어울리는 식품으로 덮밥 소스로 만들어 활용하면 독특한 풍미를 느낄 수 있다.

만드는 방법

1. 가지를 5cm 길이로 납작하게 썬다.
2. 냄비에 가지를 넣고 돼지고기를 다져 양념한 것을 올린 뒤 육수를 붓고 뚜껑을 덮는다.
3. 가지가 다 익으면 녹말물을 넣어 걸쭉하게 한 다음 참기름으로 마무리한다.
4. 우묵한 그릇에 밥을 담고 가지찜덮밥소스를 끼얹어 먹는다.

필요한 재료

가지 3개 | 돼지고기 100g | 양념(다진 파와 마늘 각 2T, 다진 생강 1/2t, 간장 1T, 설탕 1T, 고춧가루 1T, 두반장소스 1T) | 물녹말 1T | 육수 1컵 | 참기름

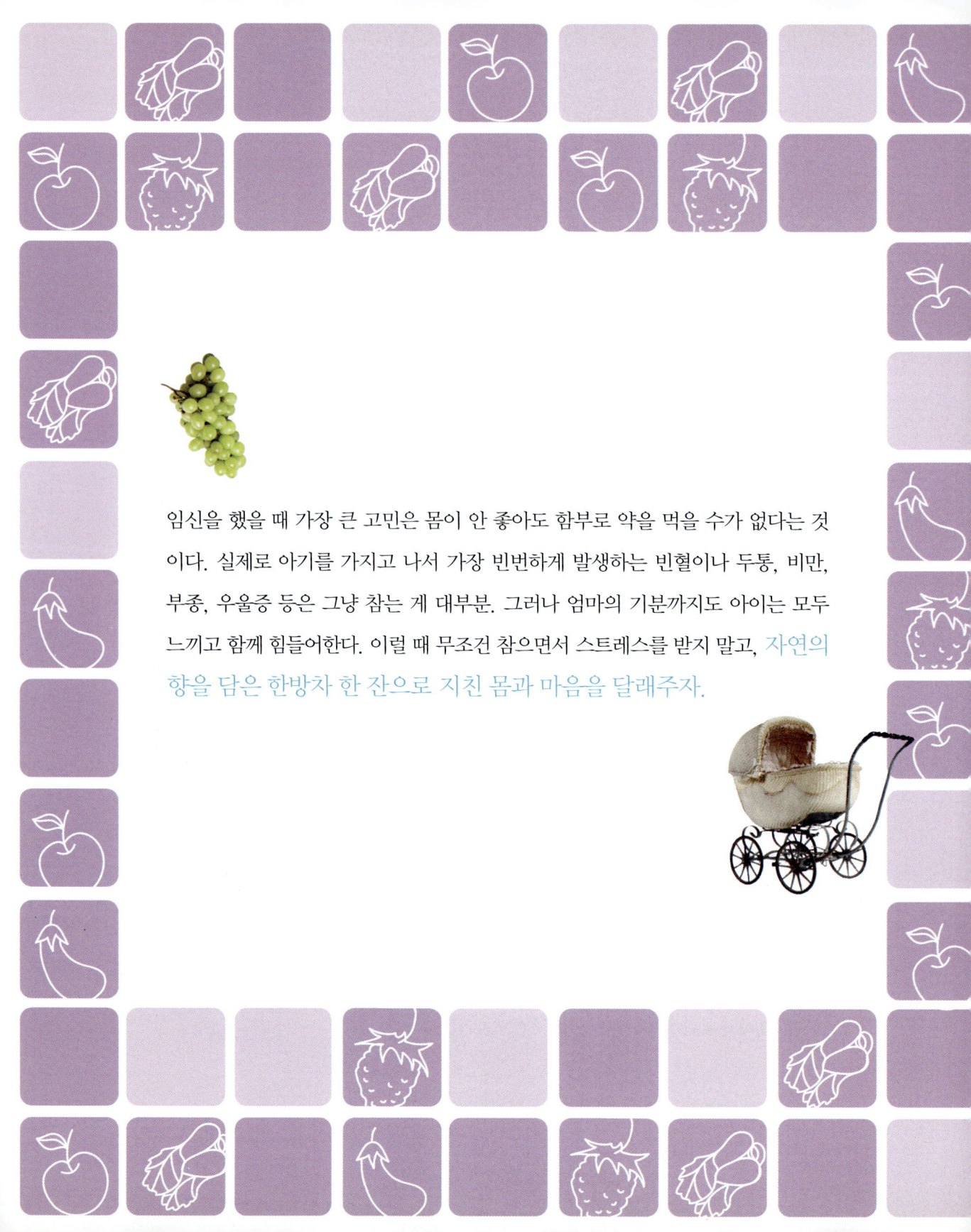

임신을 했을 때 가장 큰 고민은 몸이 안 좋아도 함부로 약을 먹을 수가 없다는 것이다. 실제로 아기를 가지고 나서 가장 빈번하게 발생하는 빈혈이나 두통, 비만, 부종, 우울증 등은 그냥 참는 게 대부분. 그러나 엄마의 기분까지도 아이는 모두 느끼고 함께 힘들어한다. 이럴 때 무조건 참으면서 스트레스를 받지 말고, 자연의 향을 담은 한방차 한 잔으로 지친 몸과 마음을 달래주자.

PART 3
자연을 담은 한방차로 다스리는 임신증후군

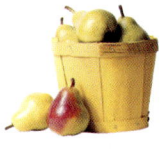

입덧 때문에 도통 먹을 수가 없어요

임신을 하면 미각이나 후각이 평소와 크게 달라지며 입덧이 생기게 된다. 입덧의 원인은 아직 밝혀지지 않았지만, 태반에서 분비되는 호르몬 작용이나 자율 신경의 기능의 변화되면서 나타나는 것으로 알려져 있다. 입덧의 가장 기본적인 증상은 이유 없이 속이 울렁거리며 구토증이 난다는 것. 음식을 먹으려 할 때나 먹은 직후는 물론 심지어는 어떤 음식은 마음속으로 떠올리기만 해도 속이 메슥거리며 기분이 나빠지기도 한다. 지금까지 좋아하던 음식이 갑자기 싫어지거나 평소에는 별로 좋아하지 않던 음식이 먹고 싶어지는 것도 입덧 증상 중 하나다.

입덧의 증상은 사람마다 조금씩 다르게 나타난다. 빠른 사람은 임신 5주째부터 시작되는데, 3개월과 4개월 때 최고조에 이르다 5

개월째 접어들면 가라앉는 것이 보통이다. 입덧은 정신적인 영향을 받으며 몸이 약하거나 신경질적인 사람일수록 증세가 심하게 나타나는 경향이 있으므로 마음을 편안하게 가져야 한다. 가족들도 임산부가 즐거운 마음으로 임신에 적응해나갈 수 있도록 옆에서 적극적으로 보살펴 주어야 한다. 입덧은 아침 공복기에 가장 심하다. 입덧을 '모닝 시크니스(morning sickness)'라고 부르는 것도 바로 이 때문이다.

Advice

임신 초기에는 아기가 많은 영양을 필요로 하지 않기 때문에 입덧으로 정상적인 식사가 불가능하다 해도 크게 걱정할 필요는 없다. 하지만 임신이 불안정하고 아기의 신체 기관들이 형성되는 시기이기 때문에 영양 섭취에 신경을 써야 한다. 규칙적인 식사가 어렵다면 어떤 음식이건 입에 당기는 것을 조금씩 자주 먹는 것이 좋다. 다만 인스턴트 식품은 금지식품이며 채소나 과일, 우유 등 수분이 많은 식품을 섭취해서 탈수나 변비를 예방해 주어야 한다. 신맛이 나는 상큼한 과일로 입맛을 돋워주는 것이 좋다.

Recipe

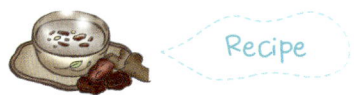
생맥산차

맥문동과 인삼, 오미자, 황기, 감초 등을 달여 먹으면 가슴이 두근거리는 것을 방지하고 폐를 깨끗이 하며 기운이 돌게 한다. 메스꺼움을 가라앉히는 데도 효과가 있다.

필요한 재료
맥문동 1/2컵 | 인삼 2뿌리 | 오미자 1/4컵 | 황기 1개 | 감초 5쪽

만드는 방법
인삼은 잘게 부수고 다른 재료도 준비하여 물 10컵을 붓고 끓여 황색으로 우러나면 차게 식혀 마신다.

체한 것 같고 소화가 안 돼요

임신 기간에는 지속적으로 소화 장애가 발생한다. 특히 임신 33주 이후에는 아기가 자궁을 가득 채울 만큼 커져서 자궁이 명치까지 올라가 위장을 압박하게 되므로 이때는 저절로 식욕이 없어지며 음식을 먹기만 하면 속이 답답하고 체한 것 같은 느낌이 든다. 위장이 압박을 받으면 소화 장애가 일어나 음식물을 장으로 내려 보내는 속도가 평소보다 2~3배나 느려진다. 위가 더부룩하고 체한 것 같은 느낌이 들 수밖에 없는 것이다.

또 어떤 사람은 명치나 가슴께가 쓰리고 뭉친 것 같은 느낌이 들며 숨쉬기도 힘들다고 한다. 이 역시 자궁저가 높아지면서 생기는 자연스러운 증상으로, 이 증상은 임신 기간이 진행되어 감에 따라 더욱 심해지지만 출산예정일이 임박해 오면 오히려 가라앉는다. 이 같은 증상은 자궁 때문에 압박을 받으면서 위액의 역류를 막는 근육이 이완되어 나타나는 것이다.

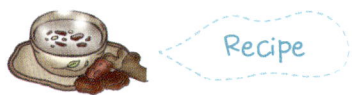 Recipe

오미자차

오미자는 기와 혈, 음과 양을 보하는 식품으로 알려져 있다. 식후에 오미자차를 마시면 소화를 좋게 하고 피로회복과 집중력 강화, 기억력 강화 등에 효과가 있다.

필요한 재료

오미자 1컵 | 꿀 1/2컵 | 배 1/4개 | 물 11컵

만드는 방법

1. 오미자는 색깔이 좋은 것으로 구입하여 깨끗이 씻는다.
2. 오지 그릇이나 도자기 그릇에 오미자를 담고 끓여 식힌 물을 부어 8시간 정도 우려낸다. 이때 끓이면 텁텁한 맛이 나서 좋지 않다.
3. 따로 꿀물을 풀고 오미자 국물에 부어 시원하게 보관한다.
4. 배를 채치거나 꽃잎 모양으로 오려 띄운다.

Advice

임신 후기에는 아기가 급격히 성장하기 때문에 양질의 단백질과 철분을 충분히 섭취해주어야 한다. 이런 증상이 계속될 때는 소화가 잘 되는 식품을 섭취해서 음식물이 위에 머무는 시간이 짧게 해주는 것이 좋다. 섬유질이 너무 많은 음식이나 달고 찬 음식, 너무 매운 음식은 피하는 것이 좋으며, 유지류 섭취도 줄이는 것이 좋다. 조금씩 자주 먹으면서 적당히 몸을 움직여 소화를 도와야 한다.

생강차

생강은 몸이 추울 때 땀이 나게 하며 가래를 멈추게 한다. 또한 차로 마시면 소화 장애나 속이 미싯거릴 때 좋다. 면역력을 강화해주는 효능도 있는 것으로 알려져 있다.

필요한 재료
생강 100g | 꿀 1/2컵 | 잣 1T | 대추 10알

만드는 방법
1. 생강은 껍질을 벗겨 얇게 썬다.
2. 썰어놓은 생강을 끓는 물에 한번 끓여 그 물을 버리고, 새 물 7컵을 붓는다.
3. 씻어 놓은 대추와 함께 푹 끓여 꿀을 타서 잣을 띄운다.

매실차

매실은 유기산이 많이 함유되어 있어 피로회복과 입맛을 돋우는 데 효과를 보이며, 해독작용과 살균작용이 뛰어나다. 식사 뒤 속이 더부룩할 때 매실차를 먹으면 효과가 좋다.

만드는 방법
매실이 누렇게 되기 전에 따서 깨끗이 씻어 물기를 제거한다. 꿀과 설탕을 동량으로 준비해 항아리나 유리그릇에 재워 두었다가 세 달 정도 지나면 건더기를 건져 낸다. 매실은 말려 장아찌를 담고 엑기스는 따로 보관했다 물에 타서 먹는다.

잠을 못 자고 하루 종일 머리가 아파요

두통은 수면장애와 밀접하게 연결되어 있다. 평상시에도 잠을 편히 못 자면 두통이 찾아오는데, 임신 중에는 장기간 수면장애를 겪게 되므로 머리가 아픈 것이 어쩌면 당연한 일인지도 모르겠다.

임신 중 불면증은 출산예정일이 다가올수록 심해진다. 배가 불러오면 자리에 눕는 것부터 편치 않은 데다 분만에 대한 공포가 베개머리를 어지럽혀 편히 잠을 잘 수가 없다. 임신 후기에 발생하는 두통은 거의가 출산에 대한 공포나 엄마가 된다는 두려움, 아기를 보살펴야 한다는 부담감 등에서 야기된 것이다. 배가 불러오면서 자궁이 방광을 압박해 소변을 자주 보게 되므로 밤에 자꾸 깨서 깊은 잠을 못 자는 경우도 있다. 한밤중에 여러 차례 잠을 깨다보면 잠을 설치게 되고 두통으로 이어지는 것이다.

Advice

머리가 아플 때는 옷의 조이는 부분을 느슨하게 풀어주고 몸과 마음을 편안하게 가라앉힌 뒤 호흡을 깊게 하여 맑은 공기를 들이마신다. 임신 후기에 찾아오는 두통 중에 위험한 것은 임신중독증과 연결된 두통이다. 임신중독증이 나타나면 고혈압이 오게 되는데, 이때 두통을 동반하기 때문이다. 두통이 지나치게 오래 계속되면서 부종이 심하다면 임신중독증 검사를 받아보아야 한다.

몸을 너무 피곤하게 하거나 낮잠을 자는 것도 숙면을 방해할 수 있으므로 평상시 컨디션 유지와 쾌적한 수면 환경을 만드는 데 관심을 기울여야 한다. 또 오랫동안 같은 자세로 앉아서 일을 하거나 컴퓨터 앞에 오래 앉아 있어도 어깨와 뒷목이 결리면서 두통이 올 수 있다. 일을 할 때는 한 시간에 한 번씩 자리에서 일어나 가볍게 스트레칭을 하는 등 몸을 움직여주는 것이 좋다.

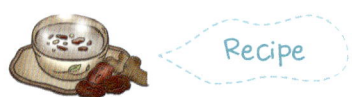

야생국화차

국화차는 두통을 멎게 하고 어지러움을 개선해준다. 고혈압이나 동맥경화증도 완화해주는 것으로 알려져 건강차로 사랑받고 있다.

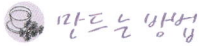 만드는 방법

가을에 산에 가면 조그맣고 노란 국화꽃이 피어 있는데, 서리가 내리기 전에 이 꽃을 따서 씻어 찜통에 넣고 살짝 찐다. 이것을 그늘에 말려 두었다가 뜨거운 물에 우려서 마신다.

봉수탕

잣과 호두를 갈아서 차로 만들어 먹는 것을 봉수탕이라고 한다. 봉수탕은 뇌의 활동을 원활하게 해서 수면장애와 두통을 해소해 준다. 겨울에는 이만한 차가 없다.

필요한 재료

잣 1컵 | 호두 1컵 | 꿀 5T

만드는 방법

1. 잣은 닦아 놓고 호두는 뜨거운 물에 담갔다 꺼내 껍질을 벗긴다.
2. 잣과 호두를 분쇄기에 갈아 꿀을 섞어 병에 담아둔다.
3. 끓인 물에 1숟갈씩 타서 먹는다.

> **Tip** 호두를 하루 3알 정도 먹으면 노화방지와 강장에 효과가 있다. 또한 호두에는 불포화지방이 많이 함유되어 있어 혈관벽에 축적되는 콜레스테롤을 줄여주며 동맥경화 예방에도 효과가 있다.

화장실에 너무 자주 가요

임신기간 중 일어나는 증상 중 임산부들이 괴로워하는 일 중 하나가 화장실을 너무 자주 다녀야 한다는 것이다. 뿐만 아니라 소변을 보고 나서도 시원한 느낌이 없고 잔뇨감이 남아 찝찝한 기분이 든다. 이런 증상은 자궁이 커지면서 바로 가까이 있는 방광이 압박을 받아 생기는 것으로, 배가 불러오면서는 피할 수 없는 일이다.

자궁이 방광보다 위로 올라가는 임신 4개월 이후에는 소변 횟수가 다소 줄어들지만, 출산이 가까워지면서 자궁이 점점 커지면 거의 모든 장기에 영향을 미치게 된다. 특히 9개월 이후 자궁저가 내려가고 아기의 머리가 골반을 향해 자리를 잡게 되면 방광을 더욱 압박해 빈뇨 증세가 아주 심해진다. 이때는 밤에 제대로 깊은 잠을 이룰 수 없을 정도로 화장실을 들락거리게 된다. 그러나 소변을 자주 보더라도 배뇨 시 통증이 없으면 정상적인 과정이므로 크게 걱정할 필요는 없다.

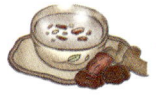

Recipe

두충차

두충은 체내에 흡수되면 간과 신장을 보해주며 허리가 아프고 무릎이 시큰거릴 때 효과가 있다. 허약한 사람이 먹으면 기운을 돋워주고 혈중지방을 낮춘다고 알려져 있다. 습관성 유산에도 효험이 있다.

 필요한 재료

두충 10g | 물 5컵

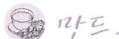 **만드는 방법**

끓는 물에 찻잎을 넣고 불을 약하게 하여 30분 정도 끓인다. 가까이 두고 물처럼 수시로 마시면 좋다. 두충 자체에 약간 단맛이 있기 때문에 대추처럼 단맛을 내는 재료를 섞지 않아도 된다.

Advice

빈뇨나 잔뇨감은 임산부라면 누구나 겪는 불편이지만 요의를 느낄 때마다 소변을 보는 방법 외에 특별한 대처법은 없다. 소변의 흐름이 나빠지면 감염의 위험이 높기 때문에 청결에 각별한 주의를 기울여야 한다. 방광염을 예방하기 위해서는 요의를 참아서는 안 되며 평소 청결 유지에 신경을 써야 한다. 수분 섭취를 충분히 해주는 것도 좋다. 임신 중에는 중요한 일이 있거나 외출을 할 때는 미리미리 화장실을 다녀오는 것을 습관화해야 한다.

변비에 치질까지 생긴 것 같아요

임신 중 생기는 변비에는 여러 가지 원인이 있다. 임신 중에는 황체 호르몬이 장운동을 억제해 음식물이 장에 머무는 시간을 길어져 변비가 된다. 황체 호르몬의 이러한 기능은 아기가 영양분을 최대한 흡수할 수 있도록 하기 위한 작용이다. 아기에게 최대한 많은 양분을 공급하자면 변비는 어쩔 수 없이 동반된다는 얘기다.

임신 초기에는 입덧 때문에 식사시간이 불규칙하고 섭취하는 양도 적어 변비를 불러일으키기 딱 좋은 상황이다. 또 임신이 진행되면서는 자궁이 점차 커지면서 직장을 압박해서 변비를 불러일으킨다.

변비를 대수롭지 않은 일로 생각하고 장기간 방치하면 식욕이 떨어져 아기에 대한 영양공급에 차질이 생길 수 있고, 치질이 생겨 임신기간 내내 고생할 수 있기 때문에 변비 기간이 길어지거나 습관화되지 않도록 음식을 조절해야 한다. 변비나 치질은 평소에도 여러 가지 장해를 일으키지만 임신 중에 화장실에 오래 앉아 배에 힘을 주면 조기 파수나 조산을 야기할 가능성도 있음을 기억해야 한다.

치질은 배가 불러오면서 자궁의 압박이 커지고 하체에 실리는 하중이 커지면서 혈액순환이 잘 안 되어 항문 근처에서 정맥류가 일어나서 생긴 것이다. 변비와 치질이 겹쳐서 나타나면 항문의 정맥이 뭉쳐 더욱 단단해지므로 배변 때마다 큰 고통을 겪게 된다.

Advice

공복에 수분을 섭취하면 장운동을 촉진시키는 효과가 있으므로 아침마다 냉수를 두 잔 정도 마셔주면 변비 해소에 효과를 볼 수 있다. 물을 마시고 30분에서 1시간 정도 흐른 뒤 화장실에 가는 습관을 기르면 규칙적인 배변 습관을 기르는 데 도움이 된다. 적당한 운동과 규칙적인 일상생활도 배변 리듬을 원활하게 하는 데 도움이 된다. 운동은 혈액순환과 신진대사를 원활하게 하고 장운동을 활발하게 하는 효과가 있다. 임산부들에게는 가벼운 체조나 산책 정도의 걷기운동이 권할 만하다.

가장 중요한 것은 규칙적인 식습관이다. 섬유질이 풍부한 현미와 잡곡으로 밥을 지어 먹고 고구마나 양배추, 각종 나물 등을 골고루 섭취해 배변을 부드럽게 한다. 우유나 요구르트를 마시는 것도 좋다.

Recipe

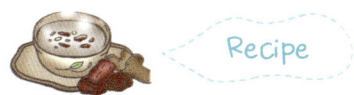

살구씨차

한방에서는 살구씨를 행인이라고 한다. 천식과 호흡곤란, 기관지염 치료에 효과가 있으며 변비에도 좋은 것으로 알려져 있다. 피부를 윤택하게 가꿔주는 효능도 있다.

만드는 방법

한약 재료상에서 행인을 구입해 와서 깨끗하게 씻어 곱게 간다. 이 가루를 꿀에 개서 물에 타 먹으면 된다. 행인 가루는 사기그릇이나 유리병에 보관해야 한다.

냉대하가 갑자기 심해졌어요

임신 중에는 질 분비물이 많아진다. 임신 초기와 후기에 특히 심해지는데, 임신으로 인해 자궁과 질이 부드러워지고 신진대사가 활발해지면서 생기는 현상이다. 냉이나 대하가 많아져도 투명하거나 우윳빛을 띠고 가렵지 않으면 정상이다. 출산이 임박해오면 분비물의 양은 더욱 많아지는데, 이는 아기가 엄마 몸을 부드럽게 빠져나올 수 있도록 윤활유 역할을 하기 위한 것이다.

그러나 단순한 냉대하가 아니고 이상한 냄새가 난다거나 가려운 증상이 있으면 바로 병원을 찾아야 한다. 그중 가장 흔한 것이 트리코모나스 질염과 칸디다 질염이다. 트리코모스나 질염은 악취를 동반한 냉대하가 많아지며 색깔도 노란색에 가깝다. 염증이 심해지면 외음부가 빨갛게 부어오르고 가려움과 통증을 유발한다.

임신에 직접적으로 미치는 영향은 없지만 방치하면 방광염으로 발전할 수 있기 때문에 가급적 빨리 치료해야 한다. 칸디다 질염은 진균이라는 곰팡이에 의해 발생하는 염증으로, 질과 외음부에 심한 가려움증이 나타나며 유백색의 냉대하가 많아진다. 이때는 청결을 유지하는 것이 가장 중요하다.

Advice

임신 중에는 락토바실루스라는 세균이 질 상피의 당원을 젖산으로 분해해 질의 산알칼리도를 산성(pH 3.5~6)으로 조절해 질 내에서 병원균이 증식하는 것을 막는다. 임신 중에는 전반적으로 면역력이 저하되기 때문에 청결에 신경을 많이 써야 한다. 날마다 샤워를 해주고 속옷도 자주 갈아입는 것이 좋다.

Recipe

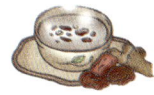

구기자차

여성 생리장애나 냉증에 효과가 있고 피부 미용이나 노화방지에도 효험이 있는 것으로 알려져 있다. 우리나라에서는 진도산이 유명하고 품질이 좋다.

만드는 방법

구기자를 잘 씻은 다음, 물기를 빼고 볶는다. 구기자 2숟갈에 1리터 정도의 물을 부어 30분 이상 끓여서 보리차처럼 자주 마신다. 요즈음 구기자 티백도 있어 손쉽게 상용할 수 있다.

빈혈인가요? 자꾸 어지러워요

요즘은 임신 전부터 철분 제제를 복용하는 엄마들이 많다. 임신부의 20퍼센트에서 빈혈이 나타날 만큼 빈혈은 많은 임산부들이 겪는 병이다. 이들의 대부분은 철분 결핍성 빈혈로, 아기가 엄마의 몸에서 철분을 흡수해 가기 때문에 생기는 것이다. 철분 결핍성 빈혈을 앓는 임산부는 분만 진통이 제대로 이루어지지 않아 분만시간이 길어질 수 있다. 진통이 약해 시간이 길어지면 아기가 가사 상태에 빠질 수 있고 출혈이 많아져 산후 빈혈로 이어질 수 있으므로 예방에 만전을 기해야 한다.

빈혈과 더불어 임신 중 가장 흔하게 나타나는 질병이 현기증이다. 현기증의 가장 큰 원인은 혈액이 하체 쪽으로 몰리는 것이다. 뱃속의 아기에게 혈액을 공급하기 위해 많은 양의 혈액이 하반신으로 몰리다 보니 엄마는 혈압이 낮아져 현기증을 겪게 되는 것이다. 현기증은 빈혈에 비해 짧고 강하게 찾아든다. 순식간에 정신이 아득해지며 넘어지거나 정신을 잃는 수가 있어 매우 위험하다.

Advice

빈혈을 예방하기 위해서는 철분이 많이 함유되어 있는 음식을 섭취하는 것이 좋다. 하지만 임신 중에는 보다 많은 철분이 필요하기 때문에 식품 섭취만으로 필요량을 채우기는 역부족이다. 임산부용으로 나와 있는 철분 제제를 구입해서 복용하는 것이 좋다. 철분 제제를 복용할 때는 다른 약이나 음료와 함께 먹으면 철분 흡수가 방해받게 되므로 철분제만 따로, 물로 먹도록 한다.

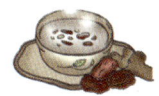

Recipe

대추차

대추에는 철분이 많이 함유되어 있어 임신 중에 먹으면 아주 좋다. 다른 식품에 비해 소화도 잘 되고 맛이 좋아 상용하면 빈혈과 기관지염에도 효험이 있다.

필요한 재료

대추 300g | 물 10컵 | 생강 한 마디

만드는 방법

1. 대추를 깨끗이 씻어 먼지를 제거한다. 마지막에는 뜨거운 물을 한 번 부어 씻어주면 좋다.
2. 주전자에 대추와 생강을 넣고 물을 붓고 끓이는데, 처음에는 센 불로 끓이다가 나중에는 은근히 고듯 끓인다. 대추가 물러지면 체에 받쳐 걸러낸다.
3. 껍질은 버리고 과육으로 농도를 조절한다. 잣을 띄워서 먹으면 더욱 좋다.

피부가 건조하고 가려워요

임신을 하면 피부의 특성에도 변화가 생긴다. 갑자기 피부가 건조해지며 가려움증이 나타나는 경우가 많은데, 얼굴도 푸석해지면서 여드름 같은 뾰루지가 나기도 한다. 이때는 청결과 보습에 각별히 신경을 써야 한다. 가볍고 부드러운 면 옷을 입어 피부에 닿는 자극을 줄여주는 것도 좋다. 유기농 면 의류나 침구 제품을 사용하면 피부 트러블이 다소 완화되는 것을 느낄 수 있다.

비누나 화장품도 저자극성 제품으로 사용하는 것이 좋으며, 역시 천연재료로 만든 제품을 사용하면 트러블 진정 효과를 기대할 수 있다. 일반 비누나 화장품에는 향이나 색소를 내기 위해 인공제품이 사용되고 다량의 방부제가 함유되어 있어 임신으로 인해 호르몬의 변화가 심한 임산부에게는 트러블을 일으킬 소지가 높다.

임신 후기에 생기는 발진 중에는 임신성 소양증이 많다. 가슴이나 배, 다리 등에 두드러기 같은 발진이 생기는데, 심하면 수포가 생겨 습진으로 발전하기도 한다. 임신성 소양증은 태반에서 분비되는 호르몬이 간에 영향을 미쳐 나타나는 것으로 알려져 있지만, 정설은 아니다. 임신 때문에 생긴 뾰루지나 발진은 출산 뒤 자연스럽게 없어지는 경우가 대부분이다.

Advice

가려움이 심하고 상태가 호전되지 않을 경우에는 전문의의 처방에 따라 약을 사용할 수도 있다. 그러나 피부질환 치료제에는 거의 항히스타민제나 부신피질호르몬제제가 함유되어 있어 임산부가 사용할 수 있는 약은 극히 제한적이다.

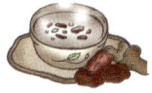

Recipe

감초차

감초는 강력한 해독작용을 갖고 있는 약재다. '약방의 감초' 라는 말처럼 거의 모든 처방에 들어간다. 아토피성 피부염에도 효과가 있는 것으로 알려져 있다.

 필요한 재료

감초 15g | 물 10컵

 만드는 방법

감초에 물을 붓고 은근히 2시간 정도 달인다. 여기에 대추를 몇 알 넣고 달여 감초 대추차로 만들면 콧물감기에도 효과를 볼 수 있다.

오과차

다섯 가지 과일로 만든 오과차는 천식과 감기에 좋고 체력을 보호하며 피부를 윤택하게 가꾸어 준다. 추위를 잘 타고 손발이 차가운 사람에게도 좋다.

필요한 재료
모과 말린 것 30g | 대추 15알 | 밤 깐 것 15알 | 은행 15알 | 호두 10알 | 꿀 | 잣

만드는 방법
1 밤과 은행, 호두는 딱딱한 부분을 벗겨낸다.
2 모과, 대추와 함께 물 20컵을 붓고 은근한 불에 끓인다.
3 체에 밭쳐 두고 꿀을 타서 마신다.

손발과 종아리가 너무 붓고 아파요

부종은 몸이 붓는 증상을 가리키며, 대부분의 임산부가 배가 불러옴에 따라 부종을 겪게 된다. 특히 하중을 받는 다리나 발, 손에 흔히 발생하며 얼굴이나 몸 전체가 붓는 사람도 있다. 사람은 누구나 아침보다는 오후에 다리가 붓는 경향이 있다. 그러나 잠을 자고 아침에 일어나면 사라지는 것이 보통이다. 또 아침에 붓는 경우로는 잠자리에 들기 전에 물을 많이 마시거나 음식을 먹은 경우가 가장 흔한데, 이 역시 시간이 지나면 천천히 가신다.

그러나 임산부의 부종은 세포 외의 수분이 많아져서 생기는 것이다. 임신을 하면 혈액의 양이 많아지면서 농도가 묽어지는데 이와 같은 현상이 부종의 원인으로 작용한다. 또 자궁이 커지면서 하체의 혈액순환을 방해를 받을 뿐만 아니라, 아기에게 혈액을 공급

Advice

부종은 다리를 높이고 누워 휴식을 취하거나 염분 섭취를 줄이면 효과를 볼 수 있다. 저녁에는 따뜻한 물로 목욕을 해서 혈액순환을 돕고 손발을 마사지해주면 증상을 완화시킬 수 있다. 특히 발마사지는 발과 다리 외에 전신의 피로감과 부기를 빼는 데도 효과가 있고 편안하고 행복한 기분을 느끼게 해주는 매력이 있다. 음식은 우유나 치즈, 요구르트 등의 유제품을 비롯해 달걀, 콩, 야채, 과일 등에 함유되어 있는 칼슘과 비타민, 철분 등을 많이 섭취하는 것이 좋다.

하기 위해 피가 아래쪽으로 몰리면서 다리의 부종이 더욱 심해진다. 혈관의 위치상으로 볼 때 왼쪽에 있는 정맥이 더 많은 압박을 받기 때문에 왼쪽 발이 더 많이 붓는 것이 일반적이다.

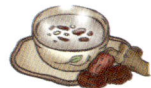

Recipe

율무차

이뇨작용과 근육통, 신경통에 효과가 있고 부기를 빼는 데도 효험이 있다. 피부를 매끄럽게 가꾸는 데도 도움을 준다. 율무는 임신 중에 복용하는 것보다는 산후조리를 할 때 먹는 것이 좋다.

만드는 방법

율무를 깨끗이 씻어 물기를 제거한다. 기름 없이 가볍게 볶아 보리차처럼 끓여 놓고 상시로 마신다.

오갈피차

오갈피는 힘줄과 뼈를 튼튼히 하며 각기병과 관절염의 증상을 완화하는 효과가 있다. 성장기의 아이들에게 좋은 만큼, 임산부에게도 좋다. 약재상에서 쉽게 구입할 수 있다.

만드는 방법

오갈피 50g에 대추를 10알 정도 넣고 뜨거운 물을 부어 은근히 우려낸다. 잣을 띄워 마시면 더욱 좋다.

쑥차

쑥은 독특한 향미가 기분을 상쾌하게 해준다. 단오 이전에 뜯어야 좋다고 알려져 있으며 해풍을 맞으며 자란 쑥이 가장 좋다고 한다. 비타민 C와 미타민 A가 많이 함유되어 있어 세균에 저항력을 길러주고 혈압을 낮추며 유산 기미가 있을 때 먹으면 효과를 볼 수 있다.

만드는 방법

깨끗한 환경에서 자란 쑥을 채취하여 끓는 물에 데쳐서 말린다. 마른 쑥을 곱게 갈아 따끈한 우유에 타서 마신다. 꿀을 넣으면 마시기가 한결 수월하다.

살이 너무 찌는 것 같아 걱정이에요

비만은 임신 중이나 출산 직후의 거의 모든 임산부들이 풀어야 하는 공통적인 숙제다. 임신 중에 체중이 늘어나는 것은 어쩔 수 없는 일이다. 일단 아기와 양수의 무게가 있으니 엄마는 살이 빠져도 체중은 늘 수밖에 없다. 그러나 필요 이상으로 영양분이 과잉 공급되고 운동량이 부족하면 임신비만으로 이어진다. 임신 중 비만은 출산 뒤에도 해소하기 어렵기 때문에 임신 중에 잘 관리해야 한다. 또 임신 중 비만은 자칫 임신중독증으로 발전할 수도 있어 매우 위험하다.

임신 초기에는 입덧 때문에 음식을 제대로 먹지 못하지만 임신이 안정기로 접어들고 입덧이 가라앉으면 식욕이 좋아진다. 특히 체중조절을 한다고 해서 음식을 무조건 절제할 수만도 없는 것이,

아기에게 필요한 양분이 엄마를 통해 공급되기 때문에 아기를 위해서라도 먹어야 하는 경우가 많다. 그러나 엄마의 비만이 영향을 미쳐 아기까지 비만해지면 자연분만이 어려워지므로 균형 잡힌 영양 섭취와 적당한 운동을 통해 체중을 유지해야 한다.

Advice

임신 중기 이후 체중이 1개월에 2kg 이상 증가하면 안 된다. 체중증가는 비만뿐만이 아니라 요통으로 이어질 수 있어 임산부에는 치명적이다. 그렇잖아도 배가 불러오면서 하체가 받는 하중이 커져서 관절에 무리가 따르는데, 체중까지 늘어나면 하반신 관절과 척추가 약해질 수밖에 없다. 또 무게중심이 앞으로 쏠리면서 균형을 잡기 위해 상체를 뒤로 젖히고 다니는 임산부들은 요통을 겪기 쉽다. 임신 중 요통은 출산 시 요통으로 이어질 수 있으므로 체중 조절을 통해 비만을 예방하는 것이 좋다.

Recipe

팥물차

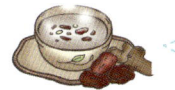

팥에는 양질의 사포닌이 포함되어 있어 배뇨조절 효능이 있다. 또한 체내에 축적된 독소를 배출하고 불필요한 지방을 분해하는 데도 효과가 있는 것으로 알려져 있다.

만드는 방법

끓는 물에 팥을 넣고 한소끔 끓으면 물을 버린다. 다시 물을 붓고 팥을 삶아 그 물을 차처럼 마신다.

기분이 우울하고 만사가 귀찮아요

Advice

자꾸만 우울한 기분에 취하지 말고, 모든 변화가 호르몬의 변화에 의한 것이며 시간이 지나면 나아질 것이라고 믿으며 시간을 보내야 한다. 외모를 가꾸거나 임산부교실 등에 다니며 임신과 출산에 필요한 정보를 얻고 비슷한 처지에 있는 친구를 사귀어 서로 의지하는 것도 도움이 된다.

임신을 하고 태교를 할 때는 언제나 즐거운 마음으로 지내야 할 것 같지만 막상 임신을 겪는 당사자들의 입장은 그렇지 못한 것이 현실이다. 임산부는 임신 초기부터 입덧이나 졸음, 오한, 피로 등 갑작스런 이상증세 때문에 스트레스를 받게 되는데, 이 우울감은 태동이 시작되고 모성이 발현되면 쉽게 누그러진다. 그러나 임신 중기 이후, 임신 6개월경부터 진행되는 우울증은 출산 이후까지 지속되는 경우가 많다.

의학계의 자료를 살펴보면 임산부의 25~35% 퍼센트가 임신 우울증을 경험하고 있으며, 이중 10%는 일상생활을 제대로 할 수 없을 정도로 심각한 우울 증세를 보이는 것으로 보고되고 있다. 임신 우울증은 산후 우울증뿐만 아니라 아기의 두뇌 발달 장애나 조산으로도 이어질 수 있어 진지한 관심을 갖고 접근해야 한다.

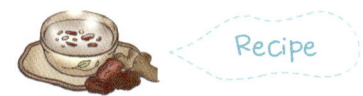 Recipe

모과차

모과는 갑작스런 위경련에 즉각적인 효과가 있다. 위의 기능을 활성화하며 소화기능을 돕고 피로회복에 도움이 된다.

필요한 재료
모과 2개 | 꿀 1/2컵 | 흑설탕 1/2컵

만드는 방법
모과를 깨끗하게 씻어 얇게 저민다. 꿀과 설탕에 재워 두었다가 뜨거운 물에 타서 마신다.

배꿀차

배는 소화를 촉진하고 피로회복을 도와준다. 호흡기 질환에도 효과가 있어 기침을 오래하는 감기에도 좋다.

필요한 재료
배 1개 | 꿀 1/3컵

만드는 방법
1 배는 윗부분을 잘라내고 가운데를 파서 씨 부분을 조심스럽게 도려낸다.
2 가운데 부분에 꿀을 넣어 준비해 둔다.
3 뚝배기 바닥에 은박지를 깔고 꿀을 채운 배를 넣고 약한 불에서 은근히 달이면 과육과 꿀이 혼합된다. 전기밥솥에 하룻밤 정도 넣어둬도 비슷한 효과를 얻을 수 있다.
4 이 물을 떠서 먹으면 되는데, 꼭 나무수저를 이용하도록 한다.

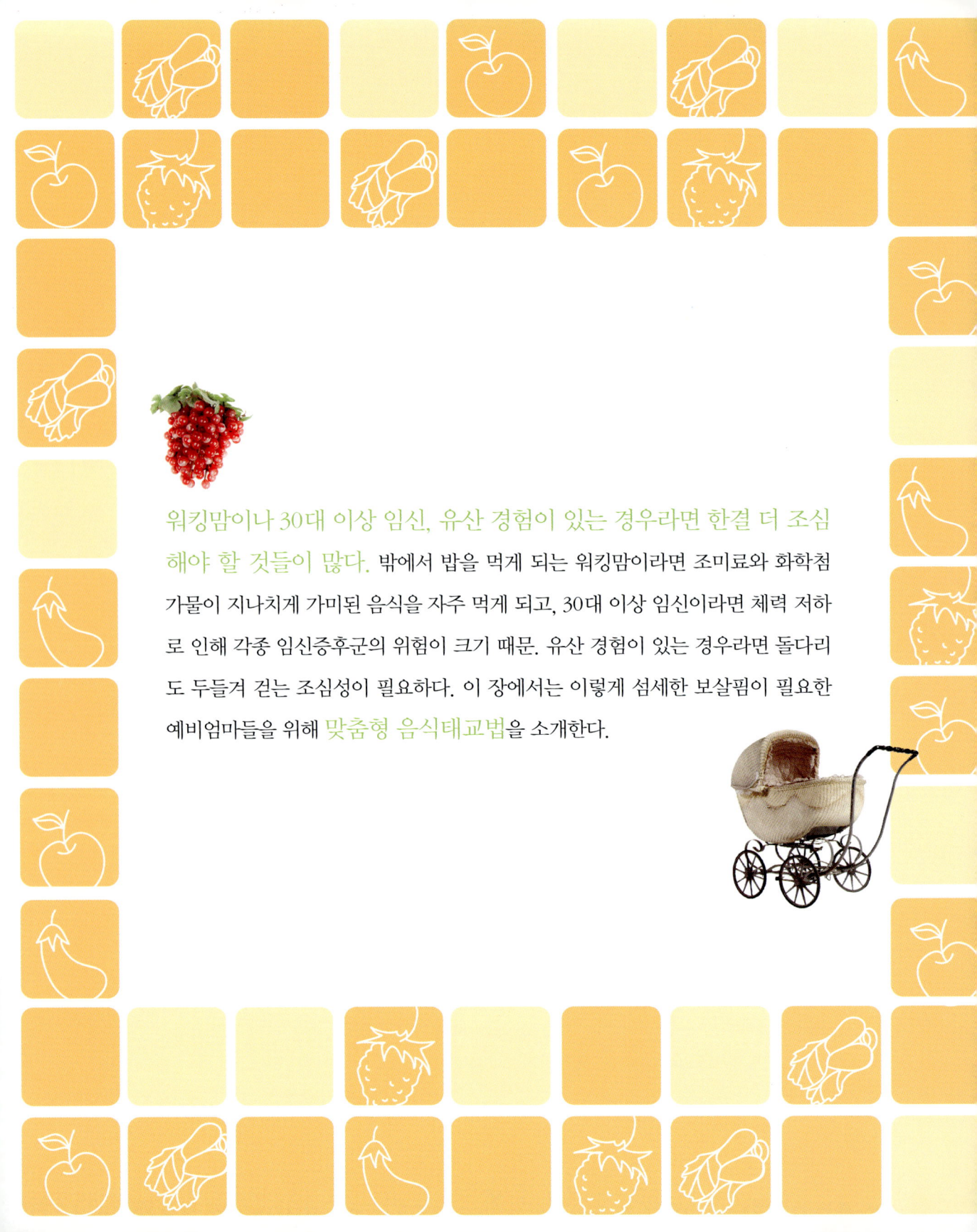

워킹맘이나 30대 이상 임신, 유산 경험이 있는 경우라면 한결 더 조심해야 할 것들이 많다. 밖에서 밥을 먹게 되는 워킹맘이라면 조미료와 화학첨가물이 지나치게 가미된 음식을 자주 먹게 되고, 30대 이상 임신이라면 체력 저하로 인해 각종 임신증후군의 위험이 크기 때문. 유산 경험이 있는 경우라면 돌다리도 두들겨 걷는 조심성이 필요하다. 이 장에서는 이렇게 섬세한 보살핌이 필요한 예비엄마들을 위해 맞춤형 음식태교법을 소개한다.

PART 4

섬세한 보살핌이 필요한
맞춤형 음식태교

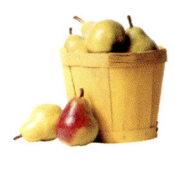

워킹맘이 주의해야 할 영양관리의 사각지대

일하는 엄마는 다른 엄마들에 비해 스트레스를 많이 받는다. 그러나 엄마가 즐겁게 일하면 아기도 즐겁다. 방사선 노출이나 심한 소음, 독한 냄새나 가스, 극심한 육체노동처럼 엄마와 아기의 건강을 위협하는 열악한 환경만 아니라면 일하는 자체는 나쁘지 않다. 다만 다른 엄마들에 비해 시간이 넉넉하지 않기 때문에 영양관리에 소홀해질 수 있다. 몇 가지 원칙을 세워두고 생활하면 일하면서 얼마든지 즐거운 임신기간을 보낼 수 있다.

아침식사는 꼭 챙겨 먹는다

아침식사는 하루를 시작하는 에너지원이다. 아침을 거르면 아기도 배가 고프고 일의 집중력도 떨어진다. 아기에게 전해줘야 할 에너지가 부족하다 보니 머리로나 체력적으로나 튼튼한 아기를 기대하기 힘들어진다.

좋은 물을 많이 마신다

건강한 사람도 하루에 2리터에 가까운 물을 마셔야 한다. 임산부 역시 하루에 적어도 7~8잔의 물은 마셔야 한다. 특히 임신 초기에는 수분을 자주 보충 해줘야 입덧 증세도 완화된다. 물은 깨끗한 생수가 좋다.

간편식품을 애용하면 안 된다

인스턴트식품이나 캔류 식품에는 다량의 첨가제가 들어 있어 임산부에게 좋지 않다. 특히 아기가 알레르기 체질이나 비만이 될 가능성이 높아진다. 생명력이 듬뿍 담겨 있는 신선한 채소와 과일, 생선을 많이 먹어야 엄마와 아기에게 좋다.

잠깐잠깐 휴식시간을 갖는다

같은 자리에 오래 앉거나 서서 일하면 아기에게 무리가 갈 수 있다. 한 시간에 한 번 정도는 자리에서 일어나 가볍게 체조를 하거나 휴게실에서 다리를 높이고 누워 피로를 풀어주는 것이 좋다.

장보기도 효과적으로 한다

다른 엄마들처럼 시장을 볼 시간이 넉넉하지 않기 때문에 계획을 잘 세워서 쇼핑해야 한다. 주말에 일주일분 장을 한꺼번에 보는 것이 편하다. 무거운 짐을 들면 안 되므로 반드시 남편과 함께 쇼핑을 하도록 한다.

> **Tip 워킹맘의 효과적인 장보기**
>
> ● **국내산 유기농 제철식품으로** 임산부가 먹을 식품은 가급적 국내산, 유기농, 제철식품이 좋다. 잔류농약이 많이 남아 있는 딸기, 시금치, 피망, 복숭아, 셀러리, 사과, 토마토, 오이, 포도, 완두콩은 꼭 유기농을 구입하도록 한다.
>
> ● **유전자 조작식품을 피한다** 적은 비용과 노력으로 큰 수확을 얻을 수 있는 유전자조작 식품은 일부에서는 꿈의 기술로 각광받고 있지만 장기적으로 인체에 어떤 영향을 미칠지는 정확히 파악되지 않았기 때문에 가급적 피하는 것이 좋다.
>
> ● **자연식품은 항시 준비한다** 임산부와 아기의 건강을 지켜주는 자연식품들은 떨어뜨리지 않고 먹는 것이 좋다. 양파, 감자, 파, 멸치, 마른새우, 마늘, 호박, 감자, 북어, 다시마, 미역, 당근, 피망, 셀러리, 아스파라거스, 브로콜리, 호두 등이 여기에 해당된다.
>
> ● **완성된 반찬은 피한다** 반찬가게에서 판매하는 반찬은 편리하고 맛은 있지만 조미료와 설탕이 많이 들어가 있어 임산부의 건강에는 해로운 경우가 많다.
>
> ● **양식 어류는 삼간다** 생선은 가급적 자연산을 선택하도록 한다. 양식 어류는 저렴하기는 하지만 항생제를 투여하기 때문에 아기의 건강에는 해로울 수 있다.

워킹맘을 위한 외식 메뉴 선정 노하우

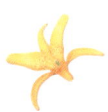

워킹맘들은 최소한 하루 한 끼 이상 밖에서 식사를 하게 된다. 식당에서 사먹는 밥은 집에서 이것저것 따지고 가려 해먹는 음식과는 확실하게 차이가 난다. 다음과 같은 몇 가지 원칙을 세워놓고 그 범위 안에서 융통성을 발휘하면 그나마 외식이 아기에게 미칠 영향을 고려할 수 있다.

가급적 다양한 식품을 섭취한다

음식을 고를 때는 식물성 식품과 동물성 식품을 고루 먹을 수 있는가, 날 채소와 해조류와 두류 식품을 섭취할 수 있는가 정도는 확인해 보아야 한다. 영양 밸런스가 잘 맞추어진 비빔밥은 임산부들에게 권할 만한 일품음식이고, 육류 단백질의 공급원이 되는 갈비탕이나 설렁탕도 좋은 음식이지만 채소가 부족할 수 있으므로 생채나 나물, 김치 등을 함께 먹는다.

패스트푸드 섭취 횟수를 줄인다

햄버거나 프라이드치킨, 피자 등은 동물성 단백질의 공급원이긴 하지만 칼로리가 높고 염분이 높아 비만의 위험이 있다. 아예 먹지 않는 것으로 원칙을 세우면 더욱 좋다. 식사도 양식보다는 가급적 한식이 좋다.

면 음식은 가급적 피한다

냉면이나 막국수, 메밀국수 등은 가끔 먹는 것은 괜찮지만 일주일에 2~3번 정도 먹는다면 영양상의 불균형을 초래할 수 있다. 이들 면류 음식은 탄수화물 공급원은 되지만 다른 영양소는 부족하다. 애호박이나 감자를 썰어 넣고 끓인 칼국수나 수제비는 괜찮다. 면 음식을 먹을 때는 여러 가지 채소와 유부 등이 들어 있는 것으로 고른다.

고기 먹을 때는 채소를 충분히 섭취한다

고기를 먹는 것은 영양적으로 도움이 되지만 상추쌈이나 생채 등을 같이 먹어야 영양의 균형을 이루게 된다. 고기는 한꺼번에 많이 먹는 것보다는 적은 양을 꾸준히 섭취하는 편이 체내 양분 섭취 효율이 더 좋고, 소화에도 부담이 없다.

지나치게 매운 음식은 피한다

함흥냉면이나 해물찜, 낙지볶음 등 매운 맛이 강한 음식을 먹으면 보통 사람들도 배가 아프고 설사가 나기 쉽다. 임산부는 이런 자극적인 음식은 피하고 자극성이 적은 순한 맛으로, 간이 세지 않게 해서 먹어야 한다. 때로는 자극적인 향신료가 들어간 음식이 식욕을 돋우기도 하지만 먹을 때의 즐거움에 비해 부작용이 더 크다.

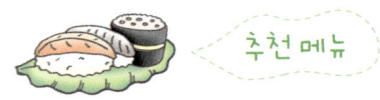
추천 메뉴

바쁜 아침 직접 만드는 스피드 건강식 8

● 담백하고 비타민이 풍부한 *감자바게트샌드위치*

바게트는 담백한 맛과 고소한 향 때문에 입덧을 완화해주는 효과가 있다. 감자와 당근을 이용해 속을 만들어 넣으면 비타민이 풍부한 식사가 된다. 요사이에는 잡곡빵이 다양하게 나와 있는데, 호밀 바게트를 활용해 샌드위치를 만들면 변비와 비만 예방에도 좋다.

필요한 재료

바게트 빵 중간 크기 1개 | 감자 2개 | 당근 1/2개 | 삶은 마카로니 1/2컵 | 다진 햄 3T | 오이 1/2개 | 양파 1/2개 | 설탕 1t | 소금 1t | 소스 (다진 오이피클 3T, 다진 양파, 마요네즈 5T, 레몬즙 1T, 양파 1/2개, 씨겨자 1T, 설탕 1T, 소금 약간)

만드는 방법

1. 감자와 당근은 껍질을 벗겨 냄비에 넣고 삶는데, 물은 재료가 잠길 정도로 붓고 소금을 약간 넣고 삶아 뜨거울 때 으깨 놓는다.
2. 오이와 양파는 다져서 소금과 설탕을 뿌려 재웠다 꼭 짜놓는다.
3. 소스를 만든다.
4. 다진 햄과 삶은 마카로니에 1과 2를 버무려 속을 만든다.
5. 바게트를 세로로 잘라 속을 좀 뜯어내고 3과 4를 속에 넣은 다음 적당한 크기로 썬다.

철분과 무기질이 풍부한 아스파라거스 수프

아스파라거스는 철분과 무기질이 풍부한 고급 채소다. 브로콜리, 시금치 등과 더불어 임신 중에 꼭 먹어야 하는 식품에 속한다. 이 레시피를 그대로 활용하면서 아스파라거스 대신에 브로콜리를 이용해도 된다.

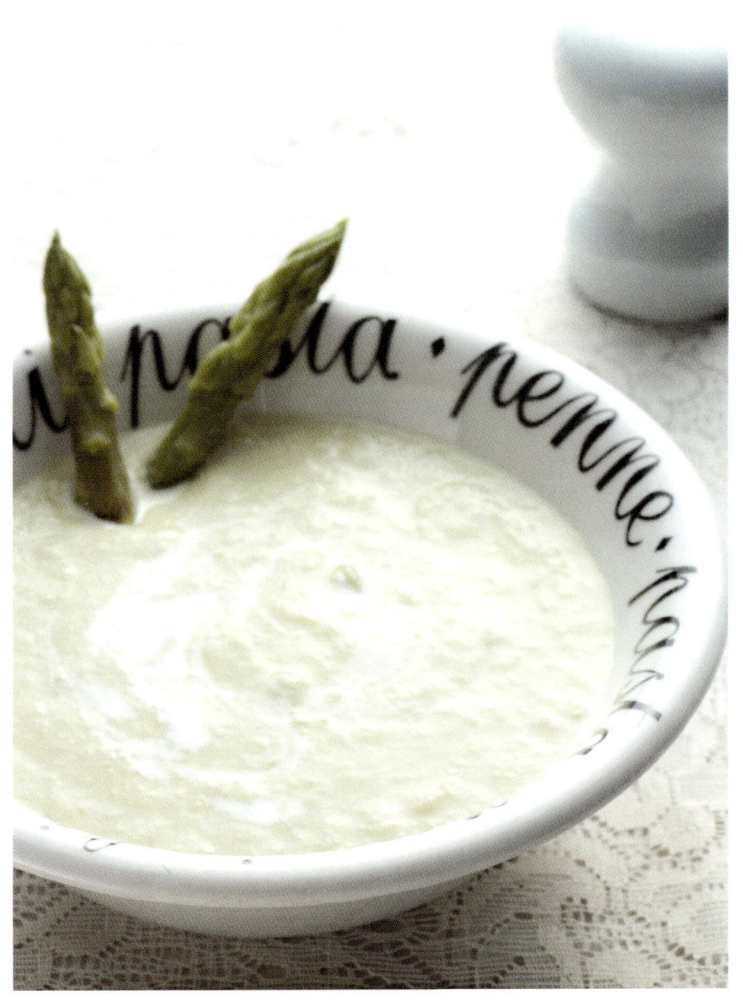

필요한 재료

아스파라거스 20줄기 | 양파 1/8개 | 대파 흰 부분 약간 | 감자 1개 | 생크림 1/2컵 | 물 2컵 | 치킨스톡 1개 | 올리브오일 | 소금 | 후춧가루

만드는 방법

1. 냄비에 올리브오일을 두르고 잘게 썬 양파와 대파를 넣어 갈색이 날 때까지 볶는다.
2. 적당히 자른 아스파라거스와 감자를 넣고 더 볶는다.
3. 여기에 물을 붓고 스톡을 넣고 20분간 서서히 끓인다.
4. 생크림을 넣고 소금과 후춧가루로 간한 뒤 식으면 믹서에 갈아 식혀서 먹는다.

●● 시원한 국물 맛이 일품인 모시조개탕

조개탕은 국 중에서 가장 쉽게, 짧은 시간 안에 끓일 수 있는 음식이다. 그러면서도 시원한 맛이 일품이어서 음식이 서툰 사람들에게 권할 만한 메뉴다. 개운한 조개 맛을 살리기 위해 마늘은 넣지 않는다.

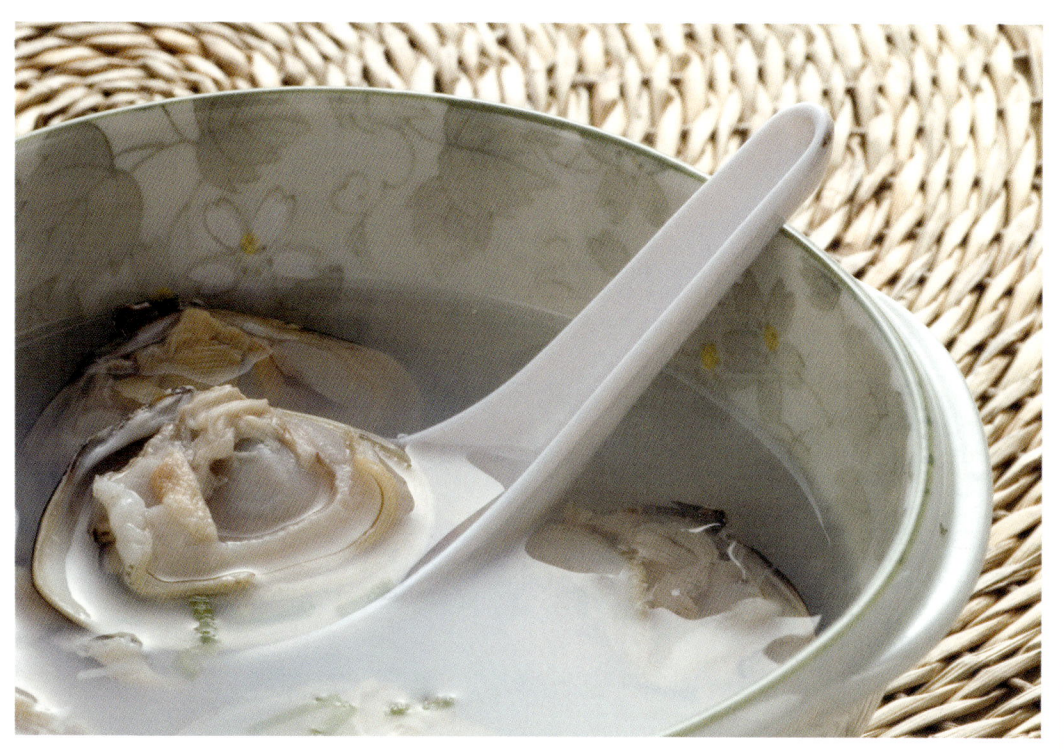

필요한 재료

모시조개 8개 | 팽이버섯 1봉지 | 홍고추 1개 | 생강즙 1t | 실파 2뿌리 | 쑥갓

만드는 방법

1. 모시조개를 소금물에 담가 모래를 제거하고 깨끗이 비벼 씻는다.
2. 홍고추는 어슷하게 썰고 팽이버섯은 밑둥을 잘라내어 손질한다.
3. 끓는 물에 모시조개를 넣고 입이 벌어지면 건져내고 밑물을 버린다. 해감을 해도 남아 있는 모래를 제거하기 위한 것이다.
4. 국물에 팽이버섯과 생강즙, 홍고추를 넣고 맨 나중에 쑥갓을 넣는다.

●● 든든한 아침 한 끼 *달걀과 머핀*

프라이는 요리 시간이 빠르고 누구나 만들 수 있을 만큼 부담이 없으면서도 든든하다. 여기에 치즈 소스와 햄을 곁들이면 아침식사로 아주 좋다.

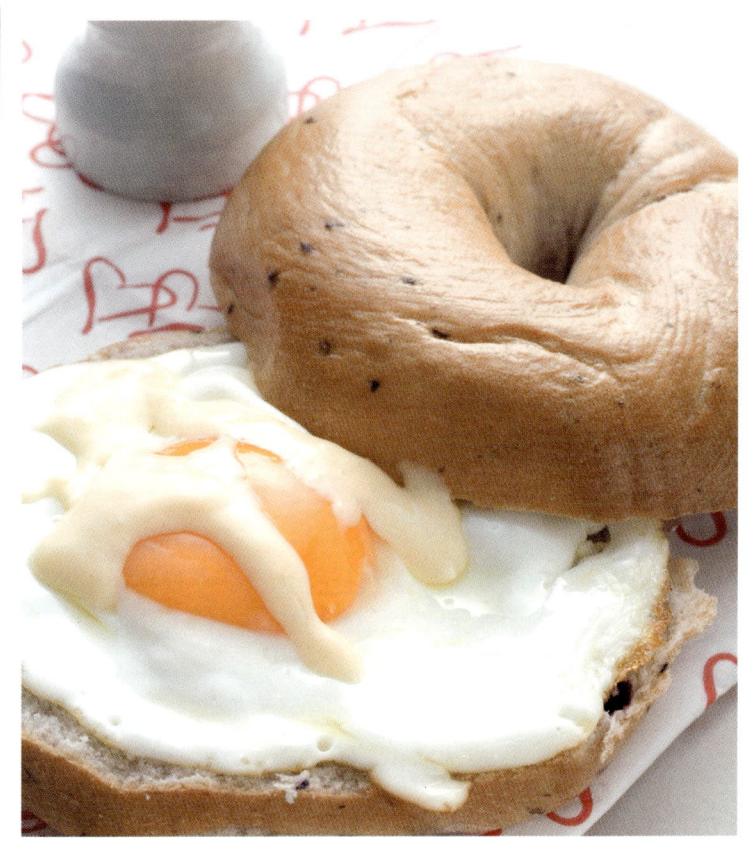

필요한 재료

머핀 1개 | 달걀 1개 | 햄 1쪽 | 치즈소스(밀가루 1T, 버터 1T, 우유 3/4컵, 체다치즈 4T)

만드는 방법

1. 머핀을 잘라 노릇하게 굽는다.
2. 팬에 소스 재료를 넣고 약한 불에서 끓여 치즈 소스를 만든다.
3. 햄을 얇게 썰어 익힌다.
4. 프라이를 만든 후 머핀에 햄을 깔고 프라이를 얹는다. 그 위에 치즈 소스를 뿌린다.

● 철분과 단백질 풍부한 　달걀탕

달걀탕은 마땅한 재료가 없을 때 언제든지 선택할 수 있는 최고의 메뉴다. 간단한 재료로 손쉽게 만들 수 있을 뿐만 아니라 영양도 풍부해 임산부에게도 그만이다. 부추를 넣으면 철분을 강화할 수 있어 더욱 좋다.

필요한 재료
달걀 2개 | 쇠고기 50g | 불려둔 표고버섯 2개 | 부추 반 웅큼 | 다진 마늘 1/2t | 참기름 1/2t | 육수 1컵

만드는 방법
1. 달걀 2개를 참기름 1/2t와 소금 1/2t에 섞어 두고, 버섯은 잘게 채치고, 부추는 씻어서 1cm 정도 길이로 다져둔다.
2. 냄비에 참기름을 두르고 쇠고기와 마늘을 넣고 볶다가 육수와 물 1컵을 붓고 간을 한 뒤 끓으면 1에서 준비해둔 달걀과 부추를 넣어 살짝 끓여준다.

● 부드럽고 촉촉한 느낌의 　프렌치토스트

시간이 지나면서 딱딱해진 식빵을 활용하기에 더없이 좋은 메뉴다. 특히 달걀에 함유되어 있는 레시틴이 두뇌발달과 기억력 향상에 도움을 준다. 임신 중 달걀은 하루에 한 개 정도 먹으면 좋다.

필요한 재료
식빵 4장 | 달걀 2개 | 우유 1/2컵 | 계피가루 1t | 설탕 1T | 소금 1t | 올리브오일

만드는 방법
1. 달걀을 풀고 우유, 설탕, 소금을 넣어 잘 저어준다.
2. 식빵을 달걀물에 적셨다가 팬이 달구어지면 올리브오일을 두르고 양쪽을 익힌다.
3. 노릇하게 구워 계피가루를 뿌려 먹는다.

● 영양만점의 초간단 클럽샌드위치

클럽 샌드위치는 온갖 재료를 얇게 썰어 켜켜이 올려서 만드는, 가장 간단하고 손쉬운 샌드위치다. 그러면서도 영양 성분은 풍부해 입맛이 없고 바쁜 아침에 해볼 만하다. 음식솜씨가 없는 남자들도 만들기 쉬우므로 남편들이 도전해볼 만한 메뉴다.

만드는 방법

1. 햄과 치즈는 반절로 자르고, 오이는 얇게 썰고, 양상추도 적당히 찢어서 준비한다.
2. 빵은 가운데를 자르고 마요네즈를 바른 뒤 양상추, 치즈, 햄, 오이를 켜켜로 넣고 얇게 썬 토마토와 양파, 올리브를 넣는다.
3. 다른 빵 한쪽에도 마요네즈를 발라 덮어서 썬다.

필요한 재료

이탈리아빵 2개 | 마요네즈 1/2컵(카레가루 1/2t를 섞어서 준비한다) | 볼로냐햄 3장 | 오이 1/2개 | 양상추 5잎 | 토마토 1/2개 | 양파 1/2개 | 슬라이스 치즈 3장 | 올리브 5알

● 출산 뒤는 물론, 임신 중에도 그만인 호박찜

호박이 임산부에게 좋다는 것은 널리 알려진 사실이다. 호박은 산후에 부기를 내리는 데도 많이 쓰지만, 소화하기 좋아 입덧할 때도 효과적으로 활용할 수 있다. 끼니를 꼭 먹어야 한다는 부담감에 얽매이지 말고, 호박찜 같은 음식으로 영양을 보충해 주는 것이 좋다.

만드는 방법

1. 호박은 잘라서 씨를 빼고 찜기에 10분 정도 찐다.
2. 양파를 다져 소금에 절였다가 물기를 짠다. 여기에 올리브오일, 설탕, 발사믹 소스에 넣고 중탕하듯이 데운다.
3. 찐 호박을 접시에 보기 좋게 담고 소스를 뿌려서 먹는다.

필요한 재료

단호박 1/2개 | 올리브오일 2T | 설탕 1T | 양파 1/4개 | 발사믹소스 1T | 소금

30대 임산부가 특별히 챙겨야 할 영양소

여성들의 사회활동이 활발해지면서 결혼 연령이 늦어지고 그에 따라 출산도 늦어지고 있다. 세계보건기구에서는 만35세 이상의 임신을 고연령 임신으로 분류하고 있다. 그러나 중요한 것은 신체 나이다. 30대라도 20대와 다름없는 건강상태를 지니고 있다면 크게 걱정할 필요가 없다. 오히려 불안정한 환경의 20대 엄마보다 정신적으로나 경제적으로 충분히 준비가 되어 있는 30대 엄마가 나을 수도 있다. 하지만 나이가 많은 엄마는 임신 중에 받아야 할 검사도 많고 주의해야 할 점도 많다. 영양섭취에 있어서도 20대의 젊은 엄마들에 비해 더 신경을 써야 한다.

자연분만이 힘들어진다

고연령 임산부는 어린 엄마들에 비해 자궁경부가 단단해져 산도의 유연성이 떨어진다. 이 경우 분만시간이 길어지면 산모나 아기가 힘들어지기 때문에 제왕절개를 선택하게 된다. 출산방법에 대해서는 사전에 전문의와 상의하고 전문병원을 택하여 이상증세를 살피고 결정해야 한다. 특히 섭취하는 양분에 비해 운동량이 적어 아기가 비만해지면 자연분만이 불가능해지므로 평소 영양관리에 신경을 써야 한다.

체중증가가 더 심하다

임신 후 체중이 느는 일은 당연하지만 나이가 들수록 기초대사량이 저하되어 살이 찌기 쉽다. 지나치게 체중이 증가하면 임신중독증으로 발전한 위험성이 있기 때문에 식단을 계획할 때는 체중조절에 각별히 신경 써야 한다. 체중관리를 위해서는 채소나 과일을 통해 비타민과 무기질이 풍부하게 섭취하는 것이 좋으며 과식하지 않고 짜고 매운 음식, 기름기가 많은 음식, 너무 단 음식은 피하는 것이 좋다. 한식 중에서도 나물이나 백김치 등은 권할 만하나 찌개류는 염분이 많고 수분과 탄수화물을 과잉 섭취하게 하므로 좋지 않다.

> **Tip 알레르기와 아토피 대비책**
>
> 알레르기와 아토피는 유전성이 있다는 연구결과가 나왔다. 엄마가 건강해야 아기가 건강하다는 얘기다. 하지만 이런 문제는 유전 인자에 외에도 식습관과 밀접한 관련을 맺고 있다. 음식의 성향이나 환경이 아기의 체질을 좌우할 수 있다는 것이다. 물론 체질적으로 문제가 있더라도 어떻게 키우느냐에 따라 달라질 수 있고, 성장 환경에 따라서는 아예 증상이 나타나지 않을 수도 있다. 임신 중인 엄마는 언제나 생활과 식습관에 주의를 기울이고 자연식으로 여러 가지 식품을 고루 먹어야 하며, 화학첨가물이 들어간 가공식품이나 인스턴트식품은 삼가야 한다. 카펫이나 커튼은 치우는 편이 낫고 침구류도 자연섬유로 바꾸는 것이 좋다.

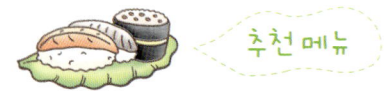 추천 메뉴

30대 임산부를 위한 맞춤형 영양식 4

● 달콤 고소한 영양만점 떡 **과일설기**

떡이라고 하면 왠지 전문점에 맡기는 것이 나을 것처럼 생각되지만, 겁먹지 말고 일단 시작해 보자. 설기는 다른 떡보다 쉽기 때문에 실수할 염려가 별로 없다. 유자차를 섞어도 되고 콩을 불려서 간을 살짝 해서 넣어도 좋다.

필요한 재료

멥쌀 10컵 | 소금 1/2T | 밤 10개 | 대추 20개 | 곶감 3개 | 잣 1/2컵 | 꿀물 5T | 유자차 2T

만드는 방법

1. 멥쌀을 불려서 물기를 뺀 뒤 소금을 넣는다. 이것을 방앗간에 가져가 빻아서 가루로 준비한다.
2. 밤은 껍질을 까서 4등분하고 대추는 씨를 빼고 곶감도 밤 크기로 썬다.
3. 잣은 가루로 준비해 두었다가 섞으면 떡이 고소해진다.
4. 멥쌀가루에 꿀물을 섞어 손으로 비비며 체에 내린다.
5. 여기에 밤과 대추, 곶감, 다진 유자차 등을 고루 섞어 놓는다.
6. 찜기에 면포를 갈고 5를 골고루 펴서 약 25분간 찐다.
7. 멥쌀 떡은 뜸이 들면 더 맛이 좋으니 불을 끄고 5분 정도 두었다 내린다.
8. 먹기 좋은 크기로 썬다.

아삭한 맛에 향기까지 그만인 양상추와 새우쌈

아삭한 양상추는 그냥 먹어도 충분히 맛있지만, 새우와 채소들을 한데 볶아 싸서 먹는 맛이 일품이다. 셀러리를 넣어서 볶으면 향기가 좋고 변비에도 아주 좋은 음식이 된다.

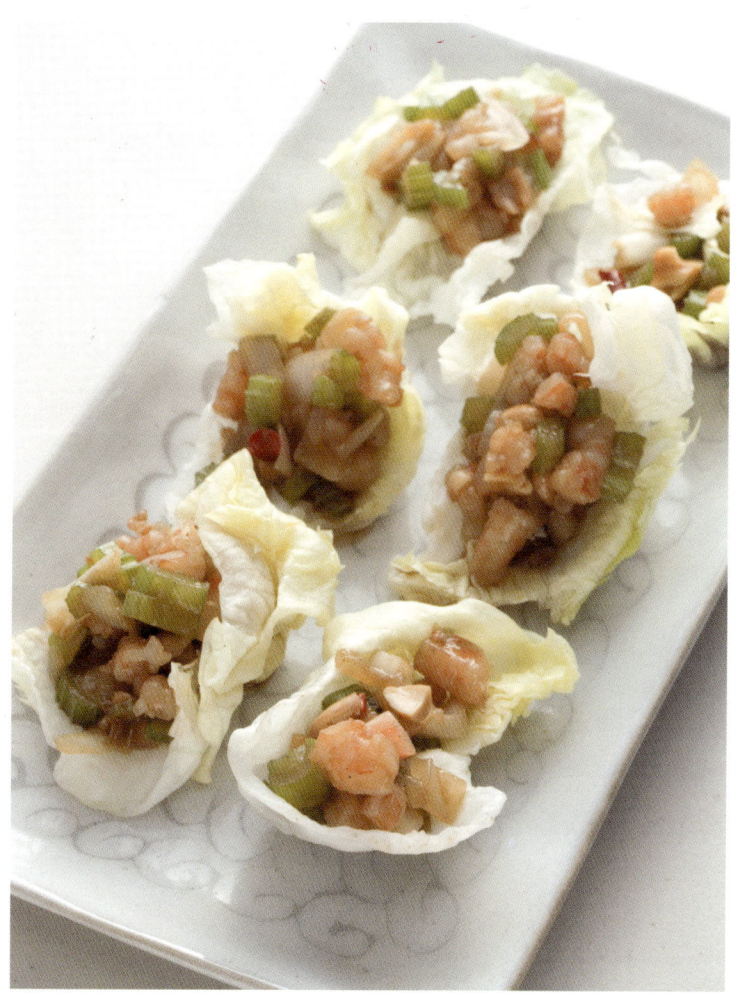

필요한 재료

양상추(중) 1통 | 새우 작은 것 10마리 | 당근 1/4개 | 홍고추 1개 | 셀러리 1/2 줄기 | 파 | 마늘 | 생강 | 청주 소금 | 후춧가루 | 굴소스 1t

만드는 방법

1. 양상추는 자르지 말고 한 켜씩 벗겨 씻은 다음 얼음물에 담갔다 꺼낸다.
2. 새우는 1cm 크기로 썰고 당근, 홍고추, 셀러리도 같은 크기로 잘라 준비한다.
3. 팬에 다진 파, 마늘, 생강을 볶다가 새우와 채소를 넣고 굴소스와 소금, 후춧가루로 간을 한다.
4. 양상추와 볶은 재료를 함께 먹거나 양상추로 싸서 먹는다.

●● 홍차로 고급스러운 맛을 낸 수삼편육

수삼편육은 고기와 채소, 수삼을 함께 먹을 수 있는 영양가 높은 별식이다. 쇠고기 대신 돼지고기를 이용해도 부드럽고 좋다. 국물에 홍차를 우려내면 고급스러운 맛을 낸다.

필요한 재료

쇠고기 사태 500g | 물 5컵 | 홍차 티백 3개 | 월계수잎 1장 | 채소(대파 2뿌리, 수삼 2뿌리, 양파, 셀러리, 식초) | 소스(레드와인 3T, 진간장 3T, 설탕 2T)

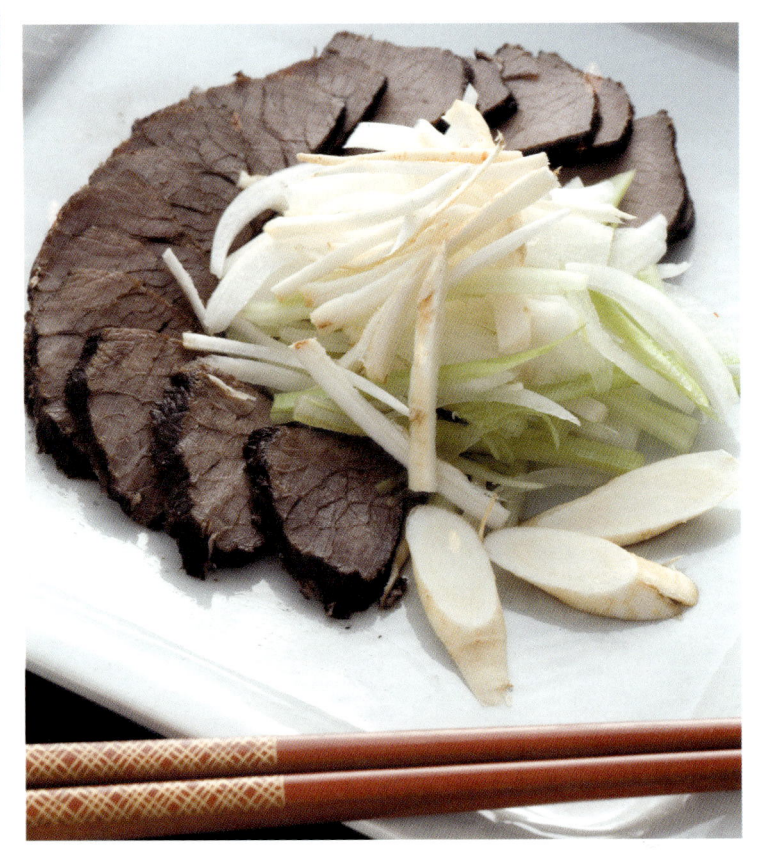

만드는 방법

1. 물을 끓여 홍차 티백을 우려낸다.
2. 1의 물에 월계수잎을 넣고 쇠고기를 삶는데, 쇠고기가 익고 물이 1컵 정도 남으면 고기를 건져낸다.
3. 고기를 건져내고 남은 물에 와인과 간장, 설탕을 넣어 적당히 조려서 소스를 만든다.
4. 대파 4cm, 수삼 4cm, 셀러리 4cm 크기로 잘라 가늘게 채치고 양파도 채쳐서 준비해 둔다. 이때 대파와 양파는 식촛물에 한 번 헹구면 강한 맛이 약해진다.
5. 접시 가운데 채소 채친 것들을 놓고 주위에 고기를 얇게 썰어 놓은 뒤 소스를 뿌린다.

● ● 담백하면서도 상큼한 입맛 **닭고기땅콩볶음**

지방이 없는 닭살코기에 땅콩과 갖가지 채소를 넣고 볶아내면 상큼하게 입맛이 살아난다. 닭고기 대신 돼지고기나 게 요리에 응용할 수도 있다. 육류나 생선을 볶을 때 마늘콩소스를 넣어주면 고소하고 감칠맛이 난다.

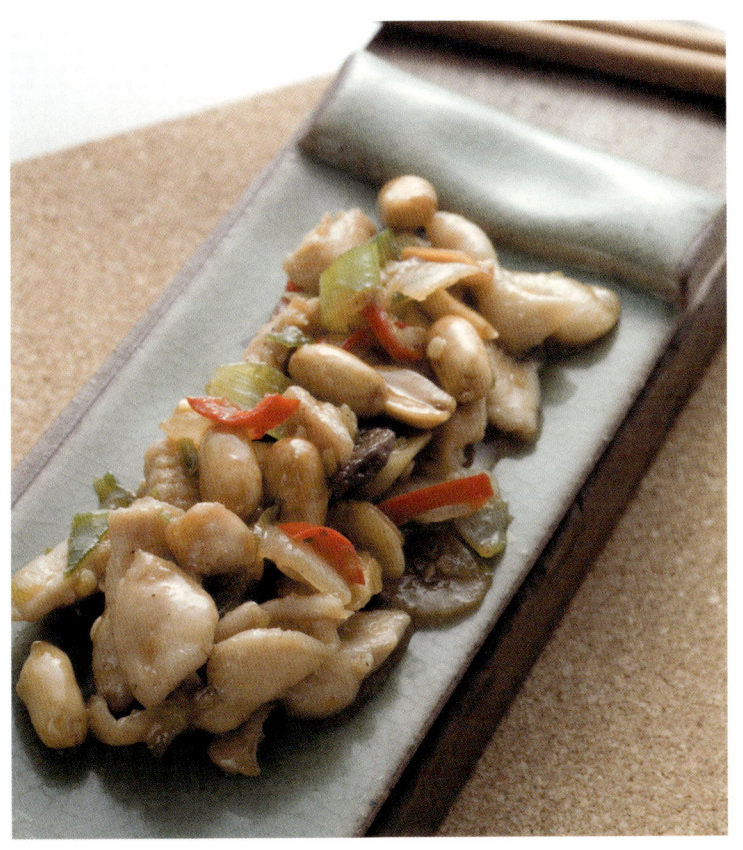

필요한 재료

닭살코기 200g | 홍고추 2개 | 풋고추 2개 | 마늘 3쪽 | 땅콩 1/2컵 | 셀러리 1/2줄기 | 양파 1/2개 | 올리브오일 | 생강즙 | 소스(맛술 1T, 간장 3T, 설탕 2T, 식초 1t, 마늘콩소스 1t)

만드는 방법

1 소금, 후춧가루, 생강즙으로 닭고기를 밑간을 하여 볶아둔다.

2 마늘은 편으로 썰고, 홍고추와 풋고추는 씨를 빼내서 잘게 썰고, 셀러리도 1cm 길이로 썰어 준비한다.

3 양파도 셀러리와 같은 크기로 썰어 준비하고 땅콩은 껍질을 까서 준비한다.

4 팬에 올리브오일을 두르고 마늘과 양파를 볶다가 홍고추와 풋고추, 볶은 닭고기, 셀러리, 땅콩 순서로 넣는다.

5 준비한 소스를 넣고 간을 한다.

유산 경험 있는 엄마를 위한 영양관리

유산은 자궁 내에서 태아가 사망하여 임신을 지속시킬 수 없는 상황을 가리킨다. 유산은 크게 두 가지로 나뉘는데, 자연적으로 발육 이상이거나 염색체 이상인 수정란이 자연 도태되는 초기유산과 임신 13주에서 20주 사이에 일어나는 중기유산이 있다. 이중 중기유산은 모체에서 원인을 찾을 수 있는데, 철저히 전문의와 협의하고 관심을 가지면 어느 정도는 예방이 가능하다.

중기유산의 대표적인 원인들

① **감염성 질환** 개나 고양이의 분뇨에서 감염되는 톡소플라스마도 유산을 불러일으킨다.

❷ 내분비계 이상 갑상선 이상, 당뇨, 호르몬 이상도 유산의 원인이 된다. 임신 전 치료를 통해 계획적으로 관리하면 위험성은 줄일 수 있다.

❸ 영양상태 심한 영향실조는 유산을 초래할 수 있다. 평소 건강관리와 균형 잡힌 식사를 통해 건강을 유지해야 한다.

❹ 기호식품과 환경문제 술과 흡연, 커피를 많이 하면 유산확률이 높아진다. 환경적으로 오염요인이 큰 곳에서 거주하는 것도 문제가 될 수 있다.

❺ 정신적 육체적 충격 심한 정신적 충격을 받거나 물리적인 사고를 당하면 일주일 정도 시간이 흐른 뒤 유산이 나타날 수 있다.

❻ 유전적인 질환 가계에 유전적으로 전해 내려오는 질병이 있다면 충분히 치료한 뒤 계획에 따라 임신을 하도록 한다.

❼ 자궁 이상 자궁에 기질적인 이상이 있을 경우 유산의 가능성이 높아진다. 여성질환 중에서는 자궁근종과 자궁내막 이상이 늘어나고 있으므로 평소 관심을 기울여야 한다.

중기유산을 예방하기 위해서는

❶ 변비 예방에 힘쓰며 몸을 따뜻하게 한다 대추, 익모초, 인삼처럼 따뜻한 성질의 식품을 활용한다. 단, 임신의 진행상태에 따라 금기 식품이 있을 수 있으므로 전문가와 상담해서 복용하도록 한다. 고구마나 감자는 섬유질 식품으로 변비 치료에 탁월한 효능을 보인다.

❷ 다양한 방법으로 쑥을 섭취한다 예부터 유산 조짐이 있을 때는 쑥을 먹어 몸을 보호했다. 임신 중 아랫배가 뭉치는 듯한 느낌이 들 때나 아랫배가 살살 아플 때는 쑥이 좋은 약이 될 수 있다. 평소 떡이나 차, 나물 등으로 섭취해두면 좋다.

❸ 한방차를 달여 마신다 유산 기미가 있을 때 선인들은 산국화와 칡을 달여 마시고 접시꽃 뿌리와 닭을 고아 먹고 살구꽃과 복숭아꽃을 말려 차로 복용했다고 한다. 설모초를 달여 마시는 것도 자궁을 건강하게 하는 효과가 있다.

❹ 정신적인 안정을 취한다 임신 기간에는 잠을 충분히 자야 하며 일이나 운동을 무리하게 하면 안 된다. 사람이 붐비는 곳은 피하는 것이 좋으며 무리한 성생활도 임신에 영향을 줄 수 있으므로 주의한다.

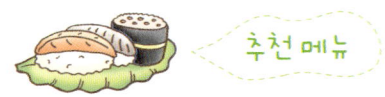 추천 메뉴

유산 경험 있는 엄마를 위한 특별식 5

● 가볍게 먹는 보양식 대추잣죽

대추는 단맛이 강하고 철분이 많아 몸을 보하며 입맛이 없을 때 먹으면 포만감을 준다. 잣과 함께 죽을 쑤어 먹으면 임산부나 환자의 보양식으로 아주 좋다.

만드는 방법

1. 대추를 씻어 물 9컵을 넣고 푹 고는데, 처음에는 센 불에 끓이다가 차츰 불을 낮춰 뭉근하게 졸인다.
2. 체에 걸러 씨와 껍질을 분리해 놓는다.
3. 잣과 불린 쌀을 믹서에 갈아 물 3컵과 1에서 만든 대춧물을 넣어 저으면서 끓여준다.
4. 적당히 간을 한다.

필요한 재료

대추 3컵 | 잣 1/2컵 | 불린 쌀 1/2컵 | 소금

● 건강과 입맛을 동시에 지켜주는 쑥개떡

쑥은 부추와 더불어 지혈작용과 살균작용을 하기 때문에 유산기가 있는 임산부에게 특히 좋다. 반찬은 물론, 다양한 간식으로 응용해 섭취하면 유산 경험이 있는 임산부에게 좋은 음식이 된다.

만드는 방법

1. 쌀을 불려 물기를 빼고 삶은 쑥과 함께 소금을 넣고 빻는다.
2. 물에 설탕을 넣고 끓여 이 물로 쌀가루를 익반죽한다.
3. 반죽을 많이 치댄 뒤 모양을 만들어 찜통에 잘 쪄서 참기름을 바른다.

필요한 재료

멥쌀 10컵 | 삶은 쑥 4컵 반 정도 | 참기름 3T | 소금 | 설탕 3t

● 자궁을 튼튼하게 만들어주는 쑥인절미

쑥은 자궁은 건강하게 대표적인 식품으로, 유산 경험이 있는 임산부에게 아주 좋다. 찹쌀을 불리고 빻는 일이 번거로우면 방앗간에서 미리 빻아 놓은 것을 구입해다 쓰면 된다. 또는 쌀을 갖다 방앗간에 맡기고 불려서 빻아 달라고 해도 된다.

필요한 재료

찹쌀 10컵 | 쑥을 삶아 물기를 꼭 짜서 300g(1컵 반 정도) | 소금 1/2T | 꿀물 5T

만드는 방법

1. 찹쌀을 전날 미리 불려서 물기를 빼고 소금을 넣고 방앗간에서 빻아온다.
2. 꿀물을 설설 뿌려 찜기에 면포를 깔고 김이 오르게 30분 정도 찐다.
3. 떡이 쪄지면 꺼내서 콩고물 위에 놓고 모양을 만들어 식혀서 냉동고에 보관해 두고 먹는다.

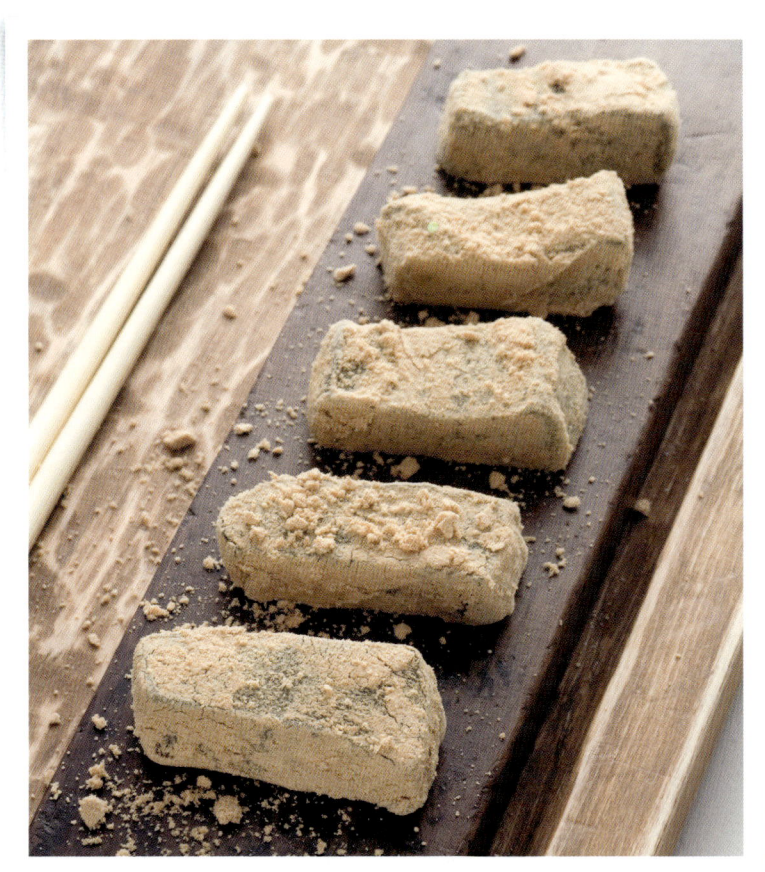

Tip 콩고물 만들기
노란콩을 씻어서 물기를 빼고 팬에 고소한 맛이 나도록 볶는다. 껍질을 제거하고 소금을 1t 정도 넣어 갈아낸다.

저렴하면서도 영양 풍부한 꽁치감자조림

꽁치는 저렴하면서도 비타민 B와 철분이 풍부해 아주 좋은 영양식이다. 조리만 잘하면 양질의 단백질을 싼 가격에 섭취할 수 있다. 조리 시 된장을 넣으면 비린내가 제거되며 풍미가 더해진다. 감자 대신 신 김치나 우거지, 고구마 줄기를 넣어도 좋다.

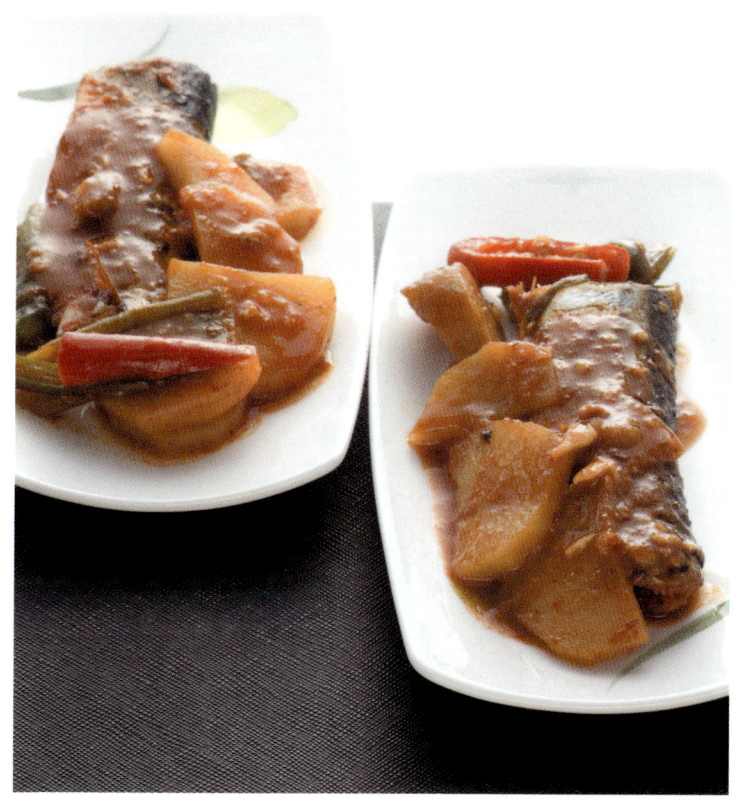

필요한 재료

꽁치 3마리 | 감자 중간 것 3개 | 간장 3T | 홍고추 1개 | 고추장 2T | 육수 2컵 | 다진 마늘 3T | 된장 1T | 파 | 고춧가루 1T | 생강 반 마디

만드는 방법

1. 꽁치를 손질하여 두 토막을 낸다.
2. 감자는 껍질을 벗겨 반달 모양으로 썬다.
3. 그릇에 육수와 고추장, 고춧가루, 마늘, 된장, 파, 생강, 간장을 섞어 양념장을 만들어 놓는다.
4. 냄비 밑에 감자를 깔고 꽁치를 얹은 다음 양념장을 뿌리고 홍고추를 올려 조리듯 끓인다.

구수하고 향긋한 봄기운이 가득 쑥콩죽

생각보다 간단하면서 맛도 좋은 건강식이다. 특히 임신 초기 유산 기미가 있거나 이전에 유산 경험이 있는 임산부에게는 권할 만한 음식이다. 쑥과 콩의 영양을 동시에 섭취할 수 있어 더욱 좋다.

필요한 재료

쑥 다듬은 것 1/3단 | 불린 메주콩 1컵 | 땅콩 10알 | 소금

만드는 방법

1. 메주콩을 하루 전에 불려서 같은 분량의 물을 넣고 삶아주는데, 너무 삶으면 안 된다. 콩이 익을 정도면 충분하다.
2. 익을 콩을 찬물에 한 번 씻어 콩 삶은 물과 땅콩을 넣고 곱게 간다.
3. 간 콩에 소금 간을 해서 끓이는데, 한소끔 끓으면 쑥을 넣고 불에서 내려놓는다. 슴슴하게 간하여 양념장을 곁들인다.

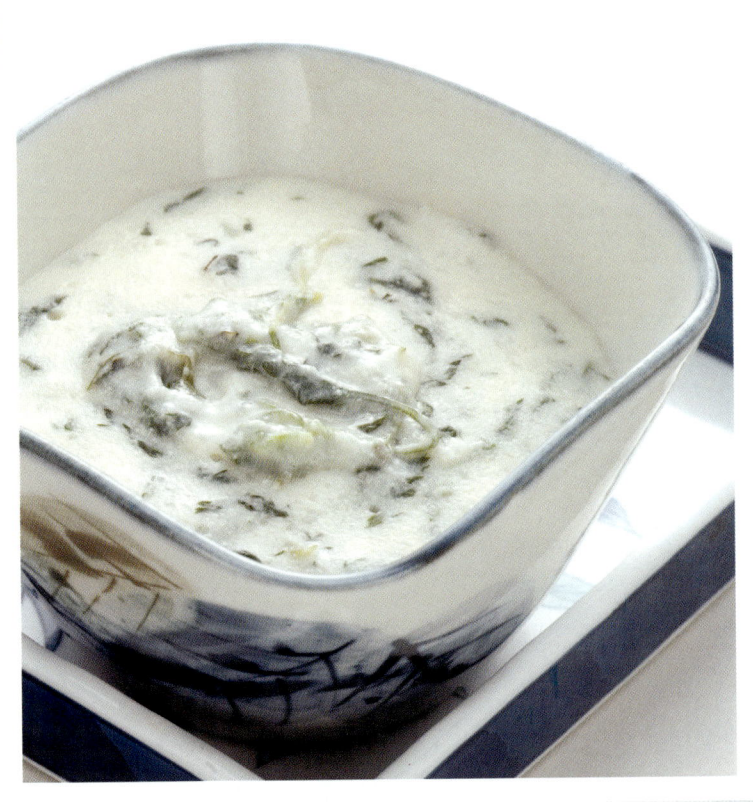

임신 중 비만 관리에 관한 어드바이스

임신 중 체중 증가는 개인에 따라 차이가 있다. 일반적으로는 임신 전보다 9~12kg이 증가하는 정도가 적당하다. 최근에는 환경 요건이나 식생활의 변화로 인해 예전보다 비만인 임산부가 늘고 있는 추세인데, 임신 중 체중이 15kg 이상 증가하면 자연분만이 힘들어져 난산을 불러오고, 임신중독증과 제왕절개의 원인이 된다. 또한 출산을 한 뒤에도 산부인과적 이상 징후가 남아 냉증을 유발할 수 있다.

임신 비만을 예방하기 위해서는 식생활에 각별히 주의를 기울여야 하는데, 임신 초기에는 아무래도 입덧이 심하므로 영양보다는 수분을 보충하는 데 집중하는 것이 좋다. 임신 중기에 이르면 입덧이 끝나고 식욕이 왕성해지지만 지나치게 기름진 음식이나 간식은 자제하고 짠 음식을 피하며 저녁시간에는 음식을 먹지 않는다. 임신 말기에는 조금씩 자주 먹어야 하는데, 과식을 하면 소화가 안 돼 부종의 원인이 된다. 일주일에 500g 이상 몸무게가 늘면 임신중독증의 위험이 있으니 전문의와 상담하는 것이 좋다.

임신 중 비만의 위험요소

1. 산도에 지방이 쌓여 난산의 위험이 있다.
2. 임신 중 당뇨병이 걸리기 쉽다.
3. 임신중독증에 걸리기 쉽다.
4. 출산 시 진통이 미비하여 분만시간이 길어질 수 있다.
5. 제왕절개 확률이 높아진다.
6. 임신 중 또는 분만 시 요통이 심하다.

> **Tip 비만한 고령 산모 임신중독증 경광등**
>
> 임신 중독증은 나이가 많은 임신부에게 발생할 확률이 높다. 엄마가 건강하다 하더라도 나이가 많은 상태에서 임신을 하면 몸이 받는 부담이 커져 위험할 수 있다. 또 비만한 엄마들도 혈압이 높아지면서 임신 중독증에 걸릴 위험이 3배 이상 높은 것으로 알려져 있다. 빈혈이 있는 엄마도 조심해야 하며, 쌍둥이를 임신했을 경우에도 모체가 받는 부담이 커지므로 정기적으로 검진을 받는 것이 좋다. 초산부들은 경산부에 비해 임신중독증 발생 가능성이 2배 이상 높기 때문에 고령에 초산일 경우, 특히 조심해야 한다.

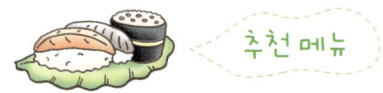 추천 메뉴

임신 중 비만 관리를 위한 특별식 4

● 사르르 침이 고이는 **해물 초회**

식초는 다이어트와 건강에 아주 좋은 식품이다. 신선한 해물 재료들을 엄선해 손질하고 식초를 이용해 초회를 만들면 입맛 살리는 데나 다이어트에도 아주 좋다. 손이 많이 안 가면서도 상큼한 일품요리를 완성할 수 있다.

만드는 방법

1. 굴은 씻어 끓는 물에 소금을 약간 넣고 얼른 데쳐낸다.
2. 갑오징어도 씻어 안쪽으로 칼집을 넣어 데친다.
3. 오이는 반절로 잘라 어슷하게 썰어 소금에 살짝 절였다 꼭 짠다.
4. 준비한 재료들을 보기 좋게 담고 레몬즙에 소스 재료를 섞어 끼얹는다.

필요한 재료

굴 반컵 | 갑오징어 1마리 | 미역 1/4컵 | 오이 1/2개 | 레몬 1/4개 | 소스(식초 2T, 간장 3T, 설탕 1T, 육수 3T, 다진 파, 참기름)

풍부한 섬유소의 만남 잡곡유부초밥

풍부한 섬유소의 만남, 잡곡유부초밥우엉과 잡곡밥 모두 섬유소가 많은 식품으로 비만 관리에 아주 좋은 메뉴다. 임신 중에는 함부로 다이어트를 할 수 없으므로 가벼우면서도 영양이 풍부한 음식들을 골고루 섭취하도록 한다. 일본 된장국을 끓여 곁들이면 더욱 좋다.

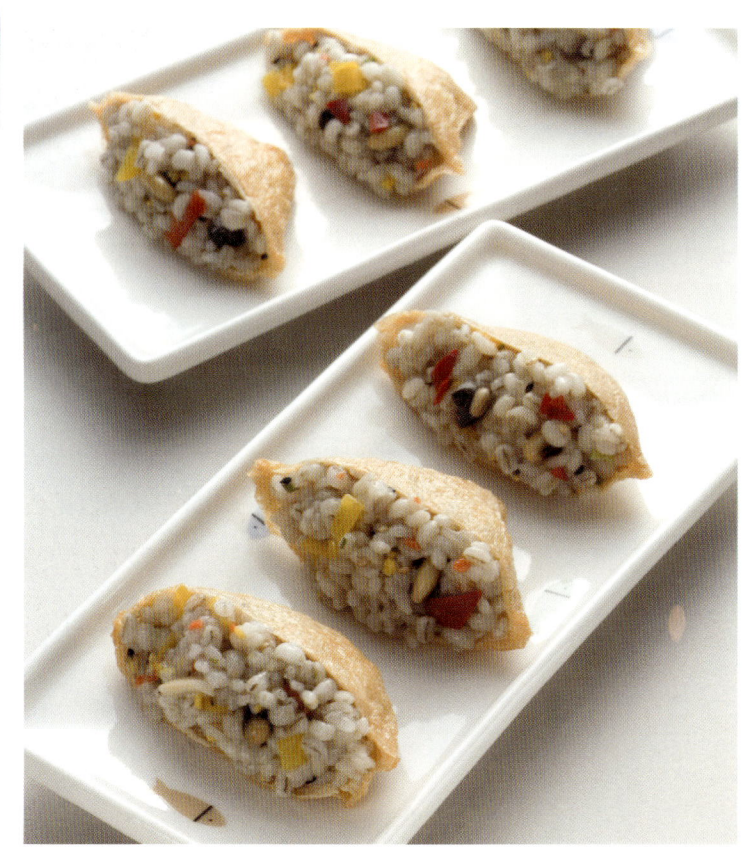

필요한 재료

보리 | 현미찹쌀 | 차조와 차수수 섞어서 2컵 | 다시마 한 조각 | 유부 10장 | 우엉 1줄기 | 당근 1/2개 | 단무지 | 조리기용 소스(진간장 3T, 육수 1/2컵, 설탕 2T) | 식촛물 소스(식초 2T, 설탕 2T)

만드는 방법

1. 잡곡은 씻어 물에 불려서 다시마를 넣고 밥을 고슬고슬하게 짓는다.
2. 유부는 반을 갈라서 끓는 물에 데쳐서 기름기를 제거한다.
3. 유부에 조리기용 소스를 넣어 조린다.
4. 물에 설탕과 식초를 동량으로 넣어 끓여 식촛물을 만들어 밥 위에 뿌려 버무린다.
5. 우엉, 당근은 잘게 다져 간장과 육수를 넣고 조린다. 단무지도 잘게 썰어 놓는다.
6. 버무려 놓은 밥에 우엉과 당근조림, 단무지를 넣고 유부에 넣어 마무리한다.

반찬과 간식 모두 만족 연두부샐러드

두부는 단백질을 섭취할 수 있는 최고의 식품이다. 연두부는 더욱 소화가 잘 되기 때문에 언제든지 부담 없이 먹을 수 있다. 채소를 곁들여 샐러드로 먹으면 더욱 상큼하다.

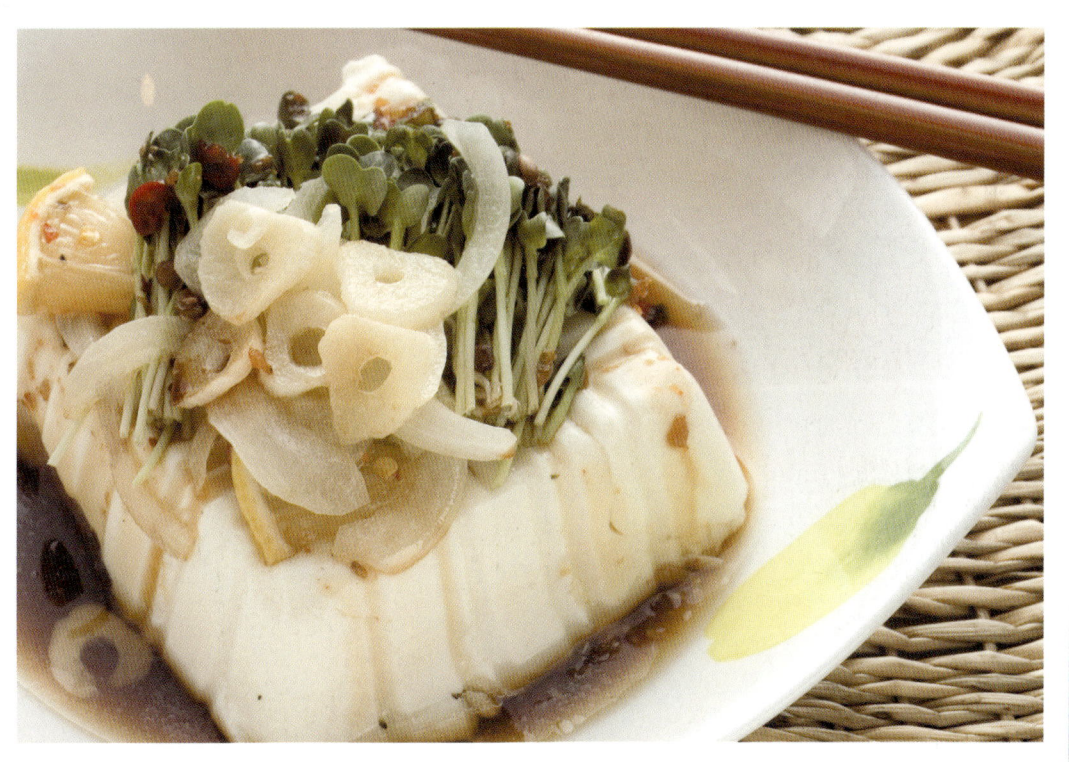

만드는 방법

1. 실파와 양파는 채쳐 올리브오일에 굽는다.
2. 무순은 깨끗이 씻어 물기를 빼둔다.
3. 접시에 연두부를 놓고 그 위에 무순과 실파, 양파를 올리고 소스를 뿌린다.

필요한 재료

연두부 1팩 | 무순 1팩 | 실파 5뿌리 | 양파 1/2개 | 올리브오일 | 소스(간장 2T, 참기름, 다진 마늘 1t, 깨소금 1t)

●● 칼로리 제로, 변비에도 좋은 곤약조림

곤약은 대표적인 다이어트 식품으로 변비에도 아주 좋다. 포만감을 주면서도 칼로리가 없어 살찔 염려가 없고, 장에 부드럽게 작용하여 배설작용을 돕는다. 임신 중 다이어트 식품으로는 최고라고 할 수 있다.

필요한 재료

곤약 100g | 당근 1/3개 | 닭고기 살코기 50g | 감자 1개 | 풋고추와 홍고추 한 개씩 | 육수 1/2컵 | 설탕 2T | 진간장 3T | 생강즙 1/2t | 청주 1T | 참치액간장 1T

만드는 방법

1. 곤약은 약간 큰 깍두기 크기로 자르고 닭고기도 같은 크기로 썰어 각각 끓는 물에 데친다. 곤약은 데치면 쫀득해지고 닭고기는 기름기가 제거된다.
2. 감자와 당근도 곤약 크기로 썰어서 준비하고, 풋고추와 홍고추는 씨를 빼고 썰어둔다.
3. 냄비에 육수를 붓고 감자와 당근을 끓이다 곤약과 닭고기를 넣고 설탕, 진간장, 청주, 생강즙을 넣고 조린다.
4. 거의 조려졌을 때 고추를 넣고 윤기 나게 조린다.

책속 부록

엄마 걱정은 Down! 아기 지능은 Up!
하루 한 번 채소 먹기 프로젝트

엄마와 아기를 함께 지켜주는 채소들

채소는 임산부뿐만 아니라 모든 사람들에게 좋은 식품으로 인정받고 있다. 특히 식탁에 웰빙을 구현하고 싶어 하는 사람들에게 최고의 식재료가 되고 있다. 어떤 채소들이 어떤 점에서 좋은지, 혹시 위험요소는 없는지 알아두면 활용도를 넓힐 수 있다.

1. 잎채소

- **배추** 배추는 수분이 90% 이상 차지하며 다른 채소에 비해 열량이 낮은 편이다. 섬유소가 많이 함유되어 있고 비타민 C와 무기질, 칼슘도 많은데, 김치를 담글 때 너무 짜게 절이면 비타민과 무기질이 파괴되므로 주의가 필요하다.
- **시금치** 채소 중에서 비타민 A가 가장 많고 비타민 B, C, 칼슘, 철분, 섬유질도 풍부하다. 시금치의 철분은 빈혈을 예방하며 뿌리 근처의 붉은색 부분에는 망간이 많이 함유되어 있어 혈액을 만드는 데 중요한 기능을 한다. 한방에서는 해독 효과가 있으며 피부를 윤기 있고 건강하게 가꿔주는 것으로 전해지고 있다. 그러나 너무 많이 먹으면 요로결석을 만들 수도 한다.
- **부추** 시금치와 같이 철분이 많이 포함되어 있고 비타민 B, C가 많다. 부추의 독특한 성분은 자율신경을 자극하여 에너지 생산을 높인다. 한방에서는 양기를 회복시켜 준다고 하여 '기양초'라고 부른다.

- **양배추** 다른 채소에 비해 당질과 섬유소, 비타민 A, B, C, 칼슘, 철분 등이 풍부하다. 한방에서는 위궤양, 십이지장궤양에 효과가 있는 것으로 알려져 있고, 눈과 귀를 밝게 한다고 전한다. 서양에서는 요구르트, 올리브, 양배추가 3대 장수식품으로 불리고 있다.
- **미나리** 칼슘, 칼륨, 비타민 C가 많으나 오염된 늪지대에서도 잘 자라므로 뿌리 부분은 먹지 않는 것이 좋다. 한방에서는 열을 낮추고 갈증을 해소시키며 간 기능을 좋게 하는 작용이 있는 것으로 전한다.
- **파** 비타민과 무기질이 풍부하며 푸른 부분에는 열에 강한 비타민 A, 흰 부분에는 열에 약한 비타민 C가 많으므로 푸른 부분은 육수를 만드는 데 사용하고 흰 부분은 익히지 않고 양념에 사용하면 좋다. 한방에서는 몸을 따뜻하게 해주고 감기가 악화되는 것을 막는 데 사용해 왔으며, 항균작용을 하는 것으로 알려져 있다. 생선의 비린내와 육류의 누린내를 제거하는 데 탁월한 기능을 발휘한다.
- **상추** 사과산과 구연산을 함유하고 있어 상큼한 맛이 나며 특히 비타민 A가 풍부하다. 상추를 많이 먹으면 잠이 온다는 속설이 있는데, 이는 실제로 상추 줄기에 있는 우윳빛 유액에 함유된 일종의 알칼로이드 성분이 신경안정 작용을 하기 때문이다. 한방에서는 식욕을 촉진시키고 답답한 가슴이 편안해지며 머리가 맑아진다고 한다.
- **쑥갓** 열량은 100g당 25kcal 정도로 그리 높지 않지만 엽록소가

많은 알칼리성 식품으로, 소화가 잘 된다. 비타민 A와 C를 파괴하는 아스코르비나제가 함유되어 있어 비타민 C를 파괴한다는 단점이 있다. 칼슘과 철분의 함량은 다른 잎채소에 비해 높은 편이다. 한방에서는 몸속의 기운을 순환시켜 소화기관을 튼튼하게 하고 가래를 없애주며 섬유소가 많아 변비에도 효능이 있는 것으로 알려져 있다. 쑥갓은 쌈, 튀김, 숙채, 생채, 국이나 찌개 등에 다양하게 이용할 수 있다.

- 갓 갓은 다른 채소에 비하여 나트륨이 많은 편이며 비타민 A와 C도 풍부하다. 한방에서는 폐기능이 약하거나 목소리에 힘이 없는 사람, 가래가 심한 사람에게 효험이 있다고 한다.
- 들깻잎 무기질이 풍부하게 함유되어 있고 비타민 A와 C의 함량도 높다. 철분의 함량은 특히 높아 식물성 식품 중에서 가장 높은 편에 속하는데, 시금치에 비해서도 2배 이상 많다. 들깻잎 10장만 먹으면 하루에 필요한 철분은 거의 섭취하는 셈이다. 한방에서는 열을 내리게 하는 기능이 있어 열감기에 좋은 식품으로 알려져 있으며, 체한 기운이 있는 사람이나 구토, 설사에도 효능이 있는 것으로 알려져 있다.
- 콩나물 콩나물의 주성분은 비타민 B_1, B_2, C, 단백질, 무기질 등인데 특히 발아와 함께 비타민 C가 급격히 증가하므로 비타민 C의 좋은 공급원으로 손꼽힌다.
- 숙주 녹두에는 필수 아미노산이 풍부한 단백질을 비롯하여 많지는 않지만 리놀산과 리놀레산으로 구성된 양질의 지방도 함유되어 있다. 이밖에 뉴클리아제, 우레아제, 아밀라아제 등과 같

은 효소가 들어 있어 소화성이 좋다. 숙주는 또한 비타민 공급원으로도 각광받고 있는데, 비타민 A는 녹두의 2배, 비타민 B는 30배, 비타민 C는 무려 40배나 된다. 반면 녹두의 단백질은 분해되어 아르기닌, 아스파라긴산 등과 같은 비단백질이 많아진다. 녹두는 피로회복, 몸에 열이 있어 입술이 마르고 입속이 헐었을 때 효과가 있다.

- **고사리** 비타민 B_1을 분해하는 아네우리나아제라는 효소가 들어 있으므로 비타민 B_1이 많이 함유된 식품을 함께 먹는 것이 좋다. 한방에서는 고사리를 약용으로 사용하는데 주로 정신 흥분제, 탈항과 설사 치료제로 이용되며 이뇨와 해열의 목적으로도 이용된다.
- **쑥** 쑥에는 비타민 A가 많아 세균에 대한 저항력을 길러준다. 또 비타민 C가 많아 감기의 예방과 치료에도 효과를 기대할 수 있다. 이 밖에 소염작용, 구충작용, 혈압강하작용 등을 한다.
- **취** 취는 알칼리성 식품으로 산성인 쌀밥과 좋은 짝을 이룬다. 줄기는 방광염, 신장염 등에, 뿌리에는 진통, 해독, 장염 등에 효과를 보인다.
- **냉이** 비타민과 단백질, 칼슘, 철분, 인 등이 골고루 다량으로 들어 있다. 겨우내 양질의 비타민 C를 섭취하지 못하다가 봄에 먹는 냉이는 최고의 알칼리 식품이었다. 지혈작용과 이뇨작용, 자궁 수축에 효과가 있다. 그러나 결석이 있는 사람은 많이 먹으면 좋지 않다.
- **근대** 담백질 함량은 적으나 라이신, 페닐알라닌 등의 필수 아

미노산을 많이 함유하고 있다. 칼슘과 철분 등 무기질의 함량이 높고 비타민 A가 풍부하여 밤눈이 어두운 사람, 피부가 거친 사람, 성장발육이 늦은 어린이에게 권장되는 식품이다. 한방에서는 속을 보하고 기를 내리며 위장 외의 소화기 기능을 이롭게 한다고 하여 소화기능이 약해 식욕이 없고 춘곤증을 잘 느끼는 사람에게 사용한다. 잘 토하거나 체하고 설사가 잦은 사람에게도 효과가 있다. 음식으로는 나물이나 국·죽 등에 다양하게 이용된다.

2. 뿌리채소

- **무** 무는 비타민 C를 많이 함유하고 있으며 무청에는 섬유소와 철분이 많이 들어 있다. 한방에서는 감기에 좋고 소화를 촉진하는 효소가 함유되어 있는 것으로 전하고 있으며, 가래을 삭이는 데도 효과가 뛰어난 것으로 알려져 있다.
- **당근** 비타민 A와 카로틴을 많이 함유하고 있어 시력보호나 야맹증 개선에 효과가 있다. 생것보다는 익혀서 먹는 것이 소화 흡수율이 좋고, 무나 오이 같은 채소와 같이 즙을 낼 경우 비타민 C가 파괴된다.
- **연근** 아미노산과 인지질이 다량 함유되어 있지만 비타민이나 무기질은 많지 않다. 한방에서는 설사를 그치게 하고 신장의 기능을 강화하며 고혈압을 예방하는 데 효능이 있는 것으로 알려져 있다.

- *우엉* 우엉에 함유되어 있는 단백질은 이뇨작용을 돕고 탄수화물은 당뇨병 환자에게 아주 유익하다. 근육의 수축과 이완작용을 돕는 데도 탁월한 효능을 갖고 있어 산후조리 시 여러 가지 조리로 활용한다. 특히 항암 효과가 있는 것으로 밝혀져 학계의 관심으로 모으고 있다.
- *생강* 생강은 소화기관을 튼튼히 해주고, 생선의 비린내를 제거하며 살균작용이 있다. 몸을 따뜻하게 하고 감기를 예방한다.
- *도라지* 섬유질이 많고 칼슘, 철, 비타민, 무기질이 풍부한 알칼리성 식품이다. 한방에서는 호흡기 질환에 사용하는 중요한 약재이기도 하다. 도라지에 함유되어 있는 사포닌은 기관지 기능을 항진시키고 목이 아플 때도 효능을 보인다. 약리실험 결과, 진통 및 소염 작용도 있는 것으로 나타났다.
- *양파* 양파는 혈액순환을 촉진시키고 위장을 강화하며 체력을 보강하는 효과가 있다. 단백질, 당질, 비타민 C가 풍부하며 칼슘, 인, 철분이 함유되어 있으며, 콜레스테롤의 농도를 저하시키고 심장혈관을 튼튼하게 하여 성인병을 예방해준다. 또한 임신중독증을 예방하는 역할을 해 임산부들에게는 아주 중요한 식품이다.
- *마늘* 마늘의 주요 성분인 알리신은 항균력을 가지고 있으며 단백질의 소화를 촉진하고 비타민 B의 흡수를 돕는다. 고기와 함께 먹으면 매우 이상적이다. 마늘의 스코르다닌이라는 성분은 세포 재생작용과 항암작용을 하는 것으로 알려져 있다.
- *토란* 당질을 상당히 많이 함유하고 있다. 한방에서는 종기, 피부염, 치질 등에 사용한다. 알칼리 식품이어서 소화를 돕고 변비

완화 작용을 하며 뱃속의 열도 내리게 한다.
- **더덕** 섬유질과 칼슘, 비타민이 풍부하게 함유되어 있으며 인삼의 주요 성분인 사포닌도 다량 함유되어 있다. 한방에서는 기관지염 해소를 위한 약재로 쓰인다.
- **감자** 감자에는 비타민 B와 비타민 C가 함유되어 있으며, 감자의 단백질도 필수 아미노산으로 높이 평가받고 있다. 한방에서는 위염과 위궤양에 효과가 있다고 알려져 있다.
- **고구마** 섬유소가 특히 많아 변비에도 좋고 쌀 대신 주식으로 활용할 수 있을 만큼 탄수화물도 함유되어 있다. 임산부 간식으로 추천할 만한 식품이다.

3. 열매채소

- **구기자** 오렌지보다 비타민 C가 많고 당근보다 비타민 A가 많으며 철분 또한 풍부하다. 한방에서는 피부가 고와지고 눈을 밝게 하는 데 효험이 있다고 알려져 있다.
- **고추** 카로틴과 비타민이 풍부하고 칼륨, 인, 칼슘 등 무기질도 풍부하다. 몸을 따뜻하게 하는 효과가 있어 몸이 찬 사람에게 좋으며 만성 기관지염이나 거담제로 쓰인다.
- **가지** 비타민은 적으나 열을 내리고 혈액순환을 좋게 한다. 이뇨작용을 원활하게 해 부기를 빼는 데도 효과도 있다.
- **메밀** 필수 아미노산이 많고 비타민 B가 쌀보다 많다. 고혈압이나 동맥경화를 치료하는 데 효과를 기대할 수 있다.

4. 다른 채소들

- **죽순** 죽순은 생장 중인 식물이기 때문에 아미노산과 당류의 소비가 진행되어 시간이 흐를수록 맛과 영양이 떨어진다. 죽순에는 아미노산, 베타인, 콜린, 당류, 유기산 등의 성분이 들어 있는데 이들 성분이 한데 어울려 죽순 특유의 독특한 맛을 낸다. 한방에서는 비만이나 고혈압에 권장식품이며, 소갈을 다스리거나 이뇨작용을 돕는 식품으로도 알려져 있다.
- **버섯** 비타민 D가 많고 항암물질인 레시틴과 리보 핵산, 빈혈을 방지하는 효능이 있다.
- **들깨** 지방이 많으나 지방 중 리놀렌산은 혈청 내의 콜레스테롤을 감소시켜 동맥경화나 성인병을 예방하고 피부를 좋게 하며 머리카락에도 윤기를 더해준다.
- **잣** 열량이 높고 비타민 B군이 풍부하며 철분 함유량이 많아 빈혈 치료도 좋다.
- **참깨** 양질의 지방과 단백질이 풍부하고 항산화성 물질이 많아 노화 예방에도 탁월한 효능을 보이는 자연 식품이다.
- **미역** 강한 알칼리성 식품으로 요오드가 다량 함유되어 있다. 요오드는 갑상선 호르몬인 티록신을 만들어주기 때문에 출산 후에 미역국을 먹는 일은 매우 합리적이다.

임산부를 위한 식품 손질의 기초

아무리 신선한 재료라 해도 농약이나 방부제 등의 유해물질에 오염되어 있다면 건강한 식탁을 만들 수 없다. 특히 임산부가 먹을 음식은 신체 기관이 형성되고 분화, 발달되는 태아를 고려해 최대한 오염물질에 노출되지 않은 식품을 사용해서 조리해야 한다. 자연 식품을 보다 안전하게 섭취하기 위해서는 제철에 나는 식품을 사용하는 것이 좋다. 제철식품은 그렇지 않은 경우보다 농약과 방부제 사용량이 적어 비교적 안전하기 때문이다. 또 저농약이나 유기농 식품을 구입해 집에서 직접 조리해 먹는 것이 좋다. 또 식품에 따라 손질법에 약간씩 차이가 있으므로 재료별 특성을 파악해 손질 시에 활용하는 것이 좋다.

1. 과일 씻기

- **딸기** 표면이 부드러워 농약이 남기 쉬운 과일이다. 흐르는 물에 5분 정도 담그듯 씻고 5분 정도는 소쿠리에 넣고 씻는다. 흔히 소금을 약간 넣는다는 사람도 있지만 이것은 효과가 없다. 꼭지를 떼고 씻으면 안 된다.
- **사과** 흐르는 물에서 과일 닦는 스펀지로 30초 정도 씻고 껍질을 벗긴다. 먹기 좋게 자른 뒤 소금물에 담가놓으면 갈변을 방지할 뿐 아니라 과육에 있는 농약도 제거된다.
- **귤** 표면에 왁스를 발라 저장성을 높이는 경우가 많다. 깨끗하게

씻은 뒤 껍질을 벗겨 먹는 것이 좋다.

- 바나나 껍질을 벗긴 다음 꽃이 떨어진 앞쪽 부분을 1cm 정도 잘라 버리고 먹는 것이 좋다.
- 멜론 농약을 많이 치는 과일이다. 껍질을 두껍게 깎아내는 것이 방법이다.
- 포도 물에 10분 정도 담갔다가 체에 건져 흐르는 물에 5분 정도 씻는다. 거봉처럼 알이 큰 포도는 껍질을 벗겨 먹는다.
- 체리 흐르는 물에 10분 정도 담갔다가 5회 정도 헹군다. 수입품의 경우 특히 잘 씻어야 하며 많이 먹지 않는 것이 좋다.
- 복숭아 상처 나기 쉬운 과일로 흐르는 물에서 씻는다. 껍질을 약간 두껍게 벗기는 것이 좋다.
- 배 살충제를 상당히 많이 사용하는 과일이다. 역시 껍질을 두껍게 깎아내고 껍질을 벗겨내기 전에 흐르는 물에 30초 정도 씻는다.

2. 어패류 손질하기

- 조개 바다에서 나는 조개는 소금물에 하루 정도 담가 두어 해감을 토하게 한다. 소금물의 염도는 약 3% 정도가 적당하다. 껍질을 깐 조갯살은 소금을 약간 뿌린 다음 물을 붓고 씻는다. 강에서 나는 조개는 물에 담가 해감시킨다.
- 굴 소금물로 씻는 것이 일반적이며, 무즙을 넣고 씻어주면 환경오염물질을 배출하게 하는 효과가 있다고 한다. 굴이나 조개

를 초무침을 할 때는 희석초에 한 번 씻은 뒤 조리하면 오염물질을 제거할 수 있다.

3. 채소 손질하기

- **양배추** 겉껍질을 가능한 여러 겹 벗기고 볶음요리를 할 때도 30초 정도 데쳐서 사용한다.
- **양상추** 바깥쪽 잎을 벗겨내고 흐르는 물에 여러 번 씻는다. 얼음물에 담가 놓으면 아삭한 맛도 나고 농약 성분도 줄어든다.
- **시금치** 흐르는 물에 5분 정도 담갔다가 5번 정도 씻는다. 뿌리 부분을 2cm 정도 잘라내고 레몬 조각을 넣은 뜨거운 물에 넣고 1분간 데친 뒤 냉수에 담가 빠르게 식힌다. 자른 후 데치는 것이 포인트다.
- **배추** 바깥 쪽 잎을 버리고 전통 방법으로 소금에 절이는 것이 좋다. 날 것으로 먹고 싶을 때는 유기농을 고르도록 한다.
- **오이** 소금을 뿌려 도마에 놓고 문지르듯 굴린 다음 씻는다.
- **피망** 흐르는 물에 깨끗하게 씻고 체를 썰거나 반절로 자른 뒤 끓는 물에 데쳐서 사용한다.
- **토마토** 껍질 벗기기를 습관화한다. 샐러드에도 반드시 껍질을 벗겨 사용한다. 흐르는 물에 30초 정도 손으로 문질러 씻어 꼭지의 반대 부분에 열십자로 칼집을 넣은 뒤 끓는 물에 살짝 담갔다 꺼낸다. 냉수에 헹궈 껍질을 벗기면 된다.
- **대파** 바깥쪽 잎을 벗기고 깨끗하게 씻는다.

- 콩나물 뿌리를 따고 물에 씻은 뒤 충분히 물에 담가두었다가 요리한다.
- 아스파라거스 병충해에 비교적 강해서 흐르는 물에 씻고 데치면 안심해도 된다.
- 셀러리 줄기 부분에 있는 섬유질을 제거한 다음 헹구어 식초를 탄 물에 헹군다. 그런 다음 썰어서 다시 식초 물에 담가둔다. 식초 물은 물 3컵에 식초 1큰 술 정도가 적당하다.
- 부추 병충해에 강하지만 우리나라에서는 농약 대신 거름을 많이 상용하기 때문에 흐르는 물에 5분 정도 담가둔 다음 건져서 5회 정도 씻고 썰어 끓는 물에 살짝 데친다.
- 브로콜리 임산부에게 아주 좋은 채소다. 작게 나누어 데치면 유해물질을 줄이는 데 도움이 된다.
- 콜리플라워 뿌리를 위로 하여 몇 분간 물에 담가둔 다음 작게 나누어 데쳐서 쓴다.

하루 한 번 채소 먹기를 위한 25가지 레시피

부추샐러드

상큼한 맛이 입맛을 돋우어줄 뿐만 아니라 비타민과 철분이 다량 함유되어 있어 임산부에게 아주 좋은 식품이다. 한방에서는 체력이 떨어지고 기력이 허할 때 사용하는 재료다.

필요한 재료

영양부추 1팩 | 오이 1/2개 | 느타리버섯 10개 | 무침 양념(들기름 1T, 멸치액젓 1T, 고춧가루 1T, 다진 마늘과 파 1T, 설탕 2t, 식초 1T, 깨소금)

만드는 방법

1 느타리는 씻어 끓는 물에 데친다.

2 오이는 채치고 영양부추는 씻어 4cm 크기로 썰어 준비한다.

3 큰 볼에 재료를 넣고 소스를 부어 살살 버무린다.

●● 숙주나물 무침

숙주나물은 녹두를 길러 만든 것이지만 녹두보다 효능이 뛰어나다. 비타민 A는 녹두의 2배, 비타민 B는 녹두의 30배, 비타민 C는 40배나 되며 필수아미노산이 풍부하여 몸에 열이 있고 입술이 마를 때 먹으면 아주 좋다.

필요한 재료

숙주 4웅큼 | 미나리 2웅큼 | 배 1/4쪽 | 무침 양념(소금 1/2t, 다진 파와 마늘 2t, 참기름, 깨소금, 식초, 참치액간장 1t)

만드는 방법

1 숙주는 씻어 머리와 꼬리를 떼고 끓는 물에 데친다.

2 미나리는 잎을 떼고 끓는 물에 데쳐 숙주 길이로 썬다.

3 배도 채쳐 볼에 양념을 넣고 무친다.

●● 브로콜리샐러드

브로콜리는 거의 모든 분류의 건강식품에 포함될 만큼 영양소가 풍부한 식품이다. 특히 철분과 비타민이 풍부해 임산부들에게는 최고의 식품이라 할 수 있다.

필요한 재료

브로콜리 1송이 | 콜리플라워 1/2송이 | 무침 양념(마요네즈 5T, 두반장소스 2t, 설탕 1T, 식초 1T, XO소스 1t, 참기름 1t, 참치액간장 1T)

만드는 방법

1 브로콜리와 콜리플라워는 먹기 좋은 크기로 자르고 끓는 물에 소금을 약간 넣고 삶는다.
2 볼에 양념을 섞고 데친 채소를 넣어 1시간 정도 지나 양념이 스며들면 먹는다.

●● 아스파라거스샐러드

고급 음식에 다양하게 활용되는 아스파라거스는 그 자체만으로도 훌륭한 음식이 된다. 굽거나 샐러드로 먹으면 귀족적인 맛이 일품이다. 무기질이 풍부해 영양식으로도 사랑받고 있다.

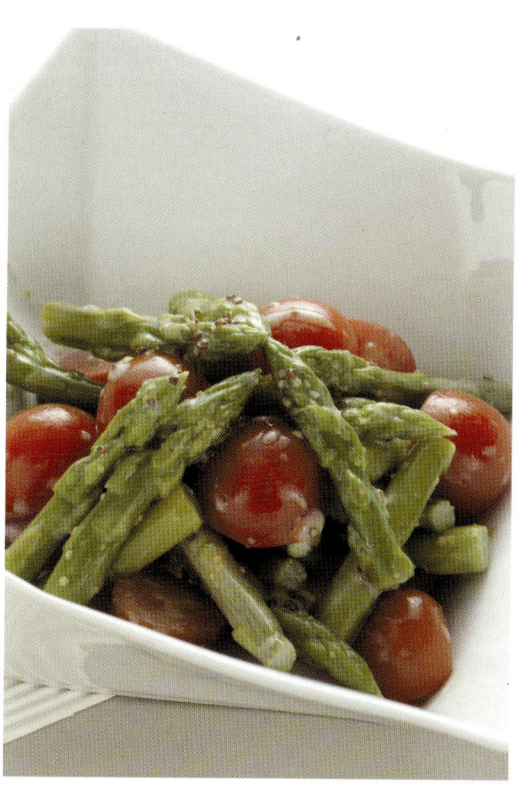

필요한 재료

아스파라거스 15개 | 올리브 10개 | 방울토마토 10개 | 소스 (레몬즙 1T, 소금 1/2t, 올리브오일 2T, 씨겨자 1T, 프레인 요구르트 1개)

만드는 방법

1 아스파라거스는 끓는 물에 데쳐 얼음물에 식혀 건져놓는다.
2 방울토마토와 올리브는 반으로 자른다.
3 볼에 소스를 섞고 아스파라거스와 올리브, 토마토를 넣어 버무린다.

●● 참깨소스샐러드

참깨소스에는 양질의 불포화 지방산과 단백질이 풍부하게 함유되어 있다. 임신 중일 때뿐만 아니라 평소에도 샐러드드레싱으로 활용하면 건강과 다이어트에 큰 도움이 된다.

필요한 재료

양상추 1/2개 | 청피망 1개 | 홍피망 1개 | 셀러리 1줄기 | 다진 땅콩 1/2컵 | 마늘 5

쭉 | 소스(참깨 볶은 것 3T, 레몬즙 1T, 발사믹식초 2T, 일본 된장 1t, 오리브오일 4T, 소금 1/2t)

만드는 방법

1 양상추는 먹기 좋게 자르고 얼음물에 씻어 준비한다.
2 청피망, 홍피망은 동그랗게 채치고 셀러리는 얇게 어슷썬다.
3 마늘은 편으로 썰어 올리브오일에 바싹 구워놓는다.
4 접시에 채소를 깔고 마늘편과 땅콩을 뿌린다.
5 소스 재료를 믹서에 돌려 끼얹어 먹는다.

●● 얼갈이무침

얼갈이배추에는 비타민 C와 칼슘, 섬유소가 많이 함유되어 있어 봄철에 부족한 영양분을 섭취하기에 아주 좋다. 신 김치만 먹다가 입맛을 상큼하게 돋우고 싶을 때 반찬으로 내면 아주 좋다.

필요한 재료

얼갈이배추 반단 | 영양부추 반팩 | 오이 1/2개 | 배 1/2개 | 붉은 양파 1개 | 무침 양념(까나리액젓 2T, 고춧가루 2T, 다진 파와 마늘 1T, 생강즙 1t, 참기름, 설탕 1T, 깨소금)

만드는 방법

1 얼갈이배추는 씻어서 길게 2~3등분 하고 영양부추는 4cm로 썰고 오이는 채친다.
2 배도 채치고 붉은 양파도 채친다.
3 소스를 볼에 넣고 손질한 채소를 넣고 버무려 참기름과 깨소금으로 마무리한다.

●● 상추무침

상추는 비타민 A가 풍부한 식품으로 사랑받고 있다. 특히 날것으로 먹기 때문에 영양 손실이 적어 좋은 식품이다. 한방에서는 상추가 식욕을 돋워주고 머리를 맑게 해준다고 전해온다.

필요한 재료
상추 1봉지 | 무침 양념(된장 1T, 간장 1t, 고춧가루 1T, 다진 파와 마늘 1T, 참기름, 깨소금, 설탕 1T)

만드는 방법
1 상추를 씻어 물기를 빼놓는다.
2 볼에 무침 양념을 넣고 상추를 가볍게 버무려 먹는다.

●● 달래생채

달래에는 비타민이 고루 들어 있어 이른 봄에 나타나는 비타민 A 부족 현상을 완화시켜 준다. 입술이 터지거나 붓는 현상, 저항력 약화 등을 예방하며 가래를 삭혀주고 불면증을 없애준다.

필요한 재료
달래 1묶음 | 오이 1/2개 | 배 1/2개 | 밤 5개 | 무침 양념(참치액간장 1T, 고춧가루 1t, 설탕 1t, 깨소금, 참기름, 식초 1t)

만드는 방법
1 달래는 씻어 4cm 크기로 썰고 오이는 소금으로 문질러 씻어 반절로 잘라 어슷하게 썬다.
2 밤을 까서 얇게 썰고 배도 오이 길이로 썬다.
3 볼에 양념장을 넣고 위의 재료들을 전부 넣어 버무린다.

●● 당근무생채

당근은 카로틴을 풍부하게 함유하고 있어 시력보호에 효과를 나타내는 것으로 알려져 있다. 무와 함께 생채를 만들어 먹으면 입맛을 상큼하게 되살릴 수 있다.

필요한 재료

당근 1/2개 | 무 1/2개 | 무침 양념(소금 1t, 식초 1T, 겨자소스 1t, 설탕 1T)

만드는 방법

1 당근과 무는 채쳐서 차가운 물에 얼른 넣었다 뺀다.
2 볼에 무침 양념을 넣고 당근과 무를 버무린다.

●● 돌나물생채

돌나물은 아삭아삭한 맛도 일품이지만 비타민 C가 풍부해 피로회복에 효능을 보이며 냉·대하증에도 효과가 있는 것으로 알려져 있다. 한방에서는 해열, 해독 효과가 있는 식품으로 전해지고 있다.

필요한 재료

돌나물 한웅큼 | 대파 1줄기 | 무침 양념(간장 1t, 고춧가루 1t, 다진 마늘 1t, 설탕 1t, 깨소금, 참기름, 식초 1/2t)

만드는 방법

1 돌나물은 씻어 물기를 뺀다.
2 대파는 흰 부분만 곱게 채쳐 매운맛이 없어지게 찬물에 담갔다 꺼낸다.
3 볼에 무침 양념을 넣고 돌나물과 대파를 넣어 버무린다.

●● 열무무침

열무는 섬유소가 많아 배변을 부드럽게 하며 변비 해소와 다이어트에도 도움이 된다. 가볍게 버무려 먹으면 반찬이 없을 때 입맛을 돋우는 데 아주 효과적이다.

필요한 재료

열무 작은 것 반단 | 풋고추 1개 | 무침 양념(된장 1T, 고춧가루 1T, 다진 파와 마늘 1T, 설탕 1t, 들기름)

만드는 방법

1 열무는 깨끗하게 씻어 썰어 놓는다.

2 풋고추는 길게 썰어 채친다.

3 볼에 무침 양념을 넣고 열무를 넣어 버무린다.

●● 어린깻잎나물

깻잎은 무기질이 풍부하고 철분이 시금치의 2배나 함유되어 있는 것으로 알려져 있다. 구토, 설사 등을 멈추게 하며 피부를 윤택하게 가꾸어준다. 성인병을 예방하는 데도 효과를 기대할 수 있다.

필요한 재료

어린 깻잎 한웅큼 | 양념장(간장 2T, 육수 1/2컵, 다진 파와 마늘 1T, 참기름, 설탕 1t, 깨소금)

만드는 방법

1 어린 깻잎으로 골라 질긴 줄기는 버리고 씻어 놓는다.

2 냄비에 깻잎을 넣고 양념장을 뿌려 끓이는데, 숨만 죽으면 바로 불을 끄고 꺼낸다.

●● 돌미나리무침

돌미나리는 칼슘과 칼륨, 비타민 A와 비타민 C 등이 풍부하게 함유되어 있는 영양식품이다. 인체 내의 노폐물을 내보내는 해독작용을 하며 간 기능을 강화해준다.

필요한 재료

돌미나리 한웅큼 | 무침 양념(고추장 1T, 간장 1t, 설탕 1t, 다진 파와 마늘 1T, 참기름, 깨소금)

만드는 방법

1 돌미나리를 씻어 끓는 물에 잠깐 데친다.
2 데친 돌미나리를 찬물에 헹구어 물기를 짠 후 양념에 골고루 무친다.

●● 노각무침

늙은 오이는 수분을 많이 함유하고 있어 이뇨작용을 한다. 몸이 붓거나 더위 먹었을 때, 기운이 없고 힘이 빠질 때 먹으면 좋다. 칼로리가 낮아 비만 걱정이 없어서 더욱 좋은 식품이다.

필요한 재료

노각(늙은 오이) 1개 | 소금 약간 | 무침 양념(고추장 1T, 설탕 1t, 식초 1T, 깨소금, 참기름)

만드는 방법

1 노각은 껍질을 벗기고 채쳐 소금을 뿌려 살짝 절였다가 물기를 짠다.
2 볼에 무침 양념을 넣고 채쳐 절여진 노각을 버무린다.

●● 실파무침

실파는 몸을 따뜻하게 하며 위장의 기능을 좋게 한다. 비타민과 무기질도 풍부하게 함유하고 있어 감기예방 효과와 정균작용에 뛰어난 효능을 보이는 식품이다.

필요한 재료

실파 10쪽 | 양파 1/2개 | 무침 양념(고춧가루 1T, 간장 1T, 참기름, 깨소금, 설탕 1t, 식초 1t)

만드는 방법

1 실파는 아주 가늘고 연한 것으로 골라 씻어 2cm 크기로 자르고 양파는 채친다.
2 무침 양념에 무쳐 금방 먹는다. 고기 먹을 때나 생선 먹을 때 곁들이면 좋다.

●● 대추고구마죽

어려운 시기에 구황식물로 사랑받아온 고구마가 이제는 오히려 건강식으로 자리 잡고 있다. 변비와 신경통에 뛰어난 효과를 보이는 것으로 알려져 있어 여성들에게 특히 사랑받는 식품이다.

필요한 재료

고구마 1개 | 대추 1/2컵 | 잣 1/2컵 | 소금 약간

만드는 방법

1 물 5컵에 깨끗이 씻은 대추를 넣고 삶아 대추가 익으면 건져내 체에 내려 국물을 따로 받아놓고, 고구마는 쪄서 껍질을 벗기고 체에 내린다.
2 잣은 갈아놓는다.
3 대추 삶은 물에 체에 내린 대추와 고구마 으깬 것과 간 잣을 넣고 저으면서 끓인다.
4 소금으로 약하게 간한다.

●● 머위나물

들깨즙과 머위로 만든 나물은 변비에도 좋을 뿐 아니라 대장의 기능을 좋게 하며 암에도 효과가 있는 것으로 알려져 있다. 임신 중 기침이 날 때 머위 잎을 달여 먹으면 효과가 있다.

필요한 재료

머위 줄기 500g | 들깨 1/2컵 | 육수 2컵 | 다진 마늘 1t | 다진 파 1t | 소금

만드는 방법

1 들깨를 씻어 물과 함께 믹서에 갈아 가는 체에 밭쳐 껍질을 걸러 뽀얀 국물을 만든다.
2 머위 겉껍질을 고구마순 다듬듯이 벗기고 끓는 물에 데쳐 먹기 좋게 자른다. 금방 쓰더라도 물에 담가놓아야 색깔이 변하지 않는다.
3 손질한 머위를 들기름에 볶다가 들깨 국물과 함께 마늘, 파를 넣고 조리듯 끓이며 간을 한다.

●● 쑥갓나물

쑥갓은 열량이 낮은 반면 칼슘과 철분이 풍부해 다양하게 활용되고 있다. 특히 줄기가 연해서 입이 깔깔하고 입맛이 없을 때도 부드럽게 먹을 수 있다.

필요한 재료

쑥갓 한단 | 두부 1/4모 | 양념(간장 1t, 소금 1/2t, 다진 파와 마늘 1/2t, 참기름, 깨소금)

만드는 방법

1. 쑥갓은 다듬어 끓는 물에 소금을 약간 넣고 데친 다음 찬물에 넣었다가 재빨리 건져 물기를 짠다.
2. 두부를 으깨 넣고 데친 쑥갓과 함께 양념장에 무친다.

●● 토란대나물

토란대는 정균작용을 하며 섬유소가 다량 함유되어 있어 변비에 뛰어난 효능을 기대할 수 있다. 또 피부를 매끄럽게 해주는 것으로도 잘 알려져 있다.

필요한 재료

토란대 불린 것 400g | 양념(간장 2T, 육수 1/3컵, 다진 파와 마늘 1T, 들기름, 깨소금)

만드는 방법

1. 말린 토란대를 미지근한 물에 불린 다음, 끓는 물에 삶는다.
2. 부드러워지면 찬물에 여러 번 헹궈서 물에 담가 놓으면 아린 맛이 없어진다.
3. 물기를 짜서 5cm 크기로 잘라서 굵은 것은 반으로 자른다.
4. 들기름에 마늘과 토란대를 볶다가 육수를 붓고 간장으로 간을 한 뒤 뚜껑을 덮어 물기가 없어질 정도로 익으면 파와 깨소금을 넣고 마무리한다.

●● 고구마조림

고구마를 조림으로 해먹으면 반찬으로도 활용할 수 있어 섭취량을 늘릴 수 있다.

필요한 재료

고구마 3개 | 간장 2T | 꿀 1T | 올리브오일 | 검정깨 | 물 5컵

만드는 방법

1. 고구마는 껍질을 벗겨 2cm 크기로 깍둑썰기를 해서 팬에 올리브오일을 넉넉히 두르고 익힌다.
2. 노릇하게 익힌 고구마는 물과 간장, 설탕을 넣어 조린다.
3. 검정깨를 뿌려 마무리한다.

●● 생란

생란은 섬유질이 풍부할 뿐만 아니라 살균작용이 있어 소화기관을 튼튼히 해주는 것으로 알려져 있다. 또 잣을 버무려 만들기 때문에 항산화 작용이 증진되어 노화 방지에도 도움이 된다.

필요한 재료

생강 20마디 | 설탕 1/3컵 | 꿀 1/3컵 | 잣가루

만드는 방법

1. 생강을 깨끗이 씻어 껍질을 벗겨 강판에 갈거나 핸드믹서로 간다.
2. 다진 생강은 즙을 내서 보관한다(보통 냉동실에 넣고 양념할 때마다 쓰면 된다).
3. 건더기는 물에 헹구어 꼭 짠 다음 냄비에 설탕과 꿀을 넣고 조린다(헹궈낸 물은 그대로 가라앉혀 주면 녹말이 가라앉는다. 물은 버리고 녹말을 따로 준비해 둔다).
4. 거의 다 조려지면 녹말을 넣고 조린다.
5. 투명해지면서 뭉쳐질 것 같으면 불에서 내린다.
6. 모양을 만들어 잣가루를 묻힌다.

●● 감자국

감자에는 열을 가해도 파괴되지 않는 비타민 C가 다량 함유되어 있다. 위염이나 위궤양 등을 완화하고 소화가 잘 되기 때문에 소화기관이 약한 사람들에게도 좋은 식품이다.

필요한 재료

감자 중간 것 3개 | 육수 2컵 | 새우젓 2T | 다진 파와 마늘 1T | 들기름 | 양파 1/2개

만드는 방법

1 감자는 껍질을 벗겨 반달 모양으로 썰고 양파도 같은 모양으로 썰어 들기름으로 볶다가 육수와 물을 붓고 끓인다.
2 감자가 거의 익으면 새우젓으로 간을 하고 끓여 파, 마늘을 넣어 마무리한다.

●● 감자수프

감자를 으깨 수프를 만들어 먹으면 한 끼 식사로도 거뜬할 만큼 영양소와 포만감이 뛰어나다. 배가 불러오면서 속이 답답하고 소화가 안 될 때 해먹으면 아주 좋다.

필요한 재료

감자 1개 | 밀가루 1T | 버터 1T | 물 1컵 | 우유 1컵 | 치킨스톡 1개 | 파슬리

만드는 방법

1 감자는 껍질을 벗겨 감자가 잠길 정도로 물을 붓고 삶아 으깬다.
2 두꺼운 팬에 버터를 녹이고 타지 않게 밀가루를 볶다가 물을 부으며 저어준다.
3 여기에 치킨스톡을 넣고 저으며 으깬 감자를 넣은 뒤 우유를 넣어 저어준다.
4 뭉근히 끓여낸 뒤 그릇에 담아 파슬리 가루를 뿌린다.

●● 미나리배무침

미나리는 특유의 풍미로 식욕을 돋우어준다. 뿐만 아니라 칼슘, 칼륨

을 비롯한 무기질과 비타민 A, 비타민 C가 다량 함유되어 있어 영양 식품으로 평가받고 있으며, 해독작용도 뛰어나다.

필요한 재료

미나리 반단 | 한치 1마리 | 배 1/2개 | 무 1/4개 | 양념장(고추장 1T, 고춧가루 1t, 다진 파와 마늘 1T, 참기름, 설탕, 식초, 깨소금)

만드는 방법

1 미나리를 잎을 떼고 씻어 끓는 물에 데친다.
2 한치도 끓는 물에 데쳐 채를 썰고 미나리도 5cm 크기로 썬다.
3 배와 무도 채쳐 미나리, 한치와 같이 양념을 넣어 무친다.

●● 다시마쌈

다시마를 파랗게 데쳐 양념장에 싸서 먹는다.

양념장 진간장 3T | 다진 파와 마늘 1T | 고춧가루 1t | 참기름 | 깨소금 | 홍고추와 풋고추 다진 것 각각 1개

●● 양배추쌈

양배추 꽁지를 도려내고 끓는 물에 데쳐 멸치젓양념장에 싸서 먹는다.

멸치젓양념장 멸치젓 다져서 2T | 고춧가루 2T | 다진 마늘과 파 2T | 식초 1T | 홍고추 다진 것 1개 | 깨소금

●● 머위잎쌈

머위가 연할 때 끓는 물에 데쳐서 먹는다.

된장양념장 된장 2T | 고추장 1T | 다진 파와 마늘 2T | 참기름 | 깨소금

●● 호박잎쌈

호박잎이 연할 때 까칠한 줄기를 벗기고 찜통에 충분히 찐다.

강된장찌개양념장 된장 3T | 육수 1/3컵 | 다진 파와 마늘 2T | 표고 불려서 다진 것 1개 | 매운 풋고추 다진 것 1개

●● 김치잎쌈

여름까지 묻어 둔 묵은 김치를 씻어 양념장에 싸서 먹는다.

그 외에 배추잎, 곰취, 당귀잎, 깻잎, 어린 열무, 봄동, 신선초 등으로 쌈밥을 해먹으면 간단하면서도 섬유소를 풍부하게 섭취할 수 있어 변비에 많은 도움이 된다. 단, 삶지 않는 쌈을 먹을 때는 유기농식품을 이용하도록 한다

Tip 쌈밥의 뛰어난 효능

쌈으로 이용되는 채소의 영양은 80% 이상이 수분이다. 하지만 비타민과 무기질을 풍부하게 섭취함으로써 신진대사를 원활하게 하는 역할을 한다. 특히 식물의 잎에 함유되어 있는 섬유소를 풍부하게 섭취할 수 있어 변비해소에 아주 좋다. 산성 식품인 밥과 고기를 먹을 때 함께 먹으면 영양 밸런스를 맞출 수 있고, 여기에 전통 발효식품인 쌈장까지 곁들이면 양질의 단백질까지 조화롭게 섭취할 수 있어 맛과 영양의 조화를 도모할 수 있다.